住血吸虫症と宮入慶之助

――ミヤイリガイ発見から90年――

宮入慶之助記念誌編纂委員会 編

九州大学出版会

執筆者紹介

(執筆順，出生年，出生地，学歴，現職)

石井　明
1937(昭和12)年，高知県生まれ。東京大学医学部卒。自治医科大学名誉教授。実践女子大学教授。

田中　寛
1928(昭和3)年，東京都生まれ。東京大学医学部医学科卒。東京大学名誉教授。

辻　守康
1931(昭和6)年，台湾生まれ。金沢大学医学部卒。千葉大学大学院医学研究科修了。広島大学名誉教授。杏林大学名誉教授。日本寄生虫予防会理事長。

薬袋　勝
1943(昭和18)年，山梨県生まれ。北里大学衛生学部卒。元山梨県衛生公害研究所副所長。山梨県食品衛生協会技術顧問。

塘　普
1925(大正14)年，佐賀県生まれ。久留米医科大学卒。久留米大学名誉教授。介護老人保健施設グリーンビュー希望ヶ丘施設長。

中島敏郎
1921(大正10)年，福岡県生まれ。九州医学専門学校卒。久留米大学名誉教授。

平田瑞城
1944(昭和19)年，福岡県生まれ。九州大学農学部卒。久留米大学医学部寄生虫学教室助教授。

大橋　眞
1953(昭和28)年，滋賀県生まれ。京都大学薬学部卒。徳島大学総合科学部教授。

小島莊明
1940(昭和15)年，東京都生まれ。千葉大学大学院医学研究科修了。国際医療福祉大学基礎医学研究センター教授。副センター長。

平山謙二
1955(昭和30)年，長崎県生まれ。東京医科歯科大学医学部卒。長崎大学熱帯医学研究所教授。

青木克己
1943(昭和18)年，旧満洲生まれ。長崎大学医学部卒。長崎大学熱帯医学研究所教授。

安高雄治
1963(昭和38)年，福岡県生まれ。東京大学大学院医学研究科修了。関西学院大学総合政策学部助教授。

金田英子
1963(昭和38)年，兵庫県生まれ。日本体育大学体育学部卒。長崎大学熱帯医学研究所熱帯感染症研究センター助手。

木須友子
1967(昭和42)年，佐賀県生まれ。長崎大学大学院医学研究科学生。

門司和彦
1953（昭和28）年，東京都生まれ。東京大学医学部卒。長崎大学熱帯医学研究所熱帯感染症研究センター教授。

嶋田雅暁
1948（昭和23）年，広島県生まれ。長崎大学大学院医学研究科修了。長崎大学熱帯医学研究所熱帯感染症研究センター教授。

太田伸生
1951（昭和26）年，福岡県生まれ。信州大学医学部卒。名古屋市立大学大学院医学研究科教授。

松田　肇
1941（昭和16）年，千葉県生まれ。日本大学農獣医学部卒。獨協医科大学医学部教授。

桐木雅史
1965（昭和40）年，千葉県生まれ。筑波大学大学院生物科学研究科修了。獨協医科大学医学部講師。

林　正高
1934（昭和9）年，旧満洲生まれ。信州大学医学部医学科卒。市立甲府病院前神経内科科長。

岩永　襄
1941（昭和16）年，長崎県生まれ。長崎大学水産学部卒。広島大学大学院医歯薬総合研究科創生医科学・探索医科学講座寄生虫学助教授。

梶原徳昭
1946（昭和21）年，山梨県生まれ。山梨大学教育学部卒。山梨県衛生公害研究所微生物部長。

保阪幸男
1929（昭和4）年，山梨県生まれ。日本獣医畜産専門学校卒。元国立予防衛生研究所寄生虫部室長。前東京医科大学客員教授。

二瓶直子
1944（昭和19）年，東京都生まれ。お茶の水女子大学大学院人文科学研究科地理学専攻修了。国立感染症研究所昆虫医科学部客員研究員。

多田　功
1936（昭和11）年，旧満洲生まれ。九州大学医学部卒。九州大学名誉教授。宮入慶之助記念館名誉館長。介護老人保健施設永寿苑施設長。

小林照幸
1968（昭和43）年，長野県生まれ。信州大学経済学部卒。ノンフィクション作家。

清永　孝
1929（昭和4）年，熊本県生まれ。九州大学法学部卒。歴史研究家。

宮入源太郎
1936（昭和11）年，長野県生まれ。電気通信大学電気通信学部卒。宮入慶之助記念館館長。

宮入建三
1944（昭和19）年，長野県生まれ。千葉大学文理学部自然科学課程卒。宮入慶之助記念館研究員。

目　次

序　文 ……………………………………………………………………………… i
執筆者紹介 ………………………………………………………………………… iii
凡　例 ……………………………………………………………………………… vii

第　一　部

日本における住血吸虫研究の流れ ………………………………… 石井　明　3

宮入慶之助と中間宿主カイ発見 …………………………………… 田中　寛　13

片山記から片山病の防圧まで ……………………………………… 辻　守康　23

山梨県の住血吸虫の防圧 …………………………………………… 薬袋　勝　31

筑後川の住血吸虫防圧 ……………………………………………… 塘　　普　43

日本住血吸虫症の病理形態学 …………………………… 中島敏郎・平田瑞城　65

住血吸虫に対する生体の防御機構 ………………………………… 大橋　眞　81

住血吸虫症ワクチン ………………………………………………… 小島荘明　91

住血吸虫感染と体質 ………………………………………………… 平山謙二　103

ケニアにおける住血吸虫症と防圧 ………………………………… 青木克己　109

住血吸虫症と感染行動 ………………… 安高雄治・金田英子・木須友子・門司和彦・嶋田雅曉　121

中国における住血吸虫症 …………………………………………… 太田伸生　131

メコン住血吸虫症 …………………………………………… 松田　肇・桐木雅史　143

フィリピンの日本住血吸虫症・脳症型，肝脾腫型の臨床と
同症に対する挑戦 …………………………………………………… 林　正高　157

ミヤイリガイの生物学 …………………………………………………… 岩永　襄　171

中間宿主ミヤイリガイの殺貝による日本住血吸虫症の制圧 ……… 梶原德昭・保阪幸男　189

GPSで住血吸虫症流行を追う ………………………………………… 二瓶直子　199

第 二 部

九州大学における宮入慶之助 ………………………………………… 多田　功　211

住血吸虫研究史における人間ドラマ　取材雑感から ……………… 小林照幸　221

慶之助とホタルと左京 ………………………………………………… 清永　孝　229

人間・宮入慶之助 ……………………………………………………… 宮入源太郎　241

宮入慶之助記念館の開館 ……………………………………………… 宮入建三　249

関 連 資 料

　宮入慶之助の著作（刊行物，論文等）………………………………………… 257

　宮入慶之助年表 ………………………………………………………………… 261

　宮入慶之助の書簡など ………………………………………………………… 263

　宮入慶之助に関する遺構 ……………………………………………………… 265

　宮入慶之助のアルバム ………………………………………………………… 270

　索　　引 ………………………………………………………………………… 275

凡　　例

1. 本書は，22の総説について，それぞれを専門とする執筆者により作成された論文により構成されている。
2. 文体は「である」調とした。
3. 用語は，それぞれの執筆者の原文を尊重することとした。
   特に，貝の呼び名については「ミヤイリガイ」または「宮入貝」のいずれかに統一せず，執筆者の選択されたものを優先することとした。
   ただし，同一論文内では統一した呼び名としてある。
4. 年代の表示は西暦に日本年号を（　）にて付記することを原則としたが，説明の都合により日本年号のみの表記も可とした。ただし，同一パラグラフ内では統一するようにした。
5. 引用文献または参考文献は，引用順に文献欄に配列し，文中の文字の右肩に文献番号を記した。

第 一 部

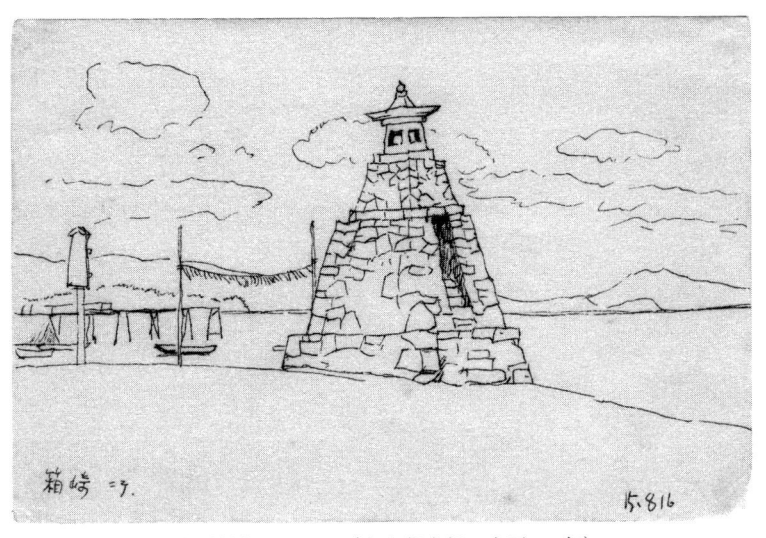

九州旅行スケッチ（宮入菊次郎，大正 15 年）

日本における住血吸虫研究の流れ

石　井　　明

はじめに

　日本では古来より流行地の人々を苦しめた日本住血吸虫症は20世紀の内に制圧された。これは世界にも例のない素晴らしい医学，医療の成果である。永らく，この感染症の流行地では多くの人々が感染し病気に苦しみ命を失った。その数の多さは想像が困難なほどである。
　ここに至るまでには多くの先人の努力があった。非常に多数の研究者による多方面にわたる研究の積み重ねがあった。その上での成果である。
　その研究の流れをたどってみたい。

1.　日本住血吸虫発見まで

　この寄生虫は人に感染し，それが起こす病気の多くは典型的な慢性の風土病である。不思議なことに特定の地域に存在してきた。その理由は中間宿主貝の存在によるものであると現在では言えるが，昔は謎であった。
　その土地で育ち暮らす人々は，わけの判らないまま皮膚炎を起こし，成長が阻害され，腹が膨れて，血筋が腫れ上がり，終には血を吐いて絶命したのである。
　歴史時代に入るまでのことは記録がないので良く分からないが，中国では発見された古いミイラに今日では知られている日本住血吸虫の虫卵が発見されている。
　文字が使われるようになってからは悲しい物語が各地に残されている。里謡にも詠われている。「中の割にお嫁に行くなら，持たせてやるぞえ棺桶に経帷子」「嫁にはいやよ野牛島は，能蔵池よし水飲むのつらさよ」などが山梨県，甲府地方に伝えられている。
　感染した患者を診察する医師は苦渋の思いをした。原因が判らないまま，治療の術もなく，ただ病の進行を見守るほか仕方がなかったのである。
　広島県福山市の北にある神辺町の「片山」周辺の湿地帯には日本住血吸虫症が存在して，片山病と呼ばれた。土地の医者であった藤井好直は，この片山病と呼ばれた古来の業病を漢文で記述した。
　これは「片山記」として広く知られるもので，これが書かれた1847（弘化4）年という年代は世界的に早く医学文書として歴史的に重要である。その内容は的確な描写，正確な記述であり当時の様子が偲ばれる。牛馬もまた然りと述べており人獣共通感染症であることを記載している。症状，病気の記述も正確で一連の病の姿，流れを浮き上がらせている（図1，図2）。

藤井好直先生片山記

西備神邊驛南曰州南村田中有小山二
焉曰磴山曰片山一曰漆山相傳往
古有商船載漆而來泊焉大風覆船因
名焉昔時過此者皆感漆云近時二年
間春夏之交土人耕田而入水者皆足腰小
疹痛痒不可忍牛馬亦然人皆大患之以
爲漆氣之故又多患泄瀉者其在面色蒼
黄盜汗肉脱脈皆細數獨膂痰疾有水
瀉有裏急後重者有下血者有下膀
冷治積久而四肢瘦削獨腹脹如鼓孔
至青見筋絡脈臍穴出舊則腹皮生毛
爲映物終足附浮腫而毫干診之未知
爲何病以其始而言之如膀療疾其終
而至之真鼓脹也病有半年或一年而
愈者稍重者或八歳者不免鬼簿矣于
五十者尤輕而臥林年者好不及
療之有發表者有解凝者有
不揀金正氣散者有用四逆散者有用胃風
湯者有用黄土湯者有用實脾飲者用
大小柴胡厚朴七物三承氣湯之類而無寸
功此症而死者三十有餘人牛馬亦數十
力之正而巳皆三十有餘人牛寫下矣

不揀金正氣散者有用四逆散者有用胃風
湯者有用黄土湯者有用實脾飲者用
大小柴胡厚朴七物三承氣湯之類而無寸
功此症而死者三十有餘人牛馬亦數十
頭矣蓋此症片山尤甚而碇山次之又聞其村中
兩谷養老谷赤患此症二谷與片山相距稍遠
然而其隣村千田亦
見有患此症者嗚呼果感漆氣而然乎
水田淤泥感其濕氣而然乎予未能辨之
土人各隨其所好而迎醫々至者數十輩
而未聞有功也悲夫或曰片山距海數里子
爲鳥近于詛矣日不然古書有西備究海
之語郡亦名以安那安那穴也往年驛
人穿井穿之數丈得枯木出而觀之帆
橋也是其一證也然毒之于四方同業者
所知也故記以欲正之于四方同業者
于時弘化四年丁未六月朔也

予頃閲古紙偶得片山記舊稿屈
指巳三十年矣其病雖漸衰未全

予頃閲古紙偶得片山記舊稿屈
指巳三十年矣其病雖漸衰未全
熄滅往々見有致死然則毒之復燃
安期不如昔日乎復燃則春夏如
感于水田則今猶舊也感者不聞
小強弱胸下必有癖塊土佐概目片
山病蓋症候雖多端其厲因則不外
于足脛發小疹之徴惡其原因不可不
之甚哉方今醫道開明衛與器械
皆備矣聞西洋有分理衡以衡分
理其土實則知毒之爲何物巳爲
何物則知所以治之者矣然則數十
年不治之痼疾一朝冰解堂不爲民
之幸手故再抄而出之庶幾四方識
者早辨拯之 好直再記

昭和七年六月 後學 藤浪鑑謹書

藤浪先生書此八記井説明治二字蓋俟朱未正字厳然原文有
此筆字宗先生書中藏之親而精謹典湯乃欣若壽籍有

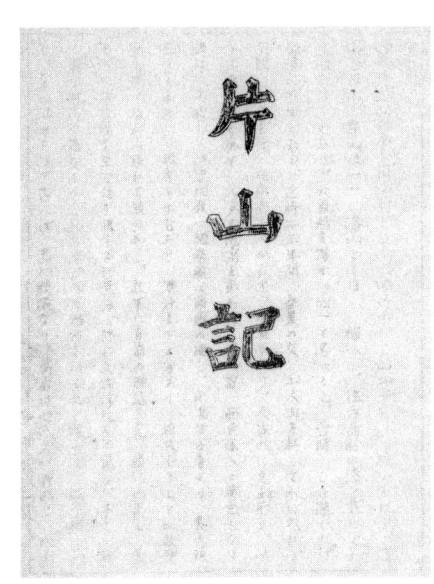

片山記

西備神辺駅の南を川南村と曰ふ。田の中に小山二つ有り。碇山と曰ふ。片山は一つに漆山とも曰ふ。相伝ふ。往古商船の漆を載せて来たり泊することあり。大風船を覆す、因って名つくと。昔時ここを過ぐれば皆漆に感ずと云ふ。近時二三年間、春夏の交、土人田を耕して水に入れば足脛に小疹を発し痛痒忍ぶべからず。牛馬亦然り。人皆大いに之を患ふ。以て漆気の故と為す。又多く泄瀉を患わば、其の症、面色痿えて黄色となり盗汗、肉脱し、脈皆細数。猶癆瘵疾（肺病）の猶し。水瀉する者あり、裏急後重する者あり、血を下す者あり、膿汁を下す者あり。乳下に青筋の脈絡を見、臍穴凸出し、甚だしきは腹皮光を生じ物を映すに至る。終に足臍浮腫して艶り。予之を診て未だ何病の為なるかを知らず。その始めを以て之を言へば、癆瘵疾の如く、その終りを以て言へば、真に鼓脹なり。病者は七八歳の者あり、尤も軽くして臥床に及ばざる者は半年或は一年にして癒ゆ。稍重き者は壮年の者と雖も皆鬼簿を免れず。予に之を療するに発表することあり、解疑するものあり、不換金正気散を用ふる者あり、胃風湯を用ふる者あり、黄土湯を用ふる者あり、実脾湯を用ふる者あり、大小柴胡厚、朴、七物、三承、気湯の類を用ふれども寸功無し。蓋し片山尤も甚し。而して碇山之に次ぐ。此の症を患ひて死する者三十有余人、牛馬亦数十頭、養老谷も亦此の症を患ふ。又聞く、其村中丙谷、二谷とも片山を相距たる稍遠し、然れども皆片山に至って耕す。頃其の隣村千田に至るに亦此の症を患ふ者あるを見る。水田淤洳、其の湿気に感じて然るか、未だ能く之を辨へざれば則ち功を得る能はざるのみならず、土人各々其の好む所に随ふて医を至る者幾十輩にして未だ功あるを聞かざるなり。嗚呼、果して漆気に感じて然るか、独り余之を辨へ之を治することと能はざるのみならず、土人各々其の好む所に随ふて医を至る者幾十輩にして未だ功あるを聞かざるなり。故に記し以て四方の同業者に之を正さんと欲するなり。

或人曰く。片山海を距つ数里、干以て島となすは誣に近しと、曰く然らず、古書に西備穴の海の語あり、郡また名づくるに安那を以てす。安那は穴なり。往年駅人井を穿つ、之を穿つこと数丈にして枯木を得、出して、之を観るに帆檣なり。是其の一證なり。然れども毒何物の為なりや。予の知る所にあらざるなり。

予頃古紙を閲して偶片山記旧稿を得たり。指を屈するに已に三十年其の病漸く衰ふると雖も未だ全く熄滅せず、往々にして死に至る者あるを見る。然れば毒の復燃せしか、安くんぞ昔日の如くならざるを期せんや。春夏其の水田に感ずる如きは今猶旧の猶なり。感ずる者は老小強弱を問わず、胸下に必ず僻塊あり、土俗概して片山病と曰ふ、蓋し症候多端なりと雖も其の原因は足脛に小疹を発する徴証に外ならざるなり。豈恐るべきことの甚しからずや。方今医道開明し術と共に器械皆備はる。聞く、西洋には分理の術ありと。分理の術を以て其の土質を分理すれば毒の何物たるかを知らん。已に何物なるやを知ればこれを治するものを知らん。然らば数十年不治の痼疾も一朝にして氷解せん。豈生民の幸ならずや。故に再抄して之を出す。庶幾くは四方の識者の早く之を辨析せられんことを。

好直再記

藤井好直（弘化四年丁未六月朔）

図 2　片山記の日本語訳文
（原文の旧字体を新字体に改め，適宜句読点を補い，段落に分けた。）

2. 日本住血吸虫発見

　古来からずっと原因不明であった厳しい風土病の原因が遂に明らかにされる日が来た。

　当時この病気の患者から寄生虫の虫卵が検出された事例が知られ，何かの寄生虫病ではないかとの観方があった。

　岡山医科大学の桂田富士郎教授は1904（明治37）年5月26日山梨県の感染したネコを解剖して肝臓の中から寄生虫を見つけた。

　片山地方の流行地で患者を診療していた吉田龍蔵医師は原因も分からず治療も出来ない病気で死んでゆく人々を前にして苦渋の思いに悩み，京都帝国大学の藤浪鑑教授に原因の解明を依頼した。しばらくの内に事件で死亡した男の解剖が行われ，寄生虫が見いだされた。同じく1904年5月30日のことであった。

　わずか数日の差で二人の病理学者により原因たる寄生虫が発見され，以後の進歩の大元となった。桂田教授は寄生虫の図をつけて，ドイツ語で論文を書き，*Schistosomum japonicum*（後に *Schistosoma japonicum* となった）と命名した。

3. 発見以後

　原因たる寄生虫が発見されてからは研究にはずみがつき，論文発表が続々となされるようになった。それらは藤浪教授によりまとめられている。それによると1883（明治16）年以来1916（大正5）年までの日本の日本住血吸虫病の研究は222編を数えるまでの勢いを示している。一部の論文はドイツ語により発表されている。桂田，藤浪，吉田，宮入，鈴木，宮川に始まりウサギの耳で発ガンを実験した山極勝三郎，藤浪と働いた中村八太郎など多数の名前が見られる。

　それらを見ると直ちに感染経路の解明が試みられたことが知れる。水系感染であることは多くの人が推定していた。藤浪教授はウシ17頭を4群に分けて流行地に放した。1群はそのまま放ち，1群は四肢に布を巻いて放した。この野外実験の興味深い記録写真は英国の Prof. G. S. Nelson によって世界に紹介されている。果たせるかな解剖検査の結果は何もしなかったウシは感染したが，布を巻いたウシには感染がなかったのである。

　水系感染が判明した後は吸虫の中間宿主の検索になった。九州帝国大学，衛生学の宮入慶之助教授は鈴木稔講師とともに筑後川流域を調査し小さな貝を採集し感染を証明して媒介を証明した。

　東京大学伝染病研究所，宮川米次教授はウサギに実験感染をして感染後の寄生虫の発育経路を検証した。

　ここに日本住血吸虫の生活史の全貌は明らかにされたのである。

　英国の Dr. Leiper, Dr. Atkinson ははるばる日本を訪ね来て，日本の住血吸虫研究の成果を確かめようとした。1913（大正2）年のことである。彼らは日本の流行地を訪れ，ミヤイリガイを採集して持ち帰り，自国で感染を確認した。その後彼らはこの成果に基づきエジプトを訪れ，彼の地のビルハルツ住血吸虫の生活史を明らかにした。日本の研究が世界の住血吸虫の研究の進展に貢献したことになる。このいきさつは上述のロンドン大学 G. S. Nelson 教授により米国熱帯医学会雑誌に記述されている。

4. 研究の展開

その後の研究の今日までの進展は目を瞠るものがある。各方面の研究者が展開した研究は膨大で，まとめるには困難を伴うほどである。大小様々な石が巨大な山を築いていると言える。

病理学的研究

歴史に示されているように日本住血吸虫の研究は病理学者によりリードされてきた。病理学研究はその後も大いに進展した。日本の行った病理解剖は数の上からだけ見ても世界的に非常に貴重である。筑後川流域に近い久留米大学が3千例を超える病理解剖記録を残していることは特筆すべきである。

肉芽腫の形成に関するモデルを作成する試みがなされたが，マンソン住血吸虫での成績と必ずしも同じではなかった。中枢神経系の病変については脳波の解析がなされ，ネコの実験感染において研究が進められた。

住血吸虫感染に発ガンが伴う例が多く報告されたため，発ガン研究として実験動物の感染により発ガン物質を投与して比較研究が行われた。住血吸虫の抽出物質には発ガン性を検出しないが，発ガンを促進する作用が報告されている。山梨県では医師会を中心に日本住血吸虫症とその後の肝硬変，肝ガンなどの肝臓病変が追跡されてきて，発ガンとの関連も分析されている。

免疫病理学的研究としては住血吸虫の抽出抗原に好酸球や好中球の遊走を導く性質があることが示されて，その物質の解析，分離がなされた。寄生虫由来の好酸球遊走因子（ECF-P）と呼ばれる。

生物学的研究

生物学的研究は現在も続いている。国によって差違がある日本住血吸虫の遺伝的解析が進められている。実験感染は各種の動物を用いて試みられた。ウシから始まりサル，イヌ，ウサギ，マウスなど多数の研究者が研究に用いた。貝から検出されれセルカリアの研究は住血吸虫に限らず進められた。

日本住血吸虫の in vitro 培養が成功すれば生化学的研究，免疫学的研究などに進歩が期待できることもあり，試験管内飼育培養が試みられた。ミラシジウム，セルカリアを経て成虫に育ち産卵するまでに至った報告が出されている。

生態学的研究は中間宿主貝（ミヤイリガイ）について進められた。個体群生態学の手法が用いられてフィリピンのレイテ島でも報告が出された。野生動物，野ネズミ，イヌなどの調査は予防対策に重要であり日本でも行われた。マウスを流行地の水域に浸してセルカリアに感染するか否かは対策の評価にも使用された。中間宿主貝の生息分布については長らく調査がされてきた。殺貝剤の散布のために必要であった。最近ではGPSを用いたGISの手法も導入されている。

免疫学的研究

免疫学的研究は免疫診断への応用という現実が後押しして早くから試みられた。血清抗体の測定が始まり沈降反応，ゲル内沈降反応，免疫電気泳動，補体結合反応，間接赤血球凝集反応，酵素抗体反応などあらゆる手法が応用されて感染の証明に利用された。住血吸虫感染では特に虫卵抗原が

注目され，虫卵周囲沈降反応（COPT）は従来から感度は低いものの特異性が優れているとして使用された。酵素抗体反応に虫卵抗原を用いる方式が最も感度，特異性の上で優れていることが世界保健機構（WHO）による比較研究で示された。日本の研究者も参加した。血液中を循環する住血吸虫由来の抗原の解析もなされ，尿中に抗原が出る報告もある。

　免疫生物学的研究も精力的に進められた。マンソン住血吸虫感染での研究に刺激されて進歩した面もある。しかし日本住血吸虫感染ではIgE抗体の反応が強く出るなど異なる面も報告された。

　免疫遺伝学的研究は人の感染，純系マウスの実験感染で解析された。

　免疫研究の成果を生かす試みとしてワクチン研究の挑戦が行われている。セルカリアを放射線照射して用いる研究は早くから試みられて，動物では実用の面まで進んだ。日本では抗原の分析からパラミオシン，カルパインなどが実験研究されている。中国ではブタを使用した野外実験も行われた。

生化学的研究

　生化学的研究は成虫の代謝研究が行われた。治療薬の開発に役立つことも期待された。

　遺伝子が住血吸虫と宿主で出入りがあり，レトロウイルスの関与についての解析も報告されている。

治療薬の開発研究

　治療薬の開発研究には大きな期待がかけられた。当初は副作用の強い静脈投与を要する薬物で入院治療が必要で難儀が大きかった。日本では1923（大正12）年Stibnalが開発されている。長い苦難の時代の後，ヨーロッパでpraziquantelが開発され突破口が開かれた。この出現は，その後の住血吸虫問題に大きな曙光を与えている。日本住血吸虫病における中枢神経系の症状が薬物治療により改善する事は驚くべきことである。

臨床的研究

　臨床的研究は流行地の医師によりなされた。肝臓病としての日本住血吸虫病は肝ガンとの関係に注目された。超音波診断機による所見は日本で先進的な研究が出され世界に先駆けた。腸管の疾患としての日本住血吸虫病の研究では大腸ガンなどで虫卵が検出された症例での検討も報告が多い。

予防と制圧の研究

　原因の寄生虫が発見されて感染経路も明らかになったので，予防にも目途がついてきた。発見者の藤浪教授は片山地方をたびたび訪れたが，現地で中間宿主貝を熱湯で殺滅する試みをした写真が残されている。

　早い時期に石灰を使用することが試みられた。硫酸銅の袋を中間宿主貝の生息地に浸すことがマンソン住血吸虫で行われたことを受けて，これも試みられた。その後NaPCP, B2, Yuriminなどが次々に開発されてきた。他の生物に与える影響は環境問題となり課題を抱えた。日本では国立予防衛生研究所，寄生虫部で検定などの研究が行われた。

　山梨県，甲府地域では国立予防衛生研究所が山梨県の対策に支援を行い千葉大学など多くの研究機関も研究面でも協力した。集団検診のスクリーニングには成虫の抽出抗原（VBS抗原）による皮膚反応が用いられ，莫大な数の実施経験からは皮膚反応の診断基準が作成される成果がもたらされ，

その後のアレルギー研究に現在も生かされている。確定診断には補体結合反応から酵素抗体反応など時代を追って開発，導入されて成果を挙げた。臨床研究は流行地の病院関係者が実際の患者においての経験を生かして進められた。日本住血吸虫症では肝硬変が重要で肝臓病としての研究報告が多く出た。住血吸虫感染者における発ガンの問題の研究にも進展した。

筑後川流域の日本住血吸虫症については久留米大学，九州大学，佐賀県などの関係者により研究と共に対策に関わる仕事がなされた。水田の溝をコンクリートで固めると中間宿主貝（ミヤイリガイ）の生息が減ることは筑後川流域で開発・実施された。後には水資源開発公団の事業も加わった。

利根川流域，千葉県君津の小櫃川流域での日本住血吸虫症の発見，治療，対策には千葉大学，筑波大学の関係者が取り組んだ。

疫学的調査・研究は行政機関の仕事と相まって展開した。年を追って成果が進んでいった記録が残されている。国内の流行地だけでなく外国，特にフィリピンでは国際保健医療協力として国際協力事業団の研究・対策計画が実施され，多くの日本の研究者も参加して調査，研究報告が出された。レイテ島からボホール島へと展開して対策にも成果を示している。

外国の住血吸虫

メコン住血吸虫は日本住血吸虫に近縁である。インドシナ半島に存在するこの住血吸虫は山梨衛生研究所の飯島利彦博士が早い時期に現地調査を行い，成果を報告した。その後米国の研究者が新種であると発表した。中間宿主貝が $Neotricula\ aperta$ であることも明らかにされた。その後の研究は筑波大学，安羅岡一男教授や獨協医科大学の松田肇教授のグループが進めている。

マンソン住血吸虫の研究は欧米の研究者により活発になされてきた。日本では実験研究に成果が出されている。中間宿主貝の飼育が比較的に容易であることが室内での実験研究に有利であることが要因である。

ビルハルツ住血吸虫の研究には実験感染がハムスターで行われるが比較的に難しいことがあり，室内研究には成果が出しにくい。流行現地での疫学的研究調査は日本の研究者がアフリカで国際協力事業として行った成果がある。

おわりに

日本住血吸虫症は住血吸虫感染症の中で最も重症である。日本住血吸虫を発見した後に，その感染経路，中間宿主貝を発見したのは住血吸虫感染の中で日本が最初である。その日本住血吸虫症が制圧されたのは日本が世界で最初である。住血吸虫症は世界の寄生虫感染の中でも重要な位置を占めている。したがって日本が日本住血吸虫症を制圧したことは誇るべき先駆的で歴史的な事実となった。これには日本の研究が大きな役割を果たしたことを記録しなければならない。研究論文は莫大な数に上っている。日本語で書かれたものが多いので必ずしも世界に十分に知られているとは言えないが，それらの成果がもたらした結果が日本住血吸虫症の制圧に至ったことを明記する必要がある。

文 献

研究論文は膨大な数なので，年代順に歴史的，総説的な文献を挙げるに止める．

藤井好直：片山記 1847（弘化 4）．片山記(同付記)中外医事新報，691 号，1909．

Katsurada, F.: *Schistosomum japonicum*; ein neuer menschlicher Parasit, durch welchem eine endemische Krankheit in vershiedenen Gegenden Japans versucht wird. Annot. Zool. Jap., Vol. V, 147–160, 1904.

Fujinami, A. und Kon, J.: Beitr. z. Kenntniss d. pathol. Anat. d. sog. Katayama-Krankheit. Kyoto Igaku Zassi I（Ctr.bl.Bakt. Bd. XXXVI, 999），1904.

吉田龍蔵：臨床上より見たる片山病(片山地方に於ける日本住血吸虫病)．京都医学雑誌 3（4）; 39–73, 1906.

宮入慶之助，鈴木稔：日本住血吸虫の発育に関する追加．東京医事新誌 1386; 1961–1965, 1913.

藤浪鑑：日本住血吸虫病論．第 1 編，本邦ニ於ケル日本住血吸虫病研究ノ歴史．日新医学 6; 3–20, 1916.

藤浪鑑：日本住血吸虫病論．付録，本邦ニ於ケル日本住血吸虫病研究報告一覧．日新医学 6; 255–267, 1916.

岡部浩洋：日本住血吸虫及び日本住血吸虫症の生物学及び疫学．日本に於ける寄生虫学の研究．目黒寄生虫館．1; 55–80, 1961.

杉浦三郎：日本住血吸虫病の臨床と治療．日本に於ける寄生虫学の研究．目黒寄生虫館，1; 81–97, 1961.

小宮義孝：日本住血吸虫の予防．日本に於ける寄生虫学の研究．目黒寄生虫館，1; 99–127, 1961.

森下薫：生きている日本住血吸虫研究史—墓と猫との対談．日本医事新報 1988; 53–56, 1989; 56–59, 1967.

Iijima, T., C. T. Lo and Y. Ito: Studies on schistosomiasis in the Mekong schistosomes and detection of their reservoir hosts. Jpn. J. Parasitol., 20; 24–33, 1971.

Sasa, M.: A historical review of the early Japanese contributions to the knowledge of schistosomiasis japonica. in Yokogawa, M.（ed.），"Research in filariasis and schistosomiasis" US-Japan Cooperative Medical Science Program, Tokyo, 2; 235–261, 1972.

山梨地方病撲滅協力会：地方病とのたたかい．p. 330, 1977.

Nelson, G. S.: A milestone on the road to the discovery of the life-cycles of the human schistosomes. Am. J. Trop. Med. Hyg., 26; 1093–100, 1977.

Yokogawa, M.: Schistosomiasis in Japan. in "Recent Advances in Research on Filariasis and Schistosomiasis" pp. 231–255, 1979. US-Japan Medical Cooperation Program.

山梨地方病撲滅協力会：地方病とのたたかい．日本住血吸虫病・医療編．p. 309, 1981.

石井明，大橋真，堀井洋一郎：寄生虫由来の好酸球遊走因子（ECF-P）について．感染・炎症・免疫，17; 249–257, 1987.

Ishii, A., H. Matsuoka, T. Aji, N. Ohta, S. Arimoto, Y. Wataya and H. Hayatsu: Parasite Infection and cancer; with special emphasis on *Schistosoma japonicum* infections（Trematoda）. A review. Mut. Res., 305; 273–281, 1994.

山梨県：今後の地方病対策について．p. 125, 1996.

Tanaka, H., M. Tsuji : From discovery to eradication of schistosomiasis in Japan; 1847–1996. Int. J. Parasitol., 27; 1465–80, 1997.

多数著者：吸虫類．大鶴，亀谷，林編：日本における寄生虫学の研究，7 巻; 7–218, 1999.（住血吸虫の生物学：入江勇，日本住血吸虫症の臨床：林正高，ミヤイリガイの生物学：安羅岡一男，メコン住血吸虫症：安羅岡一男・飯島利彦，マンソン住血吸虫症：神谷晴夫，ビルハルツ住血吸虫症：嶋田雅暁・青木克己を含む．）

安羅岡一男，畑英一：寄生ぜん虫類の体外培養．大鶴，亀谷，林編：日本における寄生虫学の研究，6 巻; 211–227, 1999.

山梨地方病撲滅協力会：地方病とのたたかい．地方病流行終息へのあゆみ．p. 194, 2003.

Ishii, A., M. Tsuji and I. Tada: History of Katayama disease; schictosomiasis japonica in Katayama district, Hiroshima, Japan. Parasitol. Int., 52（4）; 313–319, 2003.

Multiple authors: Proceedings of centenary symposium to cerebrate the discovery of *Schistosoma japonicum*. Parasitol. Int., 52（4）; 313–417, 2003.

Amano, T. and A. Ishii: Pathological studies on schistosomiasis japonica in Japan（1960–1995）, Otsuru,

Kamegai, Hayashi (ed.); Progress of Medical Parasitology in Japan, Meguro Parasitological Museum, Tokyo, Vol. 8, 41–64, 2003.

Ishii, A., T. Fukuma and M. Minai : Epidemiological studies on schistosomiasis japonica in Japan (1960–1995). Otsuru, Kamegai, Hayashi (ed.); Progress of Medical Parasitology in Japan, Meguro Parasitological Museum, Tokyo, Vol. 8, 89–109, 2003.

石井明:日本住血吸虫の発見から100年.ミクロスコピア,21 (1); 19–25, 2004.

多数著者:日本住血吸虫発見100年.医学のあゆみ,特集,208 (2); 73–98, 2004.

宮入慶之助と中間宿主カイ発見

田 中 寛

はしがき

古くは藤井(第二郎)好直[1] (1847, 弘化4年)の片山記にある奇病, 片山病の病状記載から, 病原体である日本住血吸虫の発見, 新種としての記載(桂田富士郎[2], 1904, 明治37年), 経皮感染の実証(藤浪鑑・中村八太郎[3], 1909), 中間宿主カイの発見(宮入慶之助・鈴木稔[4], 1913, 大正2年)と, 日本住血吸虫に関する研究は, ことごとく日本の研究者の新発見で貫かれている。この中でも宮入・鈴木[4]の中間宿主カイと感染経路の発見は, 英国の研究者の注目を引き, 1914 (大正3)年の Leiper and Atkinson[5]のアジアへの遠征により日本の研究を吸収し, さらに Leiper は 1915 (大正4)年エジプトへの住血吸虫派遣団により, アフリカの住血吸虫は2種類であり, 異なるカイで媒介されることを発見するなど, 大きな発展をもたらした。中間宿主, ミヤイリガイの発見が, その後の大発展につながる原動力となった意義は大きいものがある。

日本における日本住血吸虫の発見の歴史は Sasa, M.[6] (1972), Nelson, G. S.[7] (1977), Tanaka, H. & Tsuji, M.[8] (1997) に記載されているが, 本稿では宮入の中間宿主の発見を中心に記載したい。また, 宮入の業績の前後の日本と世界の研究の流れは, すこぶる重要で, 宮入が注目した, それ以前の日本の業績にも短く触れておきたい。さらに, 宮入の大きな業績が, すぐに英国勢に与えた衝撃も大きく, 興味と話題に富んでいるので, これも付記する。

宮入・鈴木の第1報[4]が1913 (大正2)年に出版され, それに刺激を受けた英国のアジアとエジプトへの遠征による活動と成果は, 1915 (大正4)年の末までに終了している。この3年間に日英のマイクロハンター達の目まぐるしく, 壮絶な戦いと活動があった。これらも宮入の業績の大きな衝撃として, まとめてみたい。

1. 宮入以前の日本の業績

今から見れば藤井[1]の片山記 (1847) には住血吸虫症の症状に関するすべてのキイワードが含まれている。これらは足脛部の痛痒い発疹, 水様下痢, 下血, 腹部の膨大, 上腹壁静脈怒張, 下肢の浮腫, 死亡, であるが, 何も分からない時代に, よくも十分に観察し記載したものだと感心させられる。

時代はずっと下がって30年後, 片山附記(藤井[9], 1877)が書かれ, 1882 (明治15)年には広島県に片山病研究委員会が発足し, 多くの研究者や行政官が関与した。本症は, はじめ肝吸虫かマラリアと推定されていた。当時, 甲府にも奇病の存在が知られており, 地方病と呼ばれ, その原因究明にも多くの医師, 学者, 行政官が携わっていた。しかし, 当時, 国内の情報の流れは悪く, 山梨でい

う地方病と片山病が同じ病気との認識はなかった。

その後，全く別の方向から馬島永徳[10]（1888，明治21年）の論文が現れた。この論文は東京の浮浪者が病院に収容されて死亡し，氏名，出身，経歴も不明の男性の病理解剖の報告であった。この論文には重要な記載があり，肝臓に寄生虫卵があり，アフリカの *Distoma haematobium* Bilharz, 1852 によく似た吸虫卵が観察されたと記載されており，この奇病の全面解決の直前にまで迫っていた。

同様の虫卵は長崎医専の栗本東明[11]（1883）により佐賀県内の筑後川流域で検出され，金森辰治郎[12]（1898）は山梨において，多くの肝硬変患者の肝臓から"新寄生虫卵"として検出し，卵蓋がないところから肺吸虫ではなく，地方病から検出された虫卵と同じであると結論した。新妻由五郎[13]（1902）は山梨県立病院で地方病患者から新寄生虫卵を検出している。

森下薫[14]（1972）の調査によると，1902（明治35）年4月15日に山梨医師会の主催で「山梨県に於ける一種の肝脾肥大の原因に就いて」という会議が開かれ，全国の主要研究者が招かれている。長崎医大の栗本教授，東大病理の山極教授，同年2月に海外留学から帰国したばかりの岡山医専の桂田教授，山梨の新妻先生と医師達が参集した。会議で得た共通の結論は「山梨の肝脾腫は地方病によるもので，原因は寄生虫である」という内容であった。

病原虫が発見された1904（明治37）年は病理学者にとって熾烈な先陣争いの年であった。当時，片山病や地方病の研究に携わっていたのは殆ど病理学者と臨床医であった。桂田[15]は1904年4月9日に甲府で病死した1匹のネコと3匹のイヌをもらい現地で解剖した。標本を岡山医大に持ち帰り，5月26日にネコの門脈から病原虫の雄の前半部を見付け，7月30日発行の岡山医学雑に虫体の分類はジストマであると述べている。

一方，片山地方で研究していた京都帝大の藤浪 鑑（あきら）[16]（1904）は，片山地方で殺人の被害男性の司法解剖の際，1904年5月30日に雌の虫体1匹を発見した。この雌の体内の卵は，患者の肝臓から見つかったものと同じで，虫体は *Bilharzia haematobia* に類似していると述べている。桂田の虫体発見から遅れること4日であり，初めての人体例でもあった。後にこの功績により，両教授は同時に学士院賞を受賞されている。

同年5月26日に桂田は痩せたネコの死骸から24匹の雄の虫体と，8匹の雌で，その内雌雄5組が合体している虫体を得て，*Bilharzia haematobia* と比較鑑別し *Schistosomum japonicum* と命名し，ドイツ語で有効な新種記載[2]を行った（1904）。

片山病の病原虫は発見されたものの，エジプトの *B. haematobia* の感染経路も解明されておらず，片山病または浮腫腸満の感染経路は不明であった。桂田[2]（1904）の記載した日本住血吸虫も，吸虫であるだけに経口感染が広く予想されていた。

一方，農家の経験では水田に入った人が，足に皮膚のかぶれを起こし，片山病にかかると言われており，これは経皮感染を示唆していた。人類は因果関係から疫学的論理を構成する能力が備わっている。藤浪も桂田も農家の示唆を受け入れ，経皮感染を無視しなかった。1909（明治42）年は感染経路の解明に，再び藤浪と桂田の競演が行われた。

京都大学の藤浪，中村[3]（1909）は17頭の子ウシを使い，片山病研究委員会の協力のもとに片山地方の水田で実験した。ウシの足を布とゴム布で防護した群，しない群，その中に危険地の水，草を熱消毒した食物，しない食物を与えた4群に分けて，1909年6月1日から40日間，ウシを危険水田地内で引き回した。その結果，ウシの足を防御しなかった群にのみ感染が起こり，経皮感染を証明した。

この実験には悲劇的な付録業績が付いた。京都大学の皮膚科の松浦有志太郎[17] (1909) は皮膚の発疹に興味を持ち，片山に出向き 1909 年 6 月から，裸足になって，自分で水田を歩き回った。経口感染を固く信じていたらしく，滞在中は厳密に加熱した食事を摂取した。秋になって松浦は重病となり，便に住血吸虫卵を検出した。期せずして自分で人体実験をしてしまった。

岡山大学の桂田，長谷川[18] (1909) は甲府において 1909 年 6 月 11 日から 3 日間，イヌとネコを水田に浸した。岡山に持ち帰ったネコは 40 日後に死に，門脈から多くの成虫を得て，経皮感染を証明した。この 3 件の実験により，感染は経皮的であり，経口的でないことが証明された。

宮川米次[19] (1912) は山梨でかぶれを起こす水路にイヌとウサギを浸して感染させ，経皮感染直後の幼虫から門脈に至る経路を明らかにした。皮膚侵入直後の幼虫はミラシジウムではなく，少なくとも 1 種類の中間宿主が存在するはずと奇妙な記載をしている。

2. 宮入慶之助の中間宿主カイ，感染経路の発見

いよいよここで，宮入慶之助先生 (1865–1946) のご登場となるが，変化に富んだご経歴の先生であった。1865 (慶応元) 年に長野市にお生まれになり，東大医学部を 1890 (明治 23) 年に卒業され，第一高等学校の教授ののち，ドイツに留学される。ベルリン，グライフスワルド市の細菌学 (当時は衛生学とも言われる) の権威 Friedrich Loeffler の下で研究され，1904 (明治 37) 年に京都帝大福岡医科大学 (今の九大医学部) の教授に就任されている。

ここで宮入の住血吸虫の研究が開始されて，完成したのであるが，その業績発表の最初で，しかも完全な記載は宮入慶之助，鈴木稔[4] (1913, 大正 2 年 9 月 13 日発行) の論文に見られる。論文は 5 頁の小さなものであるが，中間宿主としてミヤイリガイの発見と，感染経路のすべてを 10 項目にまとめて記載している。

一方，研究の発端や裏話は，宮入[20] (1913 年，10 月 4 日発行) に書かれており，すこぶる興味深い。この記載は佐賀県三養基郡医師会に呼ばれた招待講演会の原稿と見られ，内容は貴重なもので，宮入の意図や構想が読み取れる。

宮入がこの研究を始めた動機などは宮入・鈴木[4] (1913) の最後の謝辞に記されている。戸塚文雄先生は自分と同じ細菌学の Loeffler の同門であり，この先生の祖父の 37 回忌に，私の研究室のためにと研究費を寄贈された。宮入は謙遜して，私は人生の最盛期を過ぎて研究室に入り，まだ業績もない私を信用して，援助を賜るのは戸塚先生が最初で最後ではなかろうか。この崇高なご意思に報いるために，住血吸虫の予防の研究をしようと決心した。宮入の仕事の初心には，この戸塚先生と共に学んだ細菌学，疫学，予防医学に基盤があると感ぜられる。さらに加藤勝，田代伊与治，古賀道俊先生に謝辞を述べているが，古賀は住血吸虫流行地探しに大役を果たしている。

私たちはすでに知識があるので，住血吸虫の生活環に疑問を感じないが，宮入以前は全く不明であったので，その全容を明らかにするまでの苦労は計り知れない。吸虫の普通の発育は，虫卵からのミラシジウムが第 1 中間宿主のカイに入り，スポロシスト，レジアと発育し，レジアからのセルカリアがカイから遊出し，第 2 中間宿主でメタセルカリアに発育し，経口的に終宿主の動物に感染する。これを硬く信じて住血吸虫に経皮感染したのが松浦[17] (1909) であった。同じ場所で同時に行われた藤浪，中村[3] (1909) の子牛を用いた実験では経皮感染を明瞭に証明したのに。

またエジプトでビルハルツ住血吸虫の研究をしていた Arthur Looss は中間宿主カイを探し求め

て見つからず，遂に虫卵からのミラシジウムが直接哺乳動物に入り，その後の発育期を動物体内で過ごすと表明していた。成功はしなかったものの，当時，ミラシジウムを哺乳動物へ感染させる幾多の実験もあった。権威のある Looss の発言だけに，当時の世界，日本の学者への影響は大きかった。その影響によるとみられる奇妙な記載も日本の論文に見受けられる。哺乳動物へ感染の前に中間宿主があるに違いないという宮川[19] (1912) の記載も，当時の状況を踏まえないと理解できない。

宮入の研究成果を宮入・鈴木[4] (1913) の学術的な記載に，宮入[20] (1913) の裏話を交えて，研究の進展を振り返り，まとめて見よう。宮入は研究費の贈与を受けて日本住血吸虫の予防の研究を決意し，それまで日本で行われた斬新な研究成果を通読し，1912年末までに理解して，研究計画を立てた。

1913年初めから，まず濃厚な流行地探しから開始した[20]。生活史不明の寄生虫の予防を志しているので，まず動物に人工的に感染することから始めたわけである。最も参考になったことは，甲府で研究者達が動物を溝に浸けて感染動物を作成したことであった。そのために，筑後川の沿岸で流行地の佐賀県三養基郡基里村字酒井で動物を感染させられる溝を探索した。方法は，ウシや人の便を農道で集め，それから遊出するミラシジウムの検出により，動物の感染率や濃度を測定した。その結果，この村は感染の高いことを知り，村中を探し歩き，動物を溝に浸し，感染を試みた。しかし，濃厚な有毒溝を探すことは出来なかった。

人を煩わせたくなかったが，酒井の古賀道俊先生を頼り，濃厚な流行地域を探してもらった。教えられたように，基里村の南方の溝で動物への感染実験を行って，有毒溝を探し求めた。或る日，田植え中の農民が，こいけ(肥気, 下肥)を入れないのに，こいまけ(肥負, 肥やし負け)する特別な溝を，村中の誰もが知っていることを教えてくれた。1913年7月にその溝にネコとウサギを入れて観察していると，溝の中を這っている 7–9 mm の小さな黒いマキガイを見付けた。

この実験を行った地名は佐賀県三養基郡基里村字酒井であり，現在では鳥栖市に入っており，鳥栖市酒井東町に相当する。この地域には小川，溝が多数走っていて，その中に最初にカイを発見した川がある。その溝は蓮原(れんばる)川とも，山下川であったとも言われている。基里村，基里町の地名は消えているが，JR 鳥栖駅の近くで北東の曾根崎町に，基里小学校，基里郵便局，基里中学校という古い地名が残っている。なお基里中学校の校庭の西には宮入先生の学勲碑が建てられている。

このカイを研究室に持ち帰り[4]，その体内よりセルカリアと別の幼虫期を見付け，キャベツでカイの飼育を行った。実は鈴木稔は同じマキガイを前年の1912年7月に片山地方で，8月に甲府で採集していた。やがて，このカイが中間宿主であることを突きとめた。

このカイはミヤイリガイと呼ばれるようになったが，片山地方でも当然，同じカイが見つかり，この地ではカタヤマガイと呼ばれるようになった。いずれも和名，あるいは俗称であり，学術的には Robson が新属，新種として命名した，*Katayama nosophora* Robson, 1915 が学名である。しかしこの属のカイは中国のマキガイ *Oncomelania hupensis* Gredler, 1881 として，すでに知られており，同属の新種として *Oncomelania nosophora* (Robson, 1915) と呼ばれるようになった。

1913年の夏に有毒溝からの成長したカイを選んで飼育し[4]，7月22日に同じシャーレにマウス1匹を入れ，3時間浸漬し，同様の曝露を計4日連続した。感染実験後のカイを潰すと，3種類のセルカリアが遊出し，仮に甲，乙，丙と命名した。3週後の8月11日にそのマウスは死亡し，解剖すると，そのマウスの肝臓から多数の住血吸虫成虫が得られた。これによって，カイからのセルカリアによって経皮感染することを証明した。3種のセルカリアのうち，甲は分岐した尾を持ち，乙，丙

は単尾であった。後に分岐した尾の別種のセルカリア[21,22]（1914）も見つけている。

　感染動物の便の中の虫卵から孵化したミラシジウムとミヤイリガイを同じ容器に入れると、ミラシジウムはカイの周辺に集まり、カイに侵入するのを観察した[4]。肝蛭 Fasciola hepatica のミラシジウムが Limunea 属のヒメモノアラガイに侵入する状況と同じと考え、このカイを住血吸虫の中間宿主と推定した。

　カイの中の発育を調べるために[4]、1913年7月20日にカイを感染させ、12日後にカイの体内にレジアを発見した。そのレジアは2代目のレジアに成長して、体内に甲のセルカリアを認め、このカイが中間宿主である確証を得た。

　翌年の宮入[21]、Miyairi und Suzuki[22] の記載では、まず、スポロシストが発育し、それからレジアが発生、成長してセルカリアを宿すと記載されている。宮入、鈴木[4]（1913）には初代のレジアの記載はあるが、その際のスポロシストとの区別は明瞭でなく、同じものを指していると思われる。2代目のレジアは現在の daughter sporocyst に相当する。

　これらの実験によって、このカイが日本住血吸虫の中間宿主であり、哺乳動物の便からのミラシジウムがカイに侵入し、発育して、そこから遊出したセルカリアが第2中間宿主を経ることなく、直接、経皮的に哺乳動物に感染するという、感染経路の全容を明瞭にし、先駆けて大きな業績となった。

　それまでの研究者もこの小さなマキガイに気づいていたが、肺吸虫の中間宿主カワニナ Melania 属の小型のカイと思っており、少々の実験はあったものの、感染に成功した成績は得られなかった。

　この一連の宮入の研究[4,20,21,22] は1913年の初めに流行地を探索する活動に始まり、感染貝を飼育して甲のセルカリアを作成出来、さらに経皮感染させたマウスから成虫を得たのが8月11日と目まぐるしい速度で展開している。さらに驚異的なのは、この全成果（宮入・鈴木）[4]は8月22日に原稿が書かれ、9月13日発行の東京医事新誌（週刊医学雑誌）に掲載されていたことである。全成果を10項目にまとめ、実験や、観察の月日の記載まである興味深い論文である。さらにカイ内の発育の詳細は宮入[21]（1914）、と Miyairi und Suzuki[22]（1914）に掲載出版された（図1）。

　最初に[4] 描かれている発育環はミラシジウムがカイに侵入し、スポロシスト、レジアと発育し、レジアからセルカリアが発生して、カイから遊出するというものである。このレジアは間違いであるが、宮入はセルカリアを宿す幼虫期はレジアと信じて、レジアと書いたのであろう。一方では宮入[21]（1914）は、この幼虫期はレジアにしては、頭部、咽頭、産卵門の構造がなく、形態的におかしいと、自ら疑問を投げかけている。

　レジアの疑問を残しつつも、中間宿主はミヤイリガイ1種類が存在し、カイにミラシジウムが入り、セルカリアが遊出して、直接哺乳動物に感染するという、従来にない生活環を発見した功績の大きさは少しも揺らぐものではない。

　さらに驚くことは、この年の1913年の年末までに欧州、英国にまで情報は伝わっており、1914年2月には英国の研究使節団が上海に向けロンドンを出帆したほどの衝撃であり、迅速な反応であった。

　この模様について Nelson[7]（1977）が日本での調査を行い、宮入の研究成果の英国研究者への衝撃と活動について、興味深く綴っている。

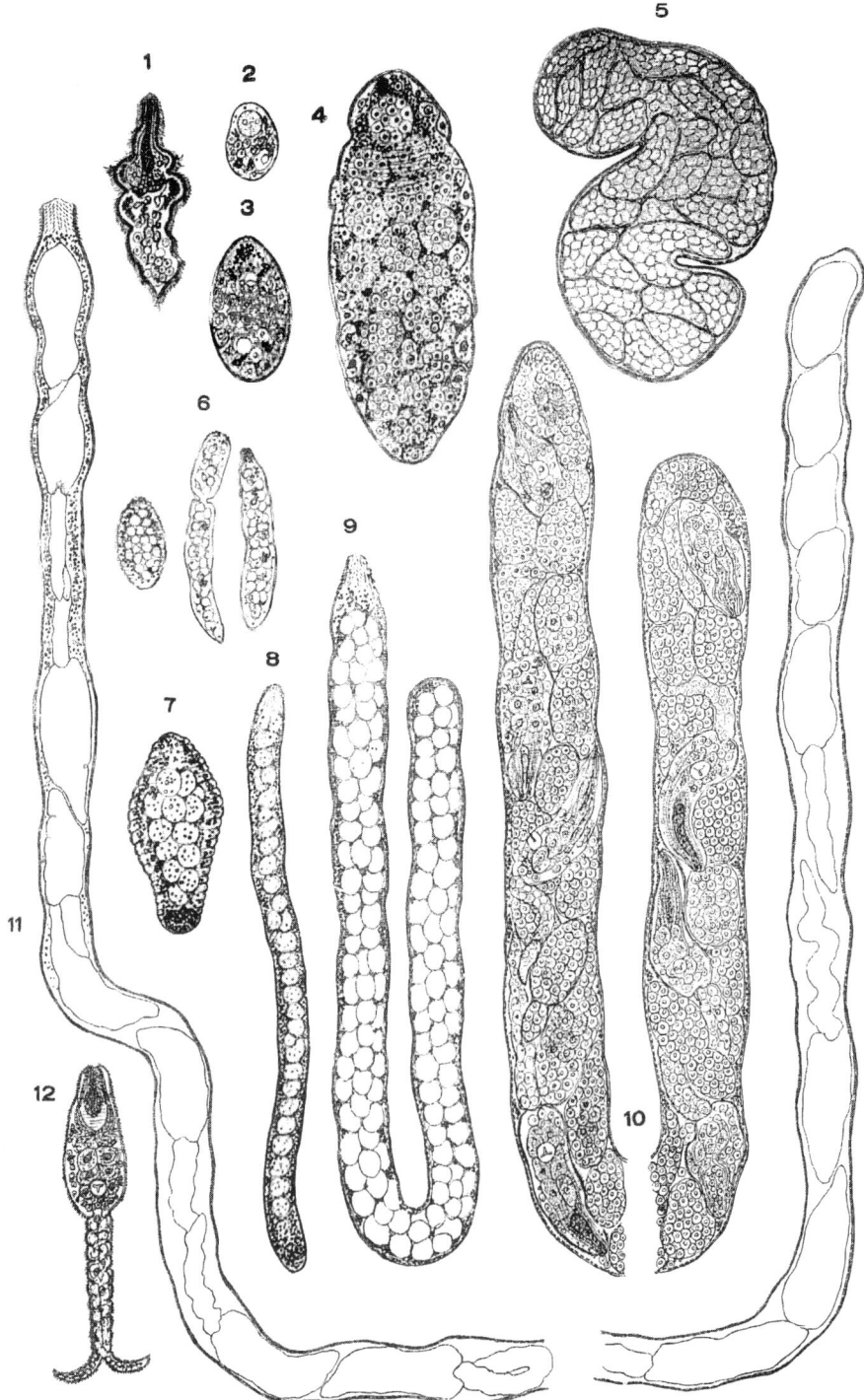

図 1 ミヤイリガイの体内における日本住血吸虫の発育経過。
1 Miracidium. 2–5 Sporocyst. 6–10 Redia (daughter sporocyst). 11 わずかな Cercaria を残した sporocyst. 12 Cercaria (Miyairi und Suzuki, 1914)

3. 宮入の偉業の英国と世界への衝撃

　宮入の研究成果の欧州，英国への衝撃に関係する部分を，George S. Nelson[7]（1977）は1976（昭和51）年に来日，調査して，興味深い総説を記載している。話はRobert Thomson Leiper（1881-1969）とEdward Leicester Atkinson（1882-1928）が英国の住血吸虫研究使節として1914年2月20日にロンドンを上海に向けて出港する所から始まる。

　この3人の横顔に少し触れておこう。筆者Nelson教授はLondon School of Tropical Medicineに長年勤められ，熱帯寄生虫学に多大の業績を残され，特にフィラリアの研究で有名である。ネルソン海軍提督の孫に当たり，海辺のお城に住まい，世界大戦中はカモメの卵で命をつないだと聞いている。引退後，城をNational Trustに寄贈し，転居されて孫とガーデニングを楽しんでいる。

　LeiperとAtkinsonは生まれも性格も真反対であったという。Atkinsonは中流上層の出身で海軍の軍医で，寄生虫の研究者でもあった。勇猛果敢な性質で，ボクシングを好み，南極探検や海戦に参加し，重傷も負っている。彼はLeiperが日本の業績を引用しないことに腹を立てたりもした。余談になるが，その南極探検の時の一艘の名前がTerra Nova "新しい土地"，即ち南極であった。はっと思い当たるのがアニサキスの *Terranova* である。これで妙な属の名称の謎が解けた。

　Leiperは農家，洋服仕立屋の出で，すべてに秀でており，熱帯寄生虫学で多大な功績を積まれ，London School of Tropical Medicineの創設に深く携わった。住血吸虫の生活史の解明にアジア，エジプトで大活躍をした。以下の物語からも，彼の強い意志と計画性，利にさとい機敏な行動が窺われる。

　英国使節がロンドンを出港する前にLeiperは1913年の宮入の業績を知っていた。それは桂田[23]（1913）が日本住血吸虫の総説をドイツのCentralblattに書いており，宮入，鈴木[4]（1913）の業績まで引用している。LeiperはTropical Diseases Bulletin 3. 290（1914年3月）にその抄録を書いており，時間的にみて2月20日のロンドン出港前に原稿は提出されている。しかし，業績を完全に信用していたわけではない。宮入・鈴木の日本語の第1報が1913年9月13日出版され，英国使節団がこの内容を知っていたということは驚異的なことである。

　使節団は3月の末に上海に到着し，揚子江沿岸で感染した動物の調査を行った。しかし，二人の間の不協和もあって，この調査の成果は，一向にあがらなかった。人の感染が多発した中国で，*O. hupensis* がいる地域で，すべての知識を持っていた両名が，なぜ流行地に遭遇しなかったかは謎である。

　ともあれ，Leiperは意を決して，日本への視察旅行を計画し，京都帝大の藤浪教授に協力を仰いだ。藤浪から得られたものは協力以上のものであった。Leiperは藤浪から日本のすべての研究成果を教えられ驚嘆した。さらに片山地方に案内され，沢山のミヤイリガイを採集して，上海に帰任した。船中でカイを潰し，マウスに感染を試み，感染に成功した。

　当時の交通を思えば，すばらしい計画で，上海からの船は神戸に着き，京都の藤浪を頼り，福山駅に移動し，人力車で片山に着いている。現地調査の上，神戸に戻り，上海に出港している。

　Leiperはロンドンを出るときから，カイの中の幼虫はレジアでないであろうと気がついており，日本への第1回目の旅行ですべての知識を得た彼の心は，すでにエジプトに飛んでいたであろう。

　やがて第1次世界大戦（1914-18）が勃発し，この使節団は帰国を命ぜられ，軍人であるAtkinson

はすぐ帰国した。Leiper も 1914 年 8 月に上海から帰国したが，転んでもただで起きないのが Leiper であり，帰国命令も渡りに舟であったに違いない。帰国に合わせて彼は再び超一流の計画を立て，片山を訪問している。今度は片山で人力車の車夫を雇って，大量のミヤイリガイを採集し，上海に戻り，上海にはたった 2 晩泊まって，ロンドンに向けて出港している。

ロンドンへの船上でカイからマウスに感染させることを繰り返し，殆どのマウスは死んだが，1 匹の感染マウスが生きてロンドンに到着した。この中から生きた多数の日本住血吸虫の成虫を取りだし，関係者を驚かせた。この成果は Leiper & Atkinson[5]（1915）で報告されている。この時のミヤイリガイが *Katayama nosophora* の新属新種として記載された。

アジア派遣で住血吸虫の生活史の全容をつかんだ Leiper は，その勢いに乗ってエジプトへ 1915 年ビルハルチア研究派遣を行うことになる。この成果は華々しいもので，1915 年派遣団報告として，1915–1918 年にかけて 5 報[24,25]を公表している。この報告の重要部分は *Schistosoma mansoni* Sambon, 1907 が独立種であることを認め，*Bilharzia haematobium* から分離したこと。この 2 種の中間宿主のカイの種類が明瞭に異なることを明らかにした。宮入以前に Looss はエジプトで住血吸虫の感染経路や中間宿主を大がかりに研究していたが，中間宿主を見つけられなかった。その原因はマンソン住血吸虫とビルハルツ住血吸虫を同一視していたこと，中間宿主はカイだけであることに気付かなかったためである。ここに住血吸虫の生活環に関するすべての知識を持った Leiper が乗り込んで，1 年以内にすべてを解決したのである。1915 年にすでに第 1 報の伝播[24]（1915）が発表され，第 5 報が成虫と虫卵[25]（1918）であった。すべて 1915 年派遣団報告の題名であり，次々と 4 年間に亘って発表したのであろう。まことに迅速な仕事ぶりであるが，この源は宮入の中間宿主の発見，生活史の解明であることを思えば，その功績の大きさに感銘深いものがある。英国の筆者の Nelson[7] は，日本語という障壁によって，国際的な賞の栄誉に輝くこともなく，桂田，藤浪，宮入と住血吸虫のすべての大発見が日本で行われたのであると記している。

謝　辞

筆者は 1997（平成 9）年にオーストラリアの Internat. J. Parasitol. に「日本における住血吸虫の発見から絶滅まで」の総説を依頼され，辻守康先生と編集，執筆した。100 年余にわたる歴史を理解しながら記載したが，宮入の業績の偉大さは理解したものの，研究の動機，目標や経緯には疑問が残った。今回，宮入慶之助の記念出版に当たり，私の疑問を明確に晴らしたい意欲にかられ，感謝を持って執筆のご指名をお受けし，疑問を晴らすことが出来た。

古い文献が多く，その収集には杏林大学・辻守康先生，九州大学・多田功先生，自治医大・石井明先生，東大医科研・古田隆久先生のご協力を賜った。また，宮入，鈴木[4]がカイを発見した溝について，現在の地名，地番の調査をお願いし，久留米大学・平田瑞城先生，鳥栖市役所・高尾善則先生，多田功先生からご回答を頂いた。ここに諸先生に厚く感謝の意を表する。

文　献

1) 藤井好直．片山記．（1847）
2) Katsurada, F. *Schistosomum japonicum*, ein neuer menschlicher Parasit durch welchen eine endemische Krankheit in verschiedenen Gegenden Japans verursacht wirt. Ann. Zoo. Japan. 5 (3) 147–160 (1904)

3) 藤浪鑑・中村八太郎. 広島県片山病 (日本住血吸虫病) の感染経路・病原虫の発育並其罹患動物. 東京医学雑誌. 6 (4) 224–252 (1909)
4) 宮入慶之助・鈴木稔. 日本住血吸虫の発育に関する追加. 東京医事新誌. (1836) 1961–1965 (1913)
5) Leiper, R. T. and Atkinson, E. L. Observations on the spread of Asiatic schistosomiais. British Medical Journal 1. 201–203 (1915)
6) Sasa, M. Research in Filariasis and Schistosomiasis. Yokogawa, M. ed. University of Tokyo Press (1972) 235–261
7) Nelson, G. S. A milestone on the road to the discovery of the lifecycles of the human schistosomiasis. Amer. J. Trop. Med. Hyg. 26 (5) 1093–1100 (1977)
8) Tanaka, H. and Tsuji, M. From discovery to eradication of schistosomiasis in Japan: 1847–1996. Intern. J. Parasitol. 27 (12) 1465–1480 (1997)
9) 藤井好直. 片山附記. (1877)
10) 馬島永徳. 虫卵に起因する肝硬変の一奇病. 東京医学会雑誌. 2 (16) 821–823, 2 (17) 898–901 (1888)
11) 栗本東明. 新寄生虫卵に就いて. 東京医学界雑誌. 7 (22) 1–6, 7 (23) 15–23 (1883)
12) 金森辰治郎. 一新寄生虫について. 東京医学会雑誌. 12 (3) 55–58 (1898)
13) 新妻由五郎. 山梨県地方の肝脾肥大症に就いて. 中外医事新報. (536) 35–36 (1902)
14) 森下薫. ある医学誌の周辺——風土病を追う人と事跡の発掘. 日本新薬. (1972) 251–252
15) 桂田富士郎. 山梨県下の地方病に就いて. 岡山医学会雑誌. (173) 217–260 (1904)
16) 藤浪鑑. 再び所謂「片山地方病」に就いて並に其病原的寄生虫. 京都医学雑誌. 1 (3) 201–213 (1904)
17) 松浦有志太郎. 日本住血吸虫病と地方性 (カブレ) との関係及び日本住血吸虫の人体に侵入する経路研究報告. 京都医学雑誌. 6. 253–265 (1909)
18) 桂田富士郎, 長谷川恒治. 日本住血吸虫の発育についての研究. 岡山医学会雑誌. (235) 433–443 (1909)
19) 宮川米次. 日本住血吸虫の皮膚より門脈系統に至る感染経路並に該幼若虫の皮膚感染当時に於ける形態に就いて. 東京医学会雑誌. 26 (5) 285–314 (1912)
20) 宮入慶之助. 日本住血吸虫の中間宿主, 附同虫病の予防. 東京医事新誌. (1839) 2121–2128 (1913)
21) 宮入慶之助. 哺乳動物体外に於ける日本住血吸虫. 日新医学. 3 (9) 1315–1351 (1914)
22) Miyairi, K. und Suzuki, M. Der Zwischenwirt des *Schistosomum japonicum* Katsurada. 九州帝国大学医学部紀要. Bd 1, 187–197 (1914)
23) Katsurada, F. Schistosomiasis japonica. Centralblatt fuer Bakteriologie u Parasitenkunde. 72, 363–379. (1913)
24) Leiper, R. T. Report on the results of Bilharzia mission in Egypt, 1915. Part I. Transmission. J. Roy. Army Med. Corps. 25, 1–55. (1915)
25) Leiper, R. T. Report on the results of Bilharzia mission in Egypt, 1915. Part V. Adults and ova. J. Roy. Army Med. Corps. 30, 235–260. (1918)

片山記から片山病の防圧まで

辻 守 康

はじめに

　広島県で宮入貝が分布していた有病地域は高屋川と芦田川が合流する低湿地帯で，その中央に片山と呼ばれる標高約71mの小山があることからこの地域では日本住血吸虫症を片山病と称している。有病地域の面積は1900（明治33）年頃には約800haと推定されていたが，生石灰による殺貝の結果1925（大正14）年頃には60haに縮小していた。しかし1932（昭和7）年より数年間殺貝作業を中止したため有病地域は拡大し，1949（昭和24）年の調査で926ha，1958（昭和33）年の調査では1,227haとなっている[1]。

　片山地方において1918（大正7）年以降本症患者として広島県に届け出られた数は総計12,416名，本症による死亡者数は422名となっているが[2]，住民検診を始めた昭和以降の成績は表1に示す如く第二次世界大戦直後をピークに漸減傾向を示し，1967（昭和42）年の検査で見出された1名を最後に糞便内虫卵陽性者は全く見出されていない[3]。一方宮入貝も1969（昭和44）年に2個，1971（昭和46）年に1個および1973（昭和48）年に7個の非感染貝を見付けて以来，今日までの調査で全く発見されていない[3,4]。

1. 日本住血吸虫発見までの記録

　片山病は広島県の流行地では古くから不治の病として恐れられ，地域住民の生命に不断の脅威を与えてきた。この病気がいつの時代から存在していたかは不明であるが，1804（文化元）年に馬屋原呂平氏が「西備名区」[5]に著した「漆山は片山とも云う。この島山の四畔，沼田にして梅雨のころは瘴癘ありて耕転のもの其の気に当たりし時は身体漆をさしたる如し疾痛甚だし。云々」という記述や1809（文化6）年に菅茶山氏が「福山志料」[6]に「片山一名漆山という。このあたりにて田をうえ転るものたまたま小瘡を生ずる故にこの名あり」と記しているのが恐らく本症を指しているものと思われる。

　医学文献として最初に報告されたのは1847（弘化4）年6月に備後国沼隈郡山手村（現在の広島県福山市）の医師藤井第二郎好直氏が撰した「片山記」[7]であり，本症について初めてその病状を記し，病因が不明であること及び治療法がないことを嘆いている。この「片山記」は漢文で記されているが，その内容を要約すると「西備神辺駅の南を川南村という。田の中に小山あり片山という。別名漆山ともいう。云い伝えによると昔漆を積んだ商船が碇泊していたところ大風が吹き船が転覆したために漆山というようになった。そのためここを通ると皆漆にかぶれるという。近頃2–3年の間春夏の頃に土地の人が田を耕すために水に入ると，足や脛に小さな湿疹ができ我慢できないほど痛く痒

表1 片山地方における検便成績（1929–1989）(Tsuji: 1993) –1990 広島県

年	検査数	陽性数	陽性率	年	検査数	陽性数	陽性率
1929	20,266	157	0.77	1970	9,997	0	0
1930–33	14,941	183	1.22	1971	9,971	0	0
1947	1,453	23	1.58	1972	7,511	0	0
1948	809	172	21.26	1973	7,425	0	0
1949	1,049	32	3.06	1974	7,421	0	0
1950	1,155	10	0.87	1975	7,191	0	0
1954	9,532	233	2.44	1976	7,024	0	0
1957	1,562	21	1.34	1977	6,500	0	0
1958	4,246	4	0.09	1978	6,500	0	0
1959	6,366	0	0	1979	4,907	0	0
1960	3,957	0	0	（以降は血清反応陽性者について検便）			
1961	2,510	0	0	1980	50	0 / 1	0
1962	2,794	0	0	1981	118	0 / 8	0
1963	3,664	0	0	1982	100	0 / 8	0
1964	5,311	1	0.02	1983	90	0 / 7	0
1965	9,586	0	0	1984	811	0 / 4	0
1966	9,533	2	0.02	1985	78	0 / 8	0
1967	9,840	1	0.01	1986	126	0 / 3	0
1968	9,960	0	0	1987	113	0 / 4	0
1969	9,995	0	0	1988	86	0 / 4	0
				1989	43	0 / 3	0

検便方法　1929–1950：直接塗抹法
　　　　　1954–1967：MGL 法
　　　　　1968–1989：AMS Ⅲ 法

という。牛や馬も同様である。多くの人々がこれを患った。そしてこれは漆のせいだとした。その症状は面色が衰えて黄色くなり，盗汗をかき痩せ衰えて脈拍は細くなり肺病のようになる。嘔吐したり血便が出たり膿汁を下痢したりする。暫くすると手足は痩せ衰えて腹ばかり脹れてまるで太鼓のようになり，胸には静脈が浮かび臍は突き出し甚だしい人は，腹の皮がてかてかに光り鏡のように物を写すようになる。そしてついには足が腫れて死んでしまう。予はこれが何の病気であるかを知らない。最初は肺病のようであり終わりは鼓脹である。

　病人は 7–8 歳から 4, 50 歳に及び最も軽い者は床に臥すこともなく半年か 1 年で癒る。重い者は壮年の者でも皆死亡する。予はこれらを治療するにはいろいろの薬を用いたが少しも効果はなかった。この病気により死亡する者は 30 有余人，牛馬数 10 頭に及び，その中でも片山が最も多い。川南村の丙谷，養老谷にも患者がいた。この二つの谷とも片山とは相当の距離があるが片山付近の田を耕している。また隣の千田にもこの患者がいる。この病気は果たして何が原因なのか。漆にかぶれるためなのか。水田の湿気によるものか。予には未だその原因が判らない。原因が判れば治療も成功するのであるが，土地の人々はそれぞれ自分の好きなところの医者にかかっている。その数は幾十か，しかし誰も成功したとは聞かない。悲しいことである。毒は一体何なのか予には判らない。

故に四方の同業者にこれを正さんと欲し，これを記す」との記載である[2]。

その後隣村の医師窪田次郎氏が1873 (明治6)年には藤井好直氏の「片山記」の報告を知らずに本症を片山病と称してその臨床症状について医事新誌に投書する[8] など現場の臨床医家がその問題点と重要性を指摘していた。また1877 (明治10)年に藤井好直氏が再び「片山附記」[9]を出し，「片山記のあと30年を経過してその病気は少しは衰えたとはいえ未だ全くなくなったのではない。死亡する者もあとを絶たない。再び毒が出てきたのか，昔のようになってはならない。もし再び毒が出てきたのなら春夏水田に入れば病気にかかるのは昔のとおりになる。土地の人々はこの病気を片山病と云っている。病状はいろんな症状が現れるが，その原因とみられる徴候は足脛に小疹を発するにほかならない。大変恐ろしいことである。最近医学が開明し器械設備も備わってきた。西洋では分理の術があると聞くが，その分理の術をもって土質を分理すればこの病気の毒が何であるかを知ることができるのではないか。毒が何であるかを知ることができればこれを癒す方法も知れるであろう。そうすれば数十年来不治のこの病気も一朝にして氷解して，人々の幸せが訪れるのではなかろうか。一日も早く世の識者が原因を究明されんことを願うものである」と述べている[2]。

1882 (明治15)年に広島県は片山病調査委員会を組織して片山病の本格的な研究に乗り出した。しかしこの時の調査では症状を確認しただけで原因がつかめず，結局マラリアに似た疾患だろうと報告するにとどまった。その後1901 (明治34)年には深安郡中津原村(現福山市御幸町中津原)の開業医吉田龍蔵氏は日々片山病患者の診療にあたり，また児童の健康状態の劣悪なことをみて，片山病の病原を明らかにすることの必要性を感じ，先ず死体解剖を行わなければならないと提言し，1903 (明治36)年11月には吉田龍蔵氏と真木等氏は千田村の患者井上熊吉(54歳)の屍体提供を受けて剖検した結果，その肝，脾，腸等に特異な病変を認め，またその組織内に一種の虫卵が介在することを認めたため，京都帝大の藤浪鑑氏に病理学的な研究を委嘱している[2]。

2. 広島における日本住血吸虫発見以降の対策

1904 (明治37)年5月26日に岡山医専の桂田富士郎氏により山梨のネコから虫体が発見されて「日本住血吸虫」(*Schistosoma japonicum* KATSURADA, 1904) と命名されたが[10]，広島でも桂田氏が新吸虫を発見した4日後には吉田龍蔵氏が藤浪鑑氏を招聘して，31歳男子の他殺屍体を5月30日に解剖して綿密に調べた結果，その左葉門脈一小分枝中から1条の雌虫を発見している[11]。これが人体から見出された最初の日本住血吸虫雌虫であるが，その後山梨県のネコから検出された吸虫と広島県から見出された住血吸虫の虫体が同一の種類であり，広島の片山病は日本住血吸虫の寄生によりおこる病気であることが判明したのである。その後1907 (明治40)年には吉田龍蔵氏を中心として「地方病研究会」が組織され，研究が続けられた[12]。

藤浪鑑・中村八太郎の両氏は1909 (明治42)年6月に片山付近でウシを用い[13]，桂田富士郎・長谷川恒治の両氏は岡山県高屋町付近と甲府でイヌとネコを用いて実験し[14]，日本住血吸虫は経皮的に感染することを証明した。また同年に京都帝大皮膚科の松浦有志太郎氏は自ずから片山の有毒溝に入って本虫に感染し，人体においても経皮感染することを証明した[15]。

1913 (大正2)年9月になって九州帝大の宮入慶之助氏と鈴木稔氏は同じような風土病がある佐賀県三養基郡基里村の水田で小さな巻貝を見出し，その体内に日本住血吸虫の幼虫(ミラシジウム)が侵入し，それからセルカリアを生ずることをつきとめ，このセルカリアを動物に感染させて成虫が得ら

れることを確認した[16]。この中間宿主の巻貝すなわち *Oncomelania hupensis nosophora* は発見者に因んで「宮入貝」と称されるようになった。その後の調査でこの宮入貝は片山付近の田や溝にも無数に棲息していることが判明し、「片山貝」とも言われるようになった。

　病原体の発見、感染経路の確認、中間宿主の発見によりその全貌が明らかになったことから、1918（大正7）年に「地方病研究会」を解散し、片山病の予防対策を共同で処理する目的をもって流行地の9ヵ村（最終的に14ヵ村）で「広島県地方病撲滅組合」が組織された。1926（大正15）年には当時摂政殿下であられた昭和天皇が広島県を訪問された折に福山を視察され、吉田龍蔵氏とお会いになられ、片山病研究の労をねぎらわれた。その後、1947（昭和22）年12月8日に昭和天皇が三たび備後路におみえになり、神辺町にもお越しになって「その後片山病はどうなっていますか」とのお尋ねがあった。このご質問を記念して「広島県地方病撲滅組合」は1948（昭和23）年3月11日に「御下問奉答片山病撲滅組合」と改称された。そして1949（昭和24）年11月6日には広島県衛生研究所の支所として片山病予防研究所が神辺町に設置され、片山病について研究調査及び予防の業務が開始され、同時に附属診療所も設置されて患者の診療も開始された。1968（昭和43）年に広島大学に寄生虫学教室が新設されて千葉大学から辻守康が初代教授として赴任したのを機会に、1969（昭和44）年から精力的に免疫血清学的診断を併用して住民検診を実施し[17]、宮入貝の調査を約20年間行った。辻は甲府に在住していた1947（昭和22）年から山梨の流行地での貝の調査を行い、千葉大学時代には横川宗雄教授の指導の下に山梨の検診と治療を実施した経験を生かして活動を行った。広島では国、県、市町村はじめ現地住民の努力により集団検診および治療が実施されると同時に、殺貝事業も住民協力によりなされ、片山地域の本症は撲滅され、1981（昭和56）年5月22日には辻を委員長とした広島県の委員会が「片山病流行終息宣言」を出して「御下問奉答片山病撲滅組合」を解散した[2]。なお解散時に片山地方で流行地と指定されていたのは神辺町を中心に972 ha、8,491世帯、31,005名の住民が対象とされていた。また1990（平成2）年2月7日には山梨、広島、岡山、福岡、佐賀の5県の有病地町村長により1960（昭和35）年に設立された「片山病撲滅対策推進連絡協議会」も解散している。なお岡山県にも片山地方に隣接する高屋川上流に小規模の流行が知られ西代病と呼ばれていたが、1924（大正13）年以降患者は見出されていない。1955（昭和30）年と1963（昭和38）年に散発的に宮入貝が発見されたとの北村ら（1963）[18] の報告があるが、1969（昭和44）年以降私どもが旧流行地近辺の調査を継続的に行った結果でも宮入貝は全く検出されていない。

3. 広島における患者治療と殺貝事業

　治療に関しては西亀求氏が1923（大正13）年に創製した「スチブナール」が長年用いられていたが副作用の問題があり、最近は1970年代になってドイツで開発された「プラジカンテル」が本症の特効的治療薬として用いられている。なお国の対策としては1931（昭和6）年4月2日に寄生虫予防法が制定されて蛔虫症、鉤虫症、肝吸虫症とともに日本住血吸虫症も指定され、第二次世界大戦後には日本住血吸虫症の治療費はすべて公費負担となっている。

　中間宿主対策としては1918（大正7）年以来、藤浪鑑氏が提案した生石灰散布により中間宿主貝を殺して日本住血吸虫の発育環を絶ち、片山病の感染を防止することを目的とする殺貝事業を開始した。しかし生石灰はその使用量が莫大であること、集積中に雨にあうと発火する危険があること、管理、散布の面で多大な労力を要することなどから表2に示すごとく1948（昭和23）年以降は運搬が

表2 片山地方における使用殺貝剤（1918–1979）（Tsuji: 1993）–1979 広島県片山病撲滅組合

年	殺　貝　剤	量 (kg)	年	殺　貝　剤	量 (kg)
1918	Calcium cyanamide	225,000	1940	Calcium cyanamide	162,000
1919	Calcium cyanamide	240,000	1941	Calcium cyanamide	112,000
1920	Calcium cyanamide	375,000	1942	Calcium cyanamide	103,500
1921	Calcium cyanamide	1170,000	1943	Calcium cyanamide	76,500
1922	Calcium cyanamide	505,000	1944	Calcium cyanamide	585,000
1923	Calcium cyanamide	1078,500	1945	Calcium cyanamide	225,000
1924	Calcium cyanamide	582,000	1946	Calcium cyanamide	81,000
1925	Calcium cyanamide	564,000	1947	Calcium cyanamide	72,000
1926	Calcium cyanamide	597,000	1948	Calcium nitrate	39,240
1927	Calcium cyanamide	532,500	1949	Calcium nitrate	39,240
1928	Calcium cyanamide	525,000	1950	Calcium nitrate	95,895
1929	Calcium cyanamide	525,000	1951	Calcium nitrate	56,250
1937	Calcium cyanamide	108,000	1952	Calcium nitrate	22,500
1938	Calcium cyanamide	100,500	1953	Calcium nitrate	20,160
1939	Calcium cyanamide	157,500	1954	NaPCP	3,348.7
1955	Calcium nitrate	24,750	＋	NaPCP	151.3
1956	Calcium nitrate	16,200	＋	NaPCP	508.7
1957	Calcium nitrate	7,875	＋	NaPCP	563.4
1958	Calcium nitrate	8,325	＋	NaPCP	560.0
1959	Calcium nitrate	8,325	＋	NaPCP	520.0
1960	Calcium nitrate	7,357	＋	NaPCP	560.0
1961	Calcium nitrate	15,975	＋	NaPCP	903.2
1962	Calcium nitrate	21,194	＋	NaPCP	891.6
1963	Calcium nitrate	28,125	1972	Calcium nitrate	3,800
1964	Calcium nitrate	28,125	1973	Calcium nitrate	1,560
1965	Calcium nitrate	25,875	1974	Calcium nitrate	2,400
1966	Calcium nitrate	25,875	1975	Calcium nitrate	1,040
1967	Calcium nitrate	20,070	1976	Calcium nitrate	1,120
1968	Calcium nitrate	16,987	1977	Calcium nitrate	1,200
1969	Calcium nitrate	11,609	1978	Calcium nitrate	1,000
1970	Calcium nitrate	8,415	1979	Calcium nitrate	560
1971	Calcium nitrate	6,250			

殺貝剤使用総量　Calcium cyanamide（生石灰）: 8,702,500 kg
　　　　　　　　Calcium nitrate（石灰窒素）: 567,297 kg
　　　　　　　　NaPCP（Sodium pentachlorophenate）: 8,006.9 kg

表3　片山地方における溝渠コンクリート化事業（1950–1978）（Tsuji: 1993）–1979広島県片山病撲滅組合

年	工事距離（m）	事業費（千円）	年	工事距離（m）	事業費（千円）
1950	1,798	3,049	1965	12,180	40,459
1951	2,389	3,205	1966	9,998	38,377
1952	3,914	6,404	1967	7,942	32,750
1953	6,246.4	10,994	1968	10,607	48,124
1954	4,469	8,144	1969	5,560	29,911
1955	5,539.5	8,355	1970	5,698.5	35,913
1956	4,672.5	6,302	1971	6,793	46,134
1957	5,236	5,927	1972	5,929	51,744
1958	2,677	3,425	1973	4,972	44,060
1959	4,709.5	9,349	1974	1,759.6	48,323
1960	5,154.5	8,883	1975	1,760.1	57,109
1961	5,585.5	10,912	1976	1,760	59,525
1962	5,244.9	12,129	1977	2,035	68,881
1963	10,397.4	27,709	1978	1,750	45,868
1964	19,044	52,426			

総延長工事距離：　165,821.4 m
総工事費：　824,457,000 円

便利で少量で効果があり，しかも発火の危険のない石灰窒素に切り替えられ，1979（昭和54）年まで続けられた。なお石灰窒素による殺貝作業には水路に水を引く必要があるため，水を引くことが困難な水路では十分な効果をあげることが出来ないことから1954（昭和29）年からこれらの水路における殺貝剤として，一時期PCPナトリウムの使用が始められて石灰窒素と併用されたが，本剤は魚毒性が強いことから9年間で使用が中止されている。一方溝渠のコンクリート化は各市町村とも厳しい財政事情の中にありながら宮入貝の徹底的撲滅を目指して表3に示す如く1950（昭和25）年から実験的に開始された。コンクリート化による殺貝効果として予測されたのは，冬季において直接外気に接触するため温度が冬眠に適しない，宮入貝の卵の孵化及び稚貝の発育が妨げられる，夏季は雑草がなく日陰がないので棲息に適さない，飼料となるべき腐蝕土，枯草がない，などの理由があげられていた[19]。この溝渠コンクリート化事業は寄生虫病予防法の一部改正の規定に基づき，1957（昭和32）年度より公費負担により10ヵ年実施されることとなった。その後も法の一部改正により，1965（昭和40）年には7ヵ年，1974（昭和49）年には5ヵ年の延長が認められ，1978（昭和53）年度で全計画の延べ165,821.4 mに及ぶ遠大な距離を舗装し，事業費も8億2,500万円が投じられた。ただ初期工事の箇所の破損などによる再工事を含めると，実に延べ2,856,631 mの長い距離となり，総工事費も結果的には200億円となっている[2]。

　1950（昭和25）年に実験的に水路のコンクリート化事業に着手して以来，実に29年の歳月を費やしたのであるが，これにより中間宿主宮入貝の撲滅に成果をあげ，1973（昭和48）年に7個の非感染貝を見付けて以来，その後の調査で全く発見されず[18,21]，新感染者も1967（昭和42）年の検査で見出された1名を最後に糞便内虫卵陽性者は全く見出されておらず[3]，今日のごとく片山病の防圧に成功したのである[20]。

おわりに

　広島県の片山地方では1967（昭和42）年に最後の虫卵陽性者が検出され，宮入貝は1973（昭和48）年に最後の非感染宮入貝が7個見出されて以来，全く検出されておらず，野ネズミの調査も1968年から1980年まで実施したが，陽性ネズミは全く検出されていない[4]。また岡山県高屋川流域では1924（大正13）年に最後の虫卵陽性者が，1963（昭和38）年に最後の非感染宮入貝が見出されて以来，何れも全く検出されていない[4]。

　片山地方で日本住血吸虫症対策が顕著な成果をあげたのは，非常に限られた地域であること，および片山記にもみられるごとく有病地域の住民が古くから本症に対する関心を持ち，一丸となってその対策に協力した賜物であると思われる。

　厚生省日本住血吸虫病実態調査委員会の見解では，流行終息に伴う観察地域は5–8年間新しい症例が検出されず，8年以上宮入貝が発見されない地域と規定しており[21]，またWHOの指針では過去7年間患者が発生していない場合および10年以上宮入貝が発見されない場合は無病地であると1988（昭和63）年に基準化している[22]。この何れの基準に照らしてみても広島県の片山地域は既に無病地と判断してもよいと考えられる。

　最後に撲滅に努力をされた現地住民の方々を始め，国，県，市町村で衛生行政に携わった方々に深甚なる敬意と謝意を表したい。

文　献

1) 広島県：日本住血吸虫病の概要．p. 18（1975）
2) 御下問奉答片山病撲滅組合：片山病とのたたかい．p. 19（1979）
3) 厚生省日本住血吸虫病実態調査委員会：日本住血吸虫病実態調査結果報告書．p. 26（1973）
4) Tsuji, M.: The control of schistosomiasis. WHO Technical Report Series of London Meeting, 830; p. 86（1993）
5) 馬屋原呂平：西備名区．（1804）
6) 菅茶山：福山志料．（1809）
7) 藤井好直：片山記．（1847）
8) 窪田次郎：片山地方の奇病について．東京医事新誌の投稿原稿．広島大学医学資料館蔵（1873）
9) 藤井好直：片山附記．（1877）
10) 桂田富士郎：山梨外数県に於ける一種の寄生虫病の病原確定．東京医事新誌，1371; 18–32（1904）
11) 藤浪鑑：再び所謂「片山地方病」に就いて並に其病原的寄生虫．京都医学雑誌，1（3）; 201–213（1904）
12) 辻守康：日本における住血吸虫症の現状．化学療法の領域，7; 869–875（1991）
13) 藤浪鑑・中村八太郎：広島県片山病（日本住血吸虫病）の感染経路・病原虫の発育史其罹患動物．東京医学雑誌，6（4）; 224–252（1909）
14) 桂田富士郎・長谷川恒治：日本住血吸虫の発育についての研究．岡山医学雑誌，235; 433–443（1909）
15) 松浦有志太郎：日本住血吸虫病と地方性（カブレ）との関係及び日本住血吸虫の人体に侵入する経路研究報告．京都医学雑誌，6; 253–265（1909）
16) 宮入慶之助・鈴木稔：日本住血吸虫の発育に関する追加．東京医事新誌，1836; 1961–1965（1913）
17) 辻守康：日本住血吸虫症の免疫学的診断法――片山地方における免疫学的調査成績を参考にして――．広島医学，25（6）; 762–769（1972）
18) 北村直治ほか：岡山県後月郡芳井町飯名における片山貝の発見．岡山衛研所報，13; 80–84（1963）
19) Tanaka, H. and Tsuji, M.: From discovery to eradication of schistosomiasis in Japan, 1847–1996.

International Journal of Parasitology, 27 (12); 1465–1480 (1997)
20) 辻守康：感染症領域の100年，9. 寄生虫，日本内科学雑誌，91; 2868–2871 (2002)
21) 厚生省日本住血吸虫病実態調査委員会：日本住血吸虫病実態調査結果報告書．p. 48 (1985)
22) WHO : Report of the WHO informal consultation on schistosomiasis in low transmission areas: Control strategies and criteria for elimination. p. 51 (2000)

山梨県の住血吸虫の防圧

薬袋　勝

『嫁にはいやよよ野牛島は，能蔵池芦水飲むつらさよ』
『中の割に嫁に行くなら，買ってやるぞえ棺桶に経帷子』

　文久年間(1861)に甲府盆地西部に伝えられたといわれるこれらの里謡は，当時この地方に蔓延した水腫脹満と呼ばれていた日本住血吸虫症(日虫症)が背景となっており，軍学書「甲陽軍鑑」中に武田信玄の家来がこの病で倒れた記載が見られることより四百年以前より流行していたことが推測される。本症は，紀元前約100年に作られた中国湖北，湖南省の古墳より出土した死体の臓器に虫卵が発見され，太古より人類を侵襲していたことが明らかとなっている。しかし，甲府盆地においての起源や昔の状況は，前述の事項のみでしか推測できない。

　以降本文は年代を追い山梨県の状況を記すが，詳細な山梨県の統計内容は，山梨地方病撲滅協力会編「地方病とのたたかい」[1,2] を参考にされたい。

1.　～1904年（成虫体発見まで）

　明治期に至ると，徴兵検査結果による体格の地域差が明らかとなり，とくに甲府盆地出身者の合格率が悪く，風土病との関連が指摘され原因究明が急がれた。また住民意識の高まりにより，本病の原因追究と対策を当時の県知事に対し上申がされている。1881年，春日居村の戸長より県令に対し，腹水病解明及び対策を求め「御指揮願い」が提出された。この上申に対し県は，数度にわたり水質調査，患者調査を行い，1887年に十二指腸虫感染が腹水病の原因であろうと結論付けた。この「御指揮願い」に始まる一連の動きは，手探りの状態であるが山梨県の住血吸虫対策が始まったと考えられる。

　田之岡村(現南アルプス市八田)で診療活動していた小澤は，「地方病性腹水病について」を報告し[3]，この地方に特異な一種の催病素を病因と仮定している。また，馬島，山極，栗本は，患者臓器より未知の寄生虫卵を発見し，本病が寄生虫感染による可能性を高めた[4,5,6]。

　本病で苦しんでいた清田村(現甲府市向町)の農婦「杉山なか」は死後，解剖により本病の解明を望むことを遺書に残し，1897年盛岩寺において公開で解剖が実施された。剖検では虫体の発見には至らなかったが，肝，胆のう及び十二指腸部に多数の虫卵を発見し，新寄生虫を示唆された。『杉山なか』を顕彰した碑は，甲府市向町盛岩寺境内に祭られている(写真1)。また金森は，山梨県より得られた患者臓器より検出された虫卵について，馬島，山極，栗本により報告された虫卵と同一であることを明らかとした[7]。

　大鎌田村(現甲府市大鎌田)の医師三神は，診察した患者より十二指腸虫卵と異なる虫卵が発見されることから，新寄生虫の関与の仮説を1900年に発表し，翌年，臨床的観察より「ツエルカリア」進

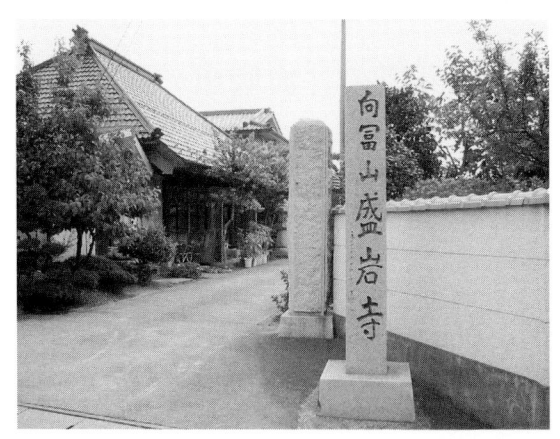

写真 1 山梨県で初めて、盛岩寺境内で日本住血吸虫病感染者の解剖が行われた。献体者（杉山なか）を記念した、顕彰碑が建立されている。

入の仮説を発表した[8,9]。1902年、山梨県病院において「山梨県における肝脾肥大症の原因について」の検討会が開催され、病原体が新寄生虫卵との関与が高いことが大方の意見であった。この検討会以降山梨では、「肝脾肥大症」が病名として使われるようになった。

三神三朗邸に本病解明のため滞在していた桂田は、1904年5月26日、三神家に飼われていたネコ「ひめ」の肝臓より一条の虫体断片を発見し、*Schistosomum japonicum*（後に *Schistosoma japonicum*）として命名した[10]。

三神邸内には、この発見を記念した碑が設けられている（写真2）。

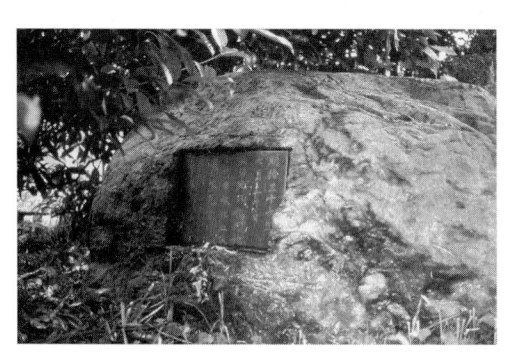

写真 2 日本住血吸虫発見の碑（甲府市大里　三神氏邸内）
碑文『明治37年7月30日此の地に於て初めて日本住血吸虫が発見された　三神三朗』

2. 1905～1945年（成虫の発見から第2次世界大戦まで）

1904年桂田により病原体が明らかとなり、本病解明は感染経路や中間宿主に関心が移った。

1910年、山梨県医師会は付属事業として地方病研究部を設立し、疫学、治療、病理、感染経路、中間宿主等の調査研究と多岐にわたり活動を開始した。山梨県の流行地では、前述の里謡により窺えるように飲み水が原因であることが定着し、信じられてきた。広島県片山において1910年、藤

浪・中村により経皮感染が解明された[11]以降も山梨県では，経口感染に固執する関係者が多く論争が続けられていた。1912年，地方病研究部の宮川により山梨県の流行地において経皮感染が確認され，感染経路の論争に終止符を打たれた[12]。地方病研究部の活動は目覚しく，佐賀県において宮入・鈴木が1914年8月に「一種の蝸牛」を中間宿主であることを発表した[13]翌月には，同研究部の土屋岩保により山梨県においても追認した。疫学調査「肝脾肥大症患者調査」も同研究部により1912年に開始され，69,131名の受検者中肝臓肥大，脾臓肥大，腹水貯留などの有症者は，7,893名（11.4%）を認めている。

病原体，感染経路及び中間宿主が明らかになり，山梨県及び県医師会は防疫対策として，講演会の開催や広報資料の作成配布などの予防知識の普及（衛生教育）を実施している。1911，1913年土屋岩保，1915年宮島幹之助，1916年宮入慶之助が講演をおこなっており，当時の新聞記事に盛んな状況が窺える。1917年には，地方病研究部により小学生を対象とした小冊子「俺は地方病博士だ（日本住血吸虫の話）」が刊行されている。この冊子は，彩色絵本形式（10頁）で質が高く，当時の衛生教育の意気込みが感じられる[2]。この頃より山梨県流行地では，日本住血吸虫病を地方病と称するようになり現在に至っている。

「御指揮願い」により始まった行政上の対策の模索は，1914年県医師会が知事に対して提出した「地方病予防撲滅に関する建議書」により，本格的な地方病対策が始まった。この建議書は，糞便内虫卵の殺滅，中間宿主の撲滅，病原体セルカリアの撲滅と発育阻止，病原体進入防止，排便場所の注意，屋外排糞の収集の6項目があげられた。

初期の段階の中間宿主対策は，1917年に採取法によって開始された。報奨金として宮入貝1合あたり50銭支払われた採取法は，1917年より8年間で38石5斗を全流行地より採取した記録が残っている。1924年，生石灰による殺貝法による中間宿主対策を実施していた広島県より本間利雄が山梨県知事に赴任し，中間宿主対策による地方病対策事業が開始した。事業開始に当たり，宮入貝の生息調査が実施され，宮入貝生息地域1市62村約7,800町歩が有病地とされた。1925年，組織的な対策を図るため，知事を総裁とした「地方病予防撲滅期成組合」が発足し1940年まで継続した。1927年に山梨県議会は，地方病対策の国庫補助に関する意見書，1928年に知事より内務大臣宛に国庫補助申請書が提出され，1929年に4万円の補助金が決定された。この一連の国への働きかけが背景となって，1931年に寄生虫予防法，1933年に寄生虫予防法施行規則が制定され，法的な裏付けを持った地方病対策が実施された。

肝脾肥大症調査として1912年開始された患者調査は，1917年に糞便検査が取り入れられた。八田小学校（現南アルプス市）及び登美村（現双葉町）で実施されそれぞれ，10.6%，38.2%の陽性者が認められた。この調査は，山梨県における糞便検査を取り入れた最初の調査と思われる。1923年以降，各地域において実施された虫卵陽性率はそれぞれ，1923年32.3，1924年32.3，1925年14.5，1926年18.4，1927年13.4，1928年9.5，1929年7.1，1930年7.1，1931年16.1，1932年10.3，1933年11.2，1934年18.9，1935年22.9，1936年17.1，1937年11.8，1938年1.0，1939年1.0であった。この検査成績には，地域的なばらつきなどがあり一概に比較はできないが，陽性率に低下傾向が見られた。的確な治療薬がなくしかも採取法による中間宿主対策しかない時期に，地方病に対する知識啓蒙と普及だけで陽性率が低下した結果には，衛生教育が大きな影響を与えていることが示唆されている。

西及び宮川により検討されたスチブナール（Stibnal: sodium-antimony-tartrate）は，三神により1923

年に治験され，翌年には集団治療が行われた結果，副作用があるものの有効性が認められた[14, 15, 16]。

1928年寄生虫予防法が成立した以降は，治療費の2/3が公費負担され集団治療が積極的に実施された。このスチブナールは強い副作用が生じるにもかかわらず，代わるべき駆虫薬がなく，1986年Niridazoleが治験されるまで山梨県においては主に使用された。

第2次世界大戦の混乱は地方病対策にも影響を与えた。山梨県では以前より農作業に主に使われていた農耕馬が軍に供出され，農耕牛に置き換えられた。この結果，日本住血吸虫に感受性の高い農耕牛が多数感染し，地方病流行の再燃拡大が起こり，1944年に11,125名の感染者が検出された。

3. 1946年～（終戦より現在まで）

第2次大戦の混乱は流行の復活を見せたが，戦後の経済復興による生活環境の変化と撲滅対策予算の拡大は，流行の急激な低下をきたした。

1945年，フィリピンにおいて多数の兵士が罹患し被害を受けた米軍は，日本に進駐直後より，わが国流行地において調査研究を開始した。県庁構内に研究室を設け，1947年には研究室が組み込まれた列車を甲府駅構内に滞在させ，疫学調査や殺貝剤，感染防止塗布薬の開発等の調査研究を，日本人専門家及び県行政関係者の協力を得ながら実施した。山梨県の地方病対策が，敗戦の混乱よりいち早く脱却できたのは，米軍の進駐の影響が大きかった。

1950年代後半より山梨県では寄生虫予防法に基づき毎年，地方病撲滅対策要綱を策定し，計画的に調査及び対策を実施してきた。宮入貝生息溝渠のコンクリート化に代表される大規模な住血吸虫対策が実施された結果，1978年に日本住血吸虫卵陽性者を検出したのを最後に本病の流行は終息した。この間に実施された本病の調査の多くは，山梨県衛生公害研究所によって実施されており，当研究所の年報に報告された1970年以降の調査結果を表1にまとめて示した。1970年代以前についての山梨県の状況は，山梨地方病撲滅協力会編「地方病とのたたかい」(1977, 2003)に詳細に述べられている。

1) 住民検診

山梨県の流行地における住民の感染状況は，表1に示されるごとく多くの成績は低下傾向を示し，感染の機会の低下により便中に出現する虫卵量の減少が考えられた。太田は検査法の検討を行い，従来実施してきた塗抹法に代えて集卵法であるMIFC変法3回繰り返し法を実施することを提唱し[17]，飯島らにより繰り返し検査は統計的解析で証明された[18]。この結果1966年の虫卵陽性率の成績では，塗抹法0.1%に対しMIFC法では2.7%と高い検出率となった。久津見らは，更に繰り返し検便の頻度を上げ検出精度を高める必要性を1972年に述べている[19]。太田らは，皮内反応の陽性者を検便対象者とすることで保卵者の発見率が高まることを認め[20]，石崎らは山梨県の流行地において皮内反応の判定基準化をおこなった[21, 22]。山梨県では1967年より，本病の集団検診に皮内反応を実施し感染者の発見を飛躍的に高め，1968年に年間226人の虫卵保卵者を発見した。伊藤らは皮内反応の特性を分析し[23]，久津見らは，1973年に皮内反応成績の疫学的解析を行い流行が低下していることを認めた[24]。石崎ら，飯島ら，久津見は山梨県流行地の疫学的報告を行い[25, 26, 27]，井内・林は慢性日住症の推移の観察を報告した[28]。保阪らは松田らによって開発されたELISA法を応用し，更に住血吸虫症の検査法の精度を上げることを目的として，スクリーニングテストにELISAを導入する

表1 山梨県における検査成績（1）

	集卵法			皮内反応			ELISA		
	対象数	陽性数	%	対象数	陽性数	%	対象数	陽性数	%
1961	554	78	14.9						
1962	328	8	2.4						
1963	962	48	5.0						
1964	539	11	2.0						
1965	767	147	19.2						
1966	759	89	11.7						
1967	700	43	6.1	7,024	1,134	16.1			
1968	9,367	226	2.4	18,715	11,097	59.3			
1969	6,730	47	0.7						
1970	8,697	17	0.2	4,801	3,715	77.4			
1971	6,452	39	1.6						
1972	1,063	16	11.8	10,918	4,421	40.5			
1973	136	0		2,319	638	27.5			
1974	366	9	2.1	4,219	1,332	31.6			
1975	476	4	1.1	8,018	2,357	29.4			
1976	364	3	0.7	9,094	1,611	17.7			
1977	408	0		11,246	2,237	19.9			
1978	360	0		9,970	1,988	19.9			
1979	367	0		3,452	532	15.4			
1980	2,213	0		177	27	15.3			
1981	1,900	0		92	7	7.6			
1982	537	0		4,666	671	14.4			
1983	513	0		4,276	1,008	23.6	972	276	28.4
1984	182	0		5,389	873	16.2	814	127	15.6
1985	573	0		1,535	484	31.5	4,445	651	14.7
1986	399	0					4,330	485	11.2
1987	753	0					3,846	1,058	27.5
1988	368	0					5,526	726	13.1
1989	108	0					4,672	330	7.1
1990	14	0					1,410	17	1.2
1991	7	0					1,810	9	0.5
1992	8	0					818	13	1.6
1993	62	0					1,886	96	5.1
1994	58	0					1,781	167	9.7
1995	5	0					436	9	2.1

ことを1983年に提唱した[29,30]。山梨県では1986年以降，皮内反応をELISA法に切り替え，虫卵抗原に対するELISA陽性者に対しMIFC変法による検便を実施してきたが，保卵者は発見されなかった。

三神により山梨県で始められたStibnal（sodium-antimony-tartrate）による治療は，山梨県下で広く使用され，流行の低下に大きな貢献をした。太田は，本剤の治療が長期間にわたり，その副作用が

強いことを問題とした[31]。横川らは，Niridazole（nitrothiazol）を集団駆虫に使用し，Stibnalに比し副作用もなく短期間で良好な成績が得られることを報告した[32,33]。

横山らは，流行地を背景とした病院で得られた病理組織を観察し，組織内虫卵は全身に分布していることを報告している[34]。山梨県流行地の病院において，有泉や林らは中枢神経，井内は肝臓，加茂らは直腸等の各種臓器の観察を行い[35,36,37,38]，日虫感染が全臓器に及んでいることを認めた。稲葉らは，全国と比し異常に高い肝炎，肝癌の罹患率が日虫症流行の背景にあることを統計学的に証明した[39,40,41,42]。井上らは,日虫症併存肝細胞癌について山梨県の症例を分析した[43]。林らは，23年間にわたる感染者集団の長期的な観察により，11%に重篤な肝疾患の発生を報告している[44,45,46]。

低年齢層の感染者の発見と治療は，本病の撲滅に重要な要点である。飯島らは学童の調査を行い，1962年に一地域の中学生の15.2%に感染者を認めている[47,48]。久津見らは，中学生の皮内反応陽性率が1960年23.5%に対し1973年4.6%に低下していることを報告している[24]。この急激な低下は，多くの対策の成果であるが，衛生教育も大きくかわっていることが考えられる。中学生を対象に，1961年に太田が，1975年に薬袋らが本病の知識調査を行い知識の低下は見られたが，80%以上の対象者が，宮入貝が中間宿主と解答しており，本症に対する知識の高さがうかがえる[49,50]。

2）保虫宿主

流行に重要な役割をもっているウシの感染は，表2で示されるごとく，1964年に最後の1頭の感染牛が発見された以降発見されず，農作業が機械化されたため，農耕牛の飼育頭数が減少し1967年の調査で終わっている。

イヌに対する感染も飯島らの指摘のごとく流行の要因であったが[51]，1971年，久津見らの調査では感染犬は発見されていない[52]。

斎藤が1935年に野ネズミ対策の必要性を報告[53]して以来，山梨県は地方病対策に流行地の野ネズミの感染状況調査と捕獲駆除を実施してきた。梶原らは，1973年に富士川の河川敷内において山梨県で最後の感染野ネズミの棲息地を発見した。この地域全域は土埋することにより，周辺住民に流行が拡散することなく対策を1977年に完了し，以降山梨県からは感染野ネズミが発見されなくなった[54]。

野ネズミ捕獲調査は，広範囲に広がる中間宿主生息地域の状況を把握するために有効な方法である。土水路の土手に多数生息していた野ネズミは，流行地の水路のコンクリート化が全域におよぶに従い棲息環境が悪化し，生息密度が減少し野ネズミの捕獲が減少した。このため山梨県は野ネズミ捕獲調査に代えて，1981年より宮入貝生息水域にマウスを浸漬し感染状況調査を実施した。1983年に1調査地点より陽性マウスが発見された以外，陽性マウスは発見されていない。この陽性マウスが発見された地域は，大規模な追跡調査を行ったが流行は確認されなかった。

3）中間宿主

岡本は宮入貝の季節消長を調べ[55]，久津見らは感染貝の数を地区別に分析し[52]，梶原・久津見はヒルが宮入貝を捕食することを報告した[56]。石崎らは，山梨県流行地の日虫症感染17家族について疫学調査を行い，宮入貝の分布状況を比較した[57]。山梨県における宮入貝のセルカリアの寄生状況は，表2に示されるごとく1976年を最後に感染宮入貝は発見されていない。

飯島らは，サントブライト（Na-PCP）の殺貝効果を山梨県の棲息地で確認し[58]，山梨県は1953

表2 山梨県における検査成績（2）

	宮入貝検査		農耕牛（1961–1967）マウス浸漬法(1981–)		イヌ（*）野ネズミ	
1961	15,402	44	1,473	4		
1962	8,172	13	1,341	6	683*	34
1963	4,877	24	1,461	3		
1964	1,183	1	1,172	1	78	2
1965	4,988	15	937	0		
1966	6,410	6	1,097	0		
1967	5,275	1	545	0		
1968	2,227	0				
1969	2,997	2				
1970	3,085	6				
1971	6,762	0			208*	0
1972	8,219	18				
1973	41,736	9				
1974	11,428	7			159	93
1975	31,756	8			97	5
1976	25,333	3			47	2
1977	40,868	0			113	0
					35*	0
1978	28,444	0				
1979	38,578	0			28	0
1980	37,751	0				
1981	33,040	0	120	0	23	0
1982	52,570	0	175	0	54	0
1983	213,441	0	280	0	75	0
1984	57,820	0	461	0	45	0
1985	84,497	0	735	0	24	0
1986	84,156	0	720	0	20	0
1987	58,924	0	639	0	10	0
1988	49,836	0	639	0	29	0
1989	47,626	0	585	0	19	0
1990	43,068	0	541	0	12	0
1991	40,103	0	562	0		
1992	35,896	0			3	0
1993	23,635	0				
1994	28,864	0	108	0	3	0
1995	25,654	0	108	0	24	0

年より本格的に使用を開始した。飯島らは1954年に，Na–PCPより魚毒性等の薬害の低いユリミン（35–dibromo–4–hydroxy–4–nitroazobenzene）を開発し[59]，1968年より本格的に使用開始した。梶原らは，更に低害性を求めた結果，B–2（phebrol: Sodium2–5dichloro–4–bromophenol）を開発し[60]，1977年より使用開始した。

梶原らは，水路のコンクリート化と薬剤による殺滅作業の結果，1953年の宮入貝の棲息面積が

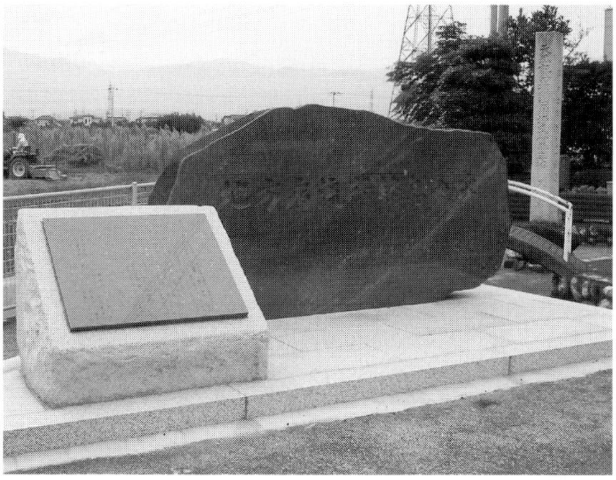

写真 3 地方病流行終息の碑（中巨摩郡昭和町押越）
右側には，源氏ホタルの天然記念物の碑（昭和5年指定，昭和50年指定解除）が並んでいる

19,604 ha に対し 1988 年 2,025 ha に減少していることを報告している[61]。山梨県の地方病対策は，1950 年から 1985 年までの 35 年間に総事業費 10,326,577,246 円が使われ，コンクリート溝渠総延長 2,109,716 m が作成された。また，1960 年から 1987 年の間に，Na–PCP 328 t，Yurimin 175 t，B-2（粒剤）87 t，B-2（液剤）87 kl が殺貝剤として宮入貝生息地に散布された。

山梨県の本症流行は，1970 年代には終息段階に入り，1980 年後半には流行が終息したと考えられた[62]。1995 年に山梨県は，地方病撲滅推進委員会に専門部会を設け日虫症の実態把握を行った結果，本病の流行は終息した旨を山梨県知事に答申した[63]。この答申に基づき知事は，1996 年 2 月 19 日に「流行終息宣言」を行った。終息宣言後も山梨県は，宮入貝調査及びマウス浸漬法調査を継続しており，宮入貝の生息は認めているが，本症再流行の兆しは発見されていない。2002 年 12 月に昭和町地内に「流行終息宣言」を記念して記念碑を建立した（写真 3）。

地方病という重い枷に繋がれていた甲府盆地は，現在平和な様相を呈しているが，細かく観察をすると旧流行地の農業用水路はすべてコンクリート化されており，流行が猖獗していた時期の生物生息環境に比し，現在は大きく改変されている。終息宣言の碑の周辺は，源氏ホタルの生息により天然記念物に指定されていたが，地方病対策が実施されるにしたがいホタルの生息が消滅したことよりも，地方病が流行していた地域の生物生息環境が悪化していることが思い当たる。

現在，住血吸虫病は発展途上国に広く流行しており，また中間宿主を有する寄生虫病は世界各地で大きな社会問題となっている。山梨県は中間宿主対策により日本住血吸虫症流行をなくすことに成功したが，この山梨県での中間宿主対策を中心とした成功例が，今後世界各地において参考になり得るか，生物環境問題とあわせて考える必要があると思われる。

文　献

1) 山梨地方病撲滅協力会編（1977）「地方病とのたたかい」
2) 山梨地方病撲滅協力会編（2003）「地方病とのたたかい―地方病流行終息へのあゆみ―」
3) 小澤鹿十郎（1897）: 地方病性腹水病について　大日本私立衛生会山梨会会報, 8, 1–6
4) 馬島永徳（1888）: 虫卵に起因する肝硬変の一奇症　東京医学会雑誌 2, 16, 1–3
5) 山極勝三郎（1890）: 寄生虫に対する組織の反応　東京医学会雑誌 4, 21, 11–17

6) 栗本東明（1893）: 新寄生虫卵に就いて　東京医学会雑誌 7, 22, 1-6
7) 金森辰次郎（1898）: 寄生虫卵に就いて　東京医学会雑誌 12, 3, 139-149
8) 三神三朗（1900）: 肝臓, 脾臓の肥大について　山梨県医学会報 3
9) 三神三朗（1901）: 肝臓, 脾臓の肥大について　大日本私立衛生会山梨会会報 5
10) 桂田富士郎（1904）: 山梨外数県下に於ける一種の寄生虫病病原確定　官報 6337
11) 藤浪鑑・中村大八郎（1910）: 片山病（日本住血吸虫病）ノ予防　中外医事新報 729, 1009-1020
12) 宮川米次（1912）: 日本住血吸虫の経口感染に関する実験に就いて　内科学雑誌 9, 372-382
13) 宮入慶之助・鈴木稔（1914）: Der Zwischenwirt des Schistosoma Japonicum Katsurada. 九州帝国大学医学部紀要 1, 187-197
14) 西業求（1922）:「タルタルエメチック」による日本住血吸虫病の実験的治療研究について　内科学雑誌 10, 2, 143-145
15) 宮川米次（1923）: タルタルエメチック邦名スチブナールに依る日本住血吸虫病の治療法　実験医学 9, 104, 1201-1207
16) 三神三朗（1923）スチブナールニヨル日本住血吸虫病患者ノ治療実験　実験医学 9, 108, 1-10
17) 太田秀浄（1961a）: 日本住血吸虫病診断のための検便に対する 2, 3 の知見　山梨衛研報 5, 68-69
18) 飯島利彦・伊藤洋一・中山茂・石崎達（1962a）: 日本住血吸虫病の研究 (1) 繰り返し行った MIFC 集卵法による日本住血吸虫卵陽性率の統計的解析　寄生虫誌 11, 483-487
19) 久津見晴彦・中山茂・三木阿い子・薬袋勝・梶原徳昭（1972）: 山梨県における日本住血吸虫症の疫学的研究 (5) 日本住血吸虫卵検査の問題点　山梨衛研報 16, 74-75
20) 太田秀浄・土屋庄・渡辺照代（1960b）: 山梨県有病地の日本住血吸虫皮内反応実施実績　山梨衛研報 4, 41-50
21) 石崎達・飯島利彦・伊藤洋一（1964）: 日本住血吸虫病の診断法の研究 (2) 日本住血吸虫抗原皮内反応の判定基準と診断価値　寄生虫誌 13, 387-396
22) 石崎達・飯島利彦・伊藤洋一（1968）: 日本住血吸虫抗原皮内反応及びその陽性限界閾値（希釈法）の意義　寄生虫誌 17, 60-66
23) 伊藤洋一・保阪幸男・石崎達・久津見晴彦（1972）: 日本住血吸虫症及びウエステルマン肺吸虫症流行地及び非流行地住民における各種寄生虫皮内反応の特性について　寄生虫誌 21, 266-274
24) 久津見晴彦・薬袋勝・三木阿い子・梶原徳昭・中山茂（1973）: 山梨県における日本住血吸虫症の疫学的研究 (8) 小中学生, 高校生, 成人の皮内反応陽性率の推移　山梨衛研報 17, 60-6
25) 石崎達・安羅岡一男・久津見晴彦・保阪幸男・飯島利彦・伊藤洋一（1962）: 日本住血吸虫症集団検診成績　山梨衛研報 6, 52-54
26) 飯島利彦・見目道子・五十嵐鳥・久津見晴彦・薬袋勝（1972）: 山梨県敷島町における日本住血吸虫病の疫学的研究　寄生虫誌 21, 384-389
27) 久津見晴彦（1975）: 山梨県の日本住血吸虫症に関する疫学的考察　臨床検査情報 4, 1-9
28) 井内正彦・林正高（1976）: 最近 10 年間における慢性日本住血吸虫症の推移について　寄生虫誌 25, 68
29) 保阪幸男・川端真人・林滋生・薬袋勝・堀見利昌・梶原徳昭（1983）: 住血吸虫症の撲滅事業の効果を評価するための同症の免疫学的診断法—とくに, ELISA 使用の血清疫学的アプローチについて—　寄生虫誌 33 (1 補), 17
30) 松田肇・田中寛・中尾稔（1982）: ペルオキシダーゼ標識抗体, O-フェニレンジアミン基質を用いた日本住血吸虫症の ELISA 反応の研究　寄生虫誌 31, 147-154
31) 太田秀浄（1961b）: 日本住血吸虫病のアンチモン剤による治療の再検討　山梨衛研報 5, 59-66
32) 横川宗雄・辻守康・荒木国興・飯島利彦・伊藤洋一・佐々木孝（1986a）: ニリダゾール（niridazole）による日本住血吸虫症の集団治療（第 I 報）寄生虫誌 17, 175-181
33) 横川宗雄・佐野基人・辻守康・小島荘明・飯島利彦・伊藤洋一（1986b）: ニリダゾール（niridazole）による日本住血吸虫症の集団治療（第 II 報）寄生虫誌 17, 471-480
34) 横山宏・仲田けい子・小宮山進・竹居香（1976）: 生検材料から検出された日本住血吸虫卵の臓器分布と組織所見　山梨医学 3, 1-5
35) 有泉信（1983）: 日本住血吸虫病の脳障害—7 種類の脳合併症の紹介—　脳神経 35, 747-757

36) 林正高・福沢等・本間勇郷・足立英二 (1970): 日本住血吸虫症の脳波—門脈亢進症における観察— 脳と神経 27, 611-619
37) 井内正彦 (1992): 日本住血吸虫症の臨床　市立甲府病院, 甲府市, 120頁
38) 加茂悦爾・薬袋勝 (1976): 直腸生検を中心とした日本住血吸虫症の研究　1 疫学的研究　熱帯病誌 4, 179-188
39) 稲葉裕・丸山信弘・山本俊一・高橋月容・中村清純 (1977): 山梨県における肝がん・肝硬変死亡と環境要因との関連　公衛誌 24, 465-473
40) 稲葉裕・丸山信弘・松田正巳・吉原なみ子・山本俊一 (1981): 山梨県における肝がん・肝硬変の症例・対照研究　公衛誌 28, 362-369
41) 稲葉裕 (1982): 山梨県日本住血吸虫症流行地における死因統計の解析—特に消化器がんとの関連性について—　公衛誌 29, 585-590
42) Inaba, Y. (1984): A cohoto study on the casuses of death in a endemic area of schistosomiasis japonica in Japan. Ann. Acad. Med. Singapore 13, 142-148
43) 井上慎吾・山本正之・青山英久・茂垣雅俊・飯塚秀彦・飯室勇二・河野哲夫・藤井秀樹・松本由朗・菅原克彦 (1990): 日本住血吸虫症併存肝細胞癌の疫学的, 形態学的解析　最新医学 45, 1284-1291
44) 林正高・新谷周三・薬袋勝・堀見利昌 (1984): 日本住血吸虫症・自覚症候群(軽症群)の病態の推移について—日虫有病地での17年間の追跡結果から—　山梨医学 12, 8-14
45) 林正高・薬袋勝・久保田友子 (1988): 日本住血吸虫症自覚症候群(軽症群)の病態の推移について—日虫有病地での21年間の追跡結果から—　山梨医学 16, 19-26
46) 林正高・松田肇・薬袋勝 (1991): 山梨県における治療された日本住血吸虫症・軽症感染群の23年間の病態追跡調査　寄生虫誌 40, 147-156
47) 飯島利彦・伊藤洋一・石崎達 (1965): 山梨県下の日本住血吸虫病有病地, 北巨摩郡双葉町学童を対象とした該虫病の疫学的考察　山梨衛研誌 9, 2-31
48) Iijima, T., Ito, Y., and Ishizaki, T. (1968): Epidemiological studies on schistosomiasis japonica among school children in an endemic area of Yamanashi Prefecture. Jpn. J. Parasitol. 17, 525-533
49) 太田秀浄 (1960a): 日本住血吸虫病(地方病)の知識に関する調査　山梨衛研報 4, 56-60
50) 薬袋勝・井上とし枝・砂田明美・清水栄理子・川久保三重 (1975): 日本住血吸虫病(地方病)の知識に関する調査　山梨衛研報 18, 37-40
51) 飯島利彦・伊藤洋一・中山茂・山下尚 (1962): 山梨県下有病地内の犬の日本住血吸虫の感染状況 (2)　寄生虫誌 11, 478-482
52) 久津見晴彦・中山茂・三木阿い子・薬袋勝・梶原徳昭 (1971): 山梨県における日本住血吸虫症の疫学的研究 (1) 感染貝と患者ならびに感染犬の地区別発生率と関係　山梨衛研報 15, 63, 68
53) 斎藤南 (1935): 日本住血吸虫病予防上より見たる野鼠の肝臓肥大に対する一考察　日本公衆保健協会誌 11, 57-70
54) 梶原徳昭・堀見利昌・薬袋勝・三木阿い子 (1974): 臼井沼における野鼠の日本住血吸虫感染状況調査について　山梨衛研報 18, 43-46
55) 岡本謙一 (1960): 甲府地方におけるミヤイリガイの季節的消長　寄生虫誌 12, 11-22
56) 梶原徳昭・久津見晴彦 (1973): ヒルによる日本住血吸虫中間宿主ミヤイリガイの捕食について　山梨衛研報 17, 44, 47
57) Ishizaki, T., Ito, Y., Hosaka, Y. and Kutumi, H. (1972): Epidemiological study of Schistsomiasis japonica with special reference in distribution of intermediate host snail in an endemic area. Research in Filariasis and Schistosomiasis 2, 95-102
58) 飯島利彦・秋山澄雄・佐々木孝・山本裕康 (1954): PCP-Na のミヤイリガイ殺貝効果の検討　寄生虫誌 3, 278
59) 飯島利彦・伊藤洋一・笹本馨 (1963): ミヤイリガイ殺貝に関する研究 (10) 新殺貝剤 P-10 および R-99 (Yurimin) の殺貝効果について　山梨衛研報 7, 28-37
60) Kajihara, N., Horimi, T., Minai, M. and Hosaka, Y. (1979): Field assessment of B-2 as a new molluscicide for the control of Oncomelania nosophora. Jpn. J. Med. Biol. 32, 225-228

61) 梶原徳昭・鷹野茂夫・薬袋勝 (1989): 山梨県におけるミヤイリガイ生息状況について (1) 15 年間の生息調査から見た生息状況について　山梨衛研報 33, 12–17
62) 薬袋勝・梶原徳昭 (1989): 山梨県における日本住血吸虫病の現状と問題点　山梨衛研報 33, 18–22
63) 飯島利彦 (1996): 山梨県における日本住血吸虫病(地方病)流行終息宣言について　病原微生物情報 17, 4, 74–79

筑後川の住血吸虫防圧

塘　普

はじめに

『住血吸虫症と宮入慶之助——ミヤイリガイ発見から90年——』の執筆依頼を受けて早速責任を果たすべく承諾通知をしたものの，顧みれば1990（平成2）年秋の「とびうめ国体」に向けて筑後川流域における日本住血吸虫（日虫と略す）病安全宣言[1]して既に14年を経過している。この安全宣言を花道に私は定年退職した[2]。その後10年の間，厳格なモニタリング調査しても宮入貝の生息はなく，日虫病感染動物もなかったとの報告を受けた[3]。なお，万が一の宮入貝出現に備え速やかに対応できる「申し合わせ」まで仕組まれているという。ここまで来れば人事は十分盡されたので，後は天命を待つ心境でこの稿を書くことにする。

1. 宮入貝供養碑（写真1）

宮入貝が筑後川流域から姿を消して21年，1990（平成2）年から1999（平成11）年まで10年間モニタリング調査がなされても生きた宮入貝は1個も発見されなかった。そこで2000（平成12）年3月29日をもって宮入貝撲滅の主役を演じてきた「筑後川流域宮入貝撲滅対策連絡協議会」を解散した[3]。これは事実上，日虫病完全撲滅宣言である。

ここで，ちょっと仏心になって考えさせられるのは，人間社会の都合で筑後川流域に繁殖してい

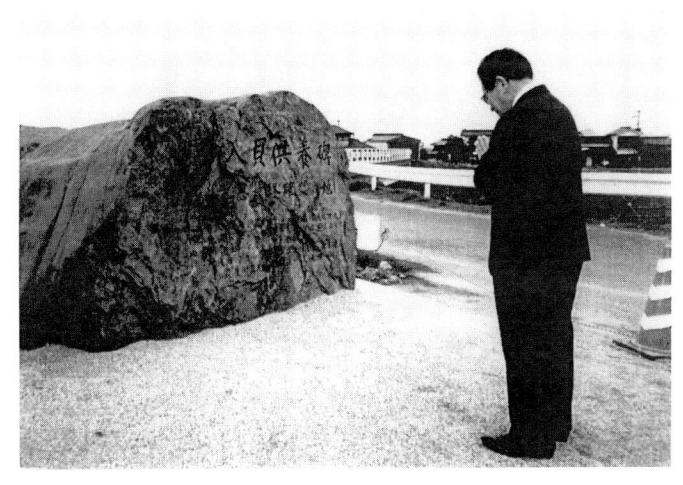

写真1　宮入貝供養碑

3. 撲滅対策の経緯 (表1)[11]

1) 寄生虫予防法(令)

実は昭和6年に寄生虫病予防法が制定されていた。その主旨として，①指定された寄生虫は蛔虫病，十二指腸虫病，住血吸虫病，肝臓「ヂストマ」病であり，②住血吸虫病患者を診断した医師に届出の義務を課し，③国や県は費用を負担して住民の健康診断，治療を行い，④府県知事は予防上必要な命令を発し，処分する権限を行使して予防対策推進に努めるというものであった。しかしながら，戦時中は勿論，それ以前にも全く手はつけられず，この法律が実際に機能しだしたのは戦後になってからであった。

2) 寄生虫学講座開講

昭和24年5月に，昭和天皇が九州路を巡幸され，5月28日，久留米大学にお立ち寄りになった折，御前講義に選ばれたのが当時，筑後川流域に蔓延していた日虫病であった。いたく宸襟を煩わすことになり，これが契機となって本病の研究・撲滅を中心課題とする寄生虫学講座が昭和24年10月1日に岡部浩洋教授を迎えて開講された[12]。講座が開講されると同時に佐賀県は日虫病撲滅対策を開始し，福岡県は翌25年から始めた。厚生省が本病の予防および治療に国庫補助と県の補助金交付を裏付けた。これで住民の健康診断，糞便検査，治療が普及し，また，宮入貝に対する殺貝剤散

表1 日本住血吸虫撲滅対策年表

明治37年	桂田富士郎教授により日本住血吸虫発見される		(昭和49–53年度)計画策定 (昭和54–57年度)継続補修
大正2年	宮入慶之助教授により小巻貝が中間宿主であることを発見(宮入貝)	昭和41年以降	水資源開発公団は筑後大堰を目途に「日本住血吸虫」に関する調査・研究を久留米大学医学部寄生虫学教室に委託
昭和6年4月	寄生虫病予防法制定		
昭和24年10月	久留米大学医学部寄生虫学講座開講		
昭和24年	佐賀県 日本住血吸虫撲滅対策(住民検診，患者治療，予防施設整備，殺貝剤散布)開始	昭和46年	殺貝剤 PCP-Na の使用禁止
		昭和48年7月以降	日本住血吸虫感染宮入貝消滅
		昭和51年以降	糞便内日本住血吸虫卵排出者なし
昭和25年	福岡県 日本住血吸虫撲滅対策(同上)開始	昭和52年11月	「筑後大堰建設事業に関する実施計画」認可される
昭和25年, 26年	ハンター博士長門石にサントブライト散布		筑後川流域宮入貝撲滅対策連絡協議会を設置し，関係機関が相互に連絡協議し，対策の効率的促進を図る
昭和28年6月	筑後川流域大水害		
昭和31年	福岡県日本住血吸虫病撲滅対策促進審議会設置	昭和53年	宮入貝生息地の埋立，盛土，整地，削除
	佐賀県日本住血吸虫病撲滅対策協議会設置	昭和56年	佐賀県予防施設整備(溝渠コンクリート化)事業完了，総延長 303,966.3 m
昭和32年以降	予防施設整備(溝渠コンクリート化) 10ヵ年(昭和32–41年度)計画策定 7ヵ年(昭和40–46年度)計画策定 (昭和47–48年度)継続延長 規格外溝渠(幅1m以上)コンクリート化	昭和57年	福岡県予防施設整備(溝渠コンクリート化)事業完了，総延長 420,115.43 m
		昭和58年5月	筑後大堰本体工事完成 宮入貝消滅
		昭和60年3月	筑後大堰建設事業完了

布と溝渠のコンクリート化が進行した[13]。

3) 筑後大堰建設 (写真2)

　筑後川流域の日虫病対策が急転して進捗したもう1つの大きな契機は筑後大堰建設である。水資源は筑後大堰建設を目途に，昭和41年から日虫病に関する調査研究を久留米大学医学部寄生虫学教室(寄生虫教室と略す)に委託してきた。昭和52年11月，「筑後大堰建設事業に関する実地計画」が許可されるや，水資源局長自ら会長となり，「筑後川流域宮入貝撲滅対策連絡協議会」(宮入貝撲滅協会と略す)を設置して関係機関が相互に連絡協議し，対策を効率的に促進することを図った[14]。

　組織委員は

　　　福岡県庁から衛生部長，土木部長，農政部長，

　　　佐賀県庁から保健環境部長，土木部長，農地林務部長，

　　　福岡県日本住血吸虫病撲滅対策促進協議会会長，

　　　佐賀県日本住血吸虫病撲滅対策協議会会長，

　　　建設省筑後川工事事務所長，

　　　農林水産省筑後川下流農業水利事務所長，

　　　水資源開発公団筑後川開発局長，

　それに，学識経験者の専門委員を久留米大学医学部寄生虫講座・塘　普教授に委嘱した(平成2年度より福間利英教授)[3]。

　早速，昭和53年度から具体的に宮入貝生息地の埋め立て，盛土，整地，中州除去等を促進・進行していった。偶然にも昭和58年5月，筑後大堰本体工事完成と同時に宮入貝が消滅し，昭和60年3月，筑後大堰建設事業を総完了した。

　建設省，水資源は筑後大堰建設を目的としたが，世情時勢の要望に応え日虫病撲滅，特に宮入貝撲滅を条件に，徹底した撲滅工事を遂行した。お陰で筑後川流域から宮入貝を撲滅することが出来た。宮入貝撲滅協会が年1回施行する現地見学会は撲滅対策工事進行を督促するに大いに役立った。

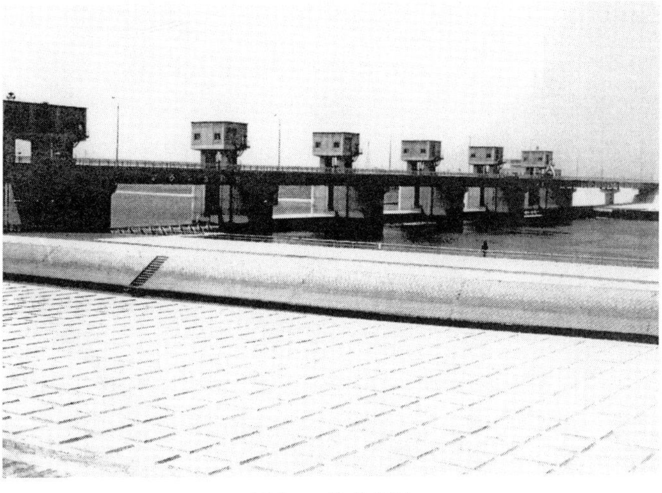

写真2　筑後大堰

筑後大堰建設事業がなければ宮入貝撲滅はできなかったであろうと考える。改めて建設省，水資源関係者の絶大なる協力姿勢とリーダーシップは特筆称賛に値する。

4. 撲滅対策事業[13]

1) 感染源対策

これは虫卵を排出する患者および感染動物をなくしてしまおうというのである。これが本症を撲滅する上での理想像であるが，実際問題として心許ない対策と言わざるを得なかった。何故ならば，第一患者を治療するのに当時安全にして確実に駆虫できる薬はなかった。スチブナールという酒石酸アンチモン剤を使用していたが，副作用が激しく，所定の15-20回注射しても100%治癒することはなく，屡々再発したという。それでも患者は届出伝染病として登録され，管理された。

(1) 患者届出

日虫病患者の発生は，医療機関から所轄保健所を通じて県へ届出されていた。福岡県は昭和27年から届出が開始され，昭和33年まで毎年340-613名の患者が登録された。昭和34年から減少し始め，多少の波は見られたが，漸次5名以下に落ち着き，遂には昭和55年の2名を最後になくなった。

佐賀県は昭和32年より届出が始まって，231名が登録され，昭和33年には409名と最高に達し，翌昭和34年より漸次減少して昭和42年には12名になった。昭和46年より検査法を塗抹から集卵に変更したため，118名に再び増加した。昭和49年から急減して2-5名になり，昭和51年に3名の届出を最後になくなった。

(2) 住民検診 (表2)

初めは問診と検便を行っていたが，佐賀県は昭和42年から福岡県は昭和47年からスクリーニングに皮内反応検査[15] (シスト反応) をして，皮内反応陽性者に対して糞便検査をすることにした。

表2Aの右端に3保健所即ち福岡県の合計が出ている。その結果から見ると，昭和30年までは受診者の4.4-9.3%に当たる保卵者であった。昭和31年以後，漸次，保卵者数・率とも著明に減少し，昭和47年に7名の保卵者を検出，これが福岡県において糞便中日虫卵陽性者を検出した最後である。

佐賀県は早くから住民検診をしていて (表2B) 昭和13年，16年，糞便検査の結果，保卵者はそれぞれ702名 (15.3%)，395名 (14.7%) と多数高率である。昭和28年以後検診する地域は拡大され，受診者数も増加して保卵者率は下がった。昭和42年から皮内反応陽性者に対して糞便検査をすることにした。昭和50年，保卵者8名の検出を最後に昭和51年度以降は虫卵の糞便内排出者はなくなった。

(3) 感染動物[13]

野ネズミが自然界における感染源として注目されるようになったので，その感染状況を昭和35年から調査した。昭和48年にハタネズミ，アカネズミの各1頭の感染を見たのを最後にその後は感染ネズミは出なかった。野犬の感染調査も屡々行った。昭和40年以後の調査では福岡県，佐賀県ともに感染犬は見られない。

牛もまた感染源として注目をひいた動物の一つである。福岡県の流行地の牛は昭和23-25年によく検査され，その当時の感染率は20-38.5%の高率であった。これらの牛は流行地の役牛として使用されたばかりでなく，感染宮入貝が生息した筑後川河川敷に乳牛が放牧されて問題になった。昭和37年暮に放牧を禁止するとともに患牛は治療あるいは屠殺して処置されて解決した。

表 2-1 住民検診実地状況

A) 福岡県　その 1

区分	久留米保健所(久留米市)						三井保健所(小郡市, 北野町, 大刀洗町)					
	皮内反応検査			糞便検査			皮内反応検査			糞便検査		
年度	受診者	陽性者	%	受診者	保卵者	%	受診者	陽性者	%	受診者	保卵者	%
昭和 26 年				5,765	553	9.6				4,832	422	8.7
27 年				3,406	90	2.6				3,366	315	9.4
28 年				3,314	363	11.0				6,223	581	9.3
29 年				5,037	279	5.5				7,287	435	6.0
30 年				3,996	69	1.7				7,608	338	4.4
31 年				9,327	58	0.6				7,918	226	2.9
32 年				4,708	29	0.6				10,280	36	0.4
33 年				10,310	31	0.3				7,584	16	0.2
34 年				10,829	34	0.3				7,407	7	0.1
35 年				10,368	8	0.08				7,131	4	0.1
36 年				3,407	9	0.3				7,097	0	0
37 年				3,900						6,473	1	0.02
38 年				4,450	14	0.3				3,303	0	0
39 年				4,740	2	0.04				3,058	0	0
40 年				4,825	2	0.04				2,230	0	0
41 年				5,202	1	0.02				2,213	0	0
42 年				2,348	24	1.02				1,450	18	1.24
43 年				2,594	4	0.15				1,851	2	0.11
44 年				2,114	0	0				1,611		
45 年				2,239						1,764		
46 年				2,726	0	0				1,790		
47 年	1,357	498	36.70	×907 380	6	0.66	956	297	31.07	×467 299	1	0.21
48 年	1,587	320	20.16	×1,413	0	0	842	115	13.66	×855	0	0
49 年	344	85	24.71	×425 85	0	0	309	6	1.94	×30 6		
50 年	770	68	8.83	×340 68	0	0	762	79	10.37	×346 79	0	0
51 年	1,424	144	10.11	×589 124	0	0	839	42	5.0	×196 40	0	0
52 年	1,177	227	19.29	×185 37	0	0	818	199	24.33	×120 24	0	0
53 年	1,296	61	4.71	×264 58	0	0	823	89	10.81	×334 76	0	0
54 年	247	47	19.0	×654 160	0	0	419	79	18.9	×620 129	0	0
55 年	187	39	20.9	×191 44	0	0	403	116	28.8	×217 46	0	0
56 年	142	52	36.6	×164 40	0	0	298	59	19.8	×232 55	0	0
57 年	207	74	35.7	×269 65	0	0	302	34	11.3	×133 32	0	0
58 年	110	37	33.6	×135 32	0	0	339	67	19.8	×283 62	0	0
59 年	1,132	141	12.5	×164 34	0	0	483	87	18.0	×95 20	0	0

注　糞便検査受診者欄中×印は延人数

表 2–1

A) その 2

区分	朝倉保健所(甘木市, 三輪町)						計						備考
	皮内反応検査			糞便検査			皮内反応検査			糞便検査			
年度	受診者	陽性者	%	受診者	保卵者	%	受診者	陽性者	%	受診者	保卵者	%	
昭和26年				2,682	123	4.6				13,279	1,098	8.3	
27年				3,281	173	5.3				10,053	578	5.7	
28年				6,040	512	8.5				15,577	1,456	9.3	三潴保健所
29年				6,699	404	6.0				19,023	1,118	5.9	受 保
30年				6,046	377	6.2				17,650	784	4.4	診 卵 者 者 %
31年				7,496	229	3.1				28,330	520	1.8	3589, 7, 0.19
32年				7,663	154	2.0				25,492	220	0.9	2841, 1, 0.04
33年				7,255	133	1.8				28,942	199	0.7	3793, 19, 0.50
34年				8,668	83	1.0				26,904	124	0.5	
35年				6,643	81	1.2				24,142	93	0.4	
36年				6,643	34	0.5				17,147	43	0.3	
37年				5,482	19	0.3				15,855	20	0.1	
38年				3,720	13	0.3				11,473	27	0.2	
39年				2,072	2	0.1				9,870	4	0.04	
40年				2,386	4	0.17				9,441	6	0.06	
41年				2,406	0	0				9,821	1	0.01	
42年				261	2	0.77				4,059	44	1.08	
43年				626	0	0				5,071	6	0.12	
44年				661	0	0				4,386	0	0	
45年				744	0	0				4,747	0	0	
46年				740	0	0				5,256	0	0	
47年	1,595	330	20.69	×578/318	0	0	3,908	1,125	28.79	×1,952/997	7	0.36	
48年	1,276	148	11.60	×1,192	0	0	3,705	583	15.74	×3,460	0	0	
49年	173	10	5.78	×150/30	0	0	826	101	12.23	×605/121	0	0	
50年	799	76	9.51	×380/76	0	0	2,331	223	9.57	×1,066/223	0	0	
51年	316	99	31.3	×495/99	0	0	2,579	285	11.05	×1,280/263	0	0	
52年	426	171	40.14	×175/35	0	0	2,421	597	24.66	×480/96	0	0	
53年	263	74	28.14	×345/69	0	0	2,382	224	9.40	×943/203	0	0	
54年	516	99	19.2	×448/95	0	0	1,182	225	19.0	×1,722/384	0	0	
55年	265	83	31.3	×427/94	0	0	855	238	27.8	×835/184	0	0	
56年	164	41	25.0	×170/41	0	0	604	152	25.2	×566/136	0	0	
57年	151	21	13.9	×90/21	0	0	660	129	19.5	×492/118	0	0	
58年	101	19	18.8	×73/18	0	0	550	123	22.4	×491/112	0	0	
59年	648	28	4.3	×30/6	0	0	2,263	256	11.3	×289/60	0	0	

表 2-2 住民検診実地状況

B) 佐賀県 その 1

区分	鳥栖市						北茂安町					
	皮内反応検査			糞便検査			皮内反応検査			糞便検査		
年度	受診者	陽性者	%	受診者	保卵者	%	受診者	陽性者	%	受診者	保卵者	%
昭和13年												
16年												
25年												
26年												
27年												
28年												
29年												
30年												
31年												
32年												
33年												
34年												
35年												
36年												
37年												
38年												
39年												
40年												
41年												
42年	6,273	1,268	20.3	1,329	4	0.3	2,085	251	12.0	187	0	0
43年	1,572	378	24.0	4,020	9	0.2	573	191	33.3	1,443	0	0
44年	5,711	920	16.1	951	5	0.5	1,609	188	11.7	186	0	0
45年	3,793	332	8.8	2,590	43	1.7	1,268	103	8.1	458	4	0.9
46年	7,358	1,139	15.5	1,188	30	2.5	1,491	116	7.8	114	0	0
47年	7,294	1,852	25.4	2,301	37	1.6	1,362	321	23.6	302	1	0.3
48年	8,935	1,384	15.5	1,114	30	2.7	1,470	126	8.6	94	1	1.1
49年	8,742	1,040	11.9	1,022	9	0.9	1,721	316	18.4	269	0	0
50年	7,021	586	8.3	552	2	0.4	1,568	202	12.9	194	4	2.1
51年	6,895	906	13.1	854	0	0	1,533	149	9.7	140	0	0
52年	8,482	801	9.4	628	0	0	1,775	163	9.2	101	0	0
53年	5,524	312	5.6	273	0	0	1,089	55	5.1	55	0	0
54年	5,362	393	7.3	×903 334	0	0	1,134	52	4.6	×114 43	0	0
55年	5,420	278	5.1	×589 219	0	0	1,209	57	4.7	×142 56	0	0
56年	2,633	147	5.6	×334 121	0	0	1,251	58	4.6	×148 62	0	0
57年	3,080	190	6.2	×450 164	0	0	1,288	48	3.7	×109 41	0	0
58年	780	80	10.3	×231 80	0	0	572	49	8.6	×113 44	0	0
59年	1,426	160	11.2	×303 105	0	0	390	52	13.3	×91 30	0	0

注 糞便検査受診者欄中×印は延人数

表 3-1 宮入貝撲滅作業実施状況（薬剤散布）

A) 福岡県

市町名 区　分 年度・薬剤名	久留米市 面積 ha	久留米市 数量 kg	甘木市 面積 ha	甘木市 数量 kg	小郡市 面積 ha	小郡市 数量 kg	北野町 面積 ha	北野町 数量 kg	三輪町 面積 ha	三輪町 数量 kg	大刀洗町 面積 ha	大刀洗町 数量 kg	計 面積 ha	計 数量 kg
昭和24年														
25年														
26年														
27年(石)														84,000
28年(石)(サ)(P)														47,800
29年(石)(P)														47,430
30年(P)														7,300
31年(P)														6,000
32年(P)	293	2,510	96	770	229	1,900	123	1,010	54	250	34	180	829	6,620
33年(P)	177.5	1,420	139.6	940	206.7	1,580	140.2	1,070	23.9	180	22.1	140	710	5,330
34年(P)	352	2,500	110	800	590	1,450	488	680	38.8	270	53	100	1,631.8	5,800
35年(P)	259	1,800	87.4	710	180	1,350	63	500	32.5	210	12	80	633.9	4,650
36年(P)	243	2,000	87.4	700	194	1,450	67.6	540	51.8	210	8	40	651.8	4,940
37年(P)	238.5	2,160	79.5	730	191	1,500	56	450	20.9	160	4	30	589.9	5,030
38年(P)	225.5	3,200	83.3	700	100	1,640	41	360	19.2	120	4.4	30	473.4	6,050
39年(P)	129	1,600	73.5	640	190	1,560	38	310	16	100	4.4	30	450.9	4,240
40年(P)	80	900	95	720	210	1,920	39.5	300	12	80	4.6	30	441.1	3,950
41年(P)	166	1,460	79.6	670	254	2,000	49.8	336	5	20	8.8	40	563.2	4,526
42年(P)	148	1,500	71.6	650	110	840	48.9	350	0	0	8.8	40	387.3	3,380
43年(P)	145.9	1,500	57.4	600	77.8	700	48.5	270	0	0	0	0	329.6	3,070
44年(P)	138	1,500	70	590	77	710	28.6	180	0	0	10	50	323.6	3,030
45年(P)	59.1	345	35.7	450	60.7	530	17.7	110	0	0	7.9	50	181.1	1,485
46年(セ・ユ)	120.1	336	48.6	143	75	270	47.2	220	0	0	14	44	304.9	1,013
47年(セ・ユ)	105	289	63	145	45.3	200	47.2	250	0	0	0	0	260.5	884
48年(セ・ユ)	101.7	300	60	150	32.1	200	42.1	220	0	0	0	0	235.9	870
49年(セ・ユ)	80	300	50	150	23.9	200	45.2	140	0	0	0	0	199.1	790
50年(セ)	26.8	186	30	110	20	150	47.2	300	0	0	0	0	124	746
51年(セ)	29.6	160	28	130	19	140	46.6	140	0	0	0	0	123.2	570
52年(セ)	23.3	200	30	140	17	140	31.6	120	0	0	0	0	101.9	600
53年(セ)	36.4	300	28	120	17	130	16.1	120	0	0	0	0	97.5	670
54年(セ)	36.4	300	30	130	15.5	120	5.1	40	0	0	0	0	87	590
55年(セ)	34.5	260	20	100	14.6	100	0	0	0	0	0	0	69.1	460
56年(セ)	34.5	240	20	100	19.2	80	0	0	0	0	0	0	73.7	420
57年(デ)	34.5	242	20	100	10.7	50	0	0	0	0	0	0	65.2	392
58年(デ)	13	110	20	100	8.8	40	0	0	0	0	0	0	41.8	250
59年(デ)	13	105	20	100	8.8	40	0	0	0	0	0	0	41.8	245

注　1) 福岡県・佐賀県資料
　　2) 薬剤名中　(石)は石灰窒素　(P)はPCP-Na　(サ)はサントブライト　(セ・ユ)はセビン・ユリミン
　　　(セ)はセビン　(デ)はデナポン50

表 3–2

B) 佐賀県

市　町　名 区　　分 年度・薬剤名	鳥栖市		北茂安町		三根町		計	
	面積 ha	数量 kg	面積 ha	数量 kg	面積 ha	数量 kg	面積 ha	数量 kg
昭和24年（石）		182,750		7,500				190,250
25年（石）		80,000		20,000				100,000
26年（石）		73,750		15,750				89,500
27年（石）（P）		102,940		22,590				125,530
28年（サ）（P）		6,700		760				7,460
29年（P）		5,300		750				6,050
30年（P）		3,700		450				4,150
31年（P）		3,240		540				3,780
32年（P）		2,700		500				3,200
33年（P）		2,700		400		280		3,380
34年（P）		2,120		400		400		2,920
35年（P）		2,250		400		150		2,800
36年（P）		2,000		400		180		2,850
37年（P）		2,000		400		150		2,550
38年（P）		1,790		400		150		2,340
39年（P）		1,790		400		150		2,340
40年（P）		2,200		650		470		3,320
41年（P）		1,790		950		300		3,040
42年（P）		1,250		950		480		2,680
43年（P）		1,400		600		300		2,300
44年（P）	67.53	1,000	20	600	10	110	97.53	1,710
45年（P）	85.69	1,000	25.35	600	8.56	100	119.6	1,700
46年（セ）	125.82	530	32.7	130	30.96	200	189.48	860
47年（セ）	135.2	700	13	130	16	160	164.2	990
48年（セ）	127	590	51	280	26	160	204	1,030
49年（セ）	112.5	500	67	300	35.2	160	214.7	960
50年（セ）	72	500	43	300	23	160	138	960
51年（セ）	77	500	51	300	23	160	151	960
52年（セ）	55	450	51	300	23	160	129	910
53年（セ）	65	450	51	300	23	160	139	910
54年（セ）	58	450	51	300	23	160	132	910
55年（セ）	53	350	51	300	23	160	127	810
56年（セ）	57	350	51	300	23	160	131	810
57年（セ）	42	260	51	300	23	150	116	710
58年（デ）（セ）	58	350	30	190	23	150	111	690
59年（デ）（セ）	50	300	30	190	23	150	103	640

注　1）佐賀県資料
　　2）薬剤名中　（石）は石灰窒素
　　　　　　　　（P）は PCP-Na
　　　　　　　　（サ）はサントブライト
　　　　　　　　（セ）はセビン
　　　　　　　　（デ）はデナポン 50

表 4–1 予防施設整備実地状況（溝渠コンクリート化）

A) 福岡県

区分年度	基本計画	久留米市	甘木市	小郡市	北野町	三輪町	大刀洗町	計	備考
		m	m	m	m	m	m	m	
昭26–31年	33,903	27,857.7	6,087	0	0	0	0	33,944.7	市単独事業
32年	145,297.8	6,638.6	5,128	0	3,652	2,848	0	18,266.6	32年度から41年度までの10ヵ年計画
33年		5,451.1	2,740	0	5,623	1,650	1,036	16,500.1	
34年		6,488	2,504	0	2,416	2,446.5	646	14,500.5	
35年		8,597.9	2,607	0	2,464.5	2,813.1	0	16,482.5	
36年		6,403.5	3,080.6	1,001.9	2,480.6	2,867.2	0	15,833.8	
37年		5,966	4,580.7	1,674.2	3,327	3,565.3	315	19,428.2	
38年		5,628	7,981.5	2,566	4,397	3,256.6	0	23,829.1	
39年		5,087.5	6,184.6	3,389.6	6,211.2	2,071.2	488.5	23,432.6	
40年	197,856.1	6,585.2	5,083.5	6,622.3	4,256.2	1,408.4	438.6	24,394.2	40–48年度計画
41年		8,279.4	4,111.3	6,224.7	3,132.6	676.4	467	22,891.4	
42年		7,161.9	2,679.1	6,848.9	1,094.7	0	538	18,322.6	
43年		7,742.7	4,461	8,400	0	0	0	20,603.7	
44年		3,885.8	2,010	11,528.5	1,581	0	0	19,005.3	
45年		4,804.2	0	9,853.7	1,247.2	0	0	15,905.1	
46年		4,432.4	0	7,969.7	1,608.6	0	113	14,123.7	
47年		5,758	0	7,797.3	1,160.3	0	0	14,715.6	規格内溝渠のコンクリート化事業を48年度までに完了
48年		3,930	2,129.8	6,817.7	1,356.9	0	0	14,234.4	
小計	377,056.9	130,697.9	61,368.1	80,694.5	46,008.8	23,602.7	4,042.1	346,414.1	昭和26–48年度計
		m	m	m	m	m	m	m	
49年	69,156	2,871	2,352.3	5,102.8	6,058	0	0	16,384.1	49年度より規格外5ヵ年計画
50年		2,708.5	2,188.3	2,459	1,015.3	0	0	8,371.1	
51年		2,646.7	3,600.2	2,384.6	915.9	0	0	9,547.4	
52年		2,087.3	1,565	1,959.3	935.1	0	0	6,546.7	
53年		7,071	717.75	2,486.64	1,850.3	0	0	12,125.69	法定補助終了
54年		10,034.2	0	3,557.85	1,333	0	0	14,925.05	厚生省補助要綱に基づく溝渠コンクリート化実施
55年		2,899.5	0	1,125.89	1,775.9	0	0	5,801.29	
56年	10,536	3,248	484	0	0	0	0	3,732	破損溝渠改修
57年		4,560	2,243.45	0	0	0	0	6,803.45	溝渠コンクリート化工事完了
小計		30,318.2	10,423.55	19,076.08	13,883.5	0	0	73,701.33	昭和49–55年度計
〃		7,808	2,727.45	0	0	0	0	10,535.45	昭和56–57年度計（改修工事）
合計		161,016.1	71,791.65	99,770.58	59,892.3	23,602.7	4,042.1	420,115.43	昭和26–55年度計（新設合計）

注 福岡県資料

表 4-2
B) 佐賀県

区分年度	基計	本画	鳥栖市	北茂安町	三根町	計	備考
昭26-31年			m 15,581	m 3,104.1	m 0	m 18,685.1	
32年	201,277		7,908.3	2,091	0	9,999.3	市,町単独事業
33年			7,139	1,859.5	0	8,998.5	32年度から41年度まで10ヵ年計画
34年			10,029	2,520	0	12,549	
35年			9,636.5	2,210.5	375	12,222	
36年			10,064	1,943.8	513	12,520.8	
37年			8,413	2,506.8	676	11,595.8	
38年			8,433	4,163.7	1,664	14,260.7	
39年			14,507	5,037.6	2,036	21,580.6	
40年	191,190.3		15,280	3,358	3,142	21,780	法改正により計画変更し改めて40年度から
41年			17,829.5	2,800	3,400	24,029.5	7ヵ年計画に改訂
42年			16,799	2,800	1,000	20,599	
43年			3,987	2,800	900	7,687	
44年	259,586.3		10,581	2,521.1	1,198.4	14,300.5	32年度からの事業量について更に計画変更
45年			10,991	2,549.9	1,309.1	14,850	
46年			11,735	2,979	1,565	16,279	
47年			12,666	3,399	1,878	17,943	規格内溝渠のコンクリート化事業を48年度までに完了
48年			12,671	3,915	1,795.5	18,381.5	
小計	259,586.3		204,250.3	52,559	21,452	278,261.3	昭和26-48年度計
49年	11,936.8		m 1,757.8	m 880	m 0	m 2,637.8	49年度より規格外5ヵ年計画
50年			2,507.2	440	0	2,947.2	
51年			1,606	483	0	2,089	
52年			1,519	467	0	1,986	
53年			1,559	755	0	2,314	法定補助終了
54年			5,396	435	0	5,831	｝厚生省補助要綱に基づく溝渠
55年			5,084	0	0	5,084	｝コンクリート化実施
56年			2,816	0	0	2,816	｝溝渠コンクリート化工事完了
57年							
小計	〃		22,245	3,460		25,705	昭和49-56年度計
合計			226,495.3	56,019	21,452	303,966.3	昭和26-56年度総計

注 佐賀県資料

2） 調査結果（表5）

（1） 佐賀県宮入貝生息調査で昭和45年以後は感染貝なし。昭和53年11月を最後に貝は発見されず，昭和54年度，55年度は零であった。

○佐賀県鳥栖市江島[17]：ここは鳥栖市が昭和53年12月に山土で約30cmの高さに盛土して宮入貝を埋没し，更に沼川に流れ込む排水溝をコンクリート化した。これでこの地点の宮入貝は消滅するものと思われた。ところが，昭和56年12月22日の月例調査で，埋立てをした旧生息地から休耕田1枚を隔てた5m程下流の1段低い休耕田窪地に宮入貝多数を発見した。この発見時に成貝396個，幼貝35個であった。この事態は宮入貝の発見，調査が如何に難しいか，また，その完全撲滅が至難であることを思い知らされた。この地点を鳥栖市は昭和57年2月3日に再度埋め立て，整地した。その後の調査で貝は発見されていない。ここが佐賀県下での宮入貝生息最終地点となった。

（2） 福岡県三井保健所管轄内[13]では比較的早くよりいなくなり，昭和35年以後は採集されていない。朝倉保健所管轄内[13]では，昭和48，49年は馬田町地先，小石原川遊水敷にでたもので，これは昭和50年屠殺場敷地に転用されて消滅した。

○久留米保健所管轄内宮入貝調査結果では，感染宮入貝は1973（昭和48）年6月，小森野地先で採集したのが最後で，昭和52年，53年の埋立てと河川改修，寄州除去，コンクリート舗装工事によって昭和54年，55年，56年と生息貝は発見されなかった。これで筑後川流域の宮入貝は消滅したかと思われた。ただし，世の中はそう甘くはなかった。

3） 宮入貝生息終焉

久留米市宮ノ陣町荒瀬地先新宝満川右岸河川敷[17]：昭和57年10月21日，福岡県の宮入貝一斉調査初日にこの地点で28個の貝が発見された。ここは新宝満川右岸にある荒瀬地先低水敷で，起伏に富んで，水溜りがあり，土質や植生から宮入貝生息に好条件を備えていた。この地点に対し，建設省は昭和57年12月から58年1月にかけて早急に埋め立て，盛土整地を行った。その後，昭和58年1月26日の月例調査には貝を認めなかった。ところが，昭和58年5月28日，同地点を調査したら，流水側に僅かに取り残された埋立て未了地に2個の生貝を発見した。再発見後直ちに昭和58年6月までに埋立て補修が行われ，その後，建設省は本格的河川工事を行った。これが筑後川流域における宮入貝終焉である。

4） モニタリング調査[3]

平成2年3月30日，同年秋に開催される「とびうめ国体」に向けて「安全宣言」をした。勿論，徹底した宮入貝の生息調査をして，福岡・佐賀県庁，保健所，市町村役所，住民，および水資源，宮入貝撲滅協会から夫々調査員が参加し，自ら調査した上で納得しての結論であった。心情としては，撲滅宣言であるが，一歩譲って，その後数年調査されても宮入貝生息が出なければ完全撲滅宣言への道すじを考えての対処であった。

安全宣言後，平成11年度まではモニタリング調査を10年間行ない宮入貝生息がなかったのである。それで宮入貝撲滅協会の責務終了ということで平成12年3月29日に解散となった。それでも

表 5-1 宮入貝生息調査結果

A) 久留米保健所（福岡県）

(教室調査)

区分 調査年	1 m² 探集						任意探集					1 m² + 任意探集						備考
	探集貝数	生貝数	死貝数	幼貝数	生息密度	探集貝数	生貝数	死貝数	幼貝数	10分間探集貝数	探集貝数	生貝数	死貝数	幼貝数	感染数	検査数	感染率	
昭和25年						5,468					5,468				228	5,468	4.2%	
26年						4,887					4,887				74	4,878	1.5	
27年						630					630				17	630	2.7	
29年					173.1	7,636					7,636				420	7,636	5.5	
41年	11	11	0	0	11.0	1,349	1,273	76	21	71.1	1,349	1,273	76	21	237	1,273	18.6	
42年						230	224	6			241	235	6		3	220	1.4	
43年	484	455	29	25	28.4	3,394	3,254	140	46	70.6	3,878	3,709	169	71	350	3,664	9.6	
44年	967	910	57	200	211.3	4,051	3,806	245	352	61.7	5,018	4,716	302	552	183	4,559	4.0	
45年	1,387	1,367	20	170	80.2	1,009	987	22	241		2,396	2,354	42	411	4	2,354	0.2	
46年	2,490	2,434	56	501	118.3	2,572	2,529	43	214		5,062	4,963	99	715	44	4,963	0.9	
47年	3,720	3,691	29	1,200	283.9	24,917	12,819	12,098	4,110		28,637	16,510	12,127	5,310	544	15,316	3.6	
48年	5,872	5,715	157	817	297.8	13,704	13,458	246	229		19,576	19,173	403	1,046	230	19,173	1.2	
49年	1,143	1,106	37	205	54.4	4,292	4,166	126	473		5,435	5,272	163	678	0	5,272	0	
50年	4,114	4,009	105	1,191	111.2	5,433	5,213	220	607		9,547	9,222	325	1,798	0	9,222	0	
51年	14,287	13,198	1,089	4,038	252.1	6,989	6,787	202	1,848		21,276	19,985	1,291	5,886	0	19,985	0	別に生死判別しない貝数(7,134)
52年	6,350	3,688	2,662	3,185	571.9	11,120	666	10,454	3,135		17,470	4,354	13,116	6,320	0	4,354	0	
53年	101	5	96	30	78	33	25	8	0		134	30	104	30	0	30	0	
54年						0					0					0	0	
55年						0					0					0	0	
56年						0					0					0	0	
57年	55	54	1	0	6.1	87	86	1	5		142	140	2	5	0	140	0	
58年						2	2	0	0		2	2	0	0	0	2	0	
59年						0					0					0	0	
60年						0					0					0	0	

表 5-2　B) 鳥栖保健所（佐賀県） （教室調査）

区分 調査年	1 m² 採集 採貝数	生貝数	死貝数	幼貝数	生息密度	任意採集 採貝数	生貝数	死貝数	幼貝数	10分間採集法	1 m²＋任意採集 採貝数	生貝数	死貝数	幼貝数	感染数	検査数	感染率(‰)
昭和25年						868				81	868				175	868	20.2
26年						809				19.9	809				34	809	4.2
27年						4,953				29.9	4,953				158	4,953	3.2
28年	140				422	3,643					3,783				1	140	0.7
31年	5,196	5,054	142		361						5,196	5,054	142		6	5,054	0.1
32年	670	663	7		221						670	663	7		0	663	0
33年	3,098	2,702	396		300.2						3,098	2,702	396		0	2,702	0
34年	704	660	44		110						704	660	44		0	660	0
35年	149	147	2		36.8						149	147	2		0	147	0
41年	1,246	1,172	74		78	99	91	8			1,345	1,263	82		16	1,263	1.3
42年	706	668	38	155	37.1	1,067	996	71	73		1,773	1,664	109	228	171	1,664	10.3
43年	1,685	1,478	207	298	44.8	1,882	1,633	249	174		3,567	3,111	456	472	13	3,111	0.4
44年	6,516	4,913	1,603	682	73.3	8,110	7,612	498	1,282		14,626	12,525	2,101	1,964	3	12,525	0.02
45年	2,040	1,850	190	368	57.8	3,631	3,362	269	599		5,671	5,212	459	967	0	5,212	0
46年	1,224	1,127	97	224	59.3	939	920	19	144		2,163	2,047	116	368	0	2,047	0
47年	729	542	187	112	90.3	1,003	878	125	117		1,732	1,420	312	229	0	1,420	0
48年						679	574	105	5		679	574	105	5	0	574	0
49年						25	23	2	3		25	23	2	3	0	23	0
50年	84	71	13	1		109	98	11	9		193	169	24	10	0	169	0
51年	149	144	5	8		110	106	4	8		259	250	9	16	0	250	0
52年	53	53	0	4		58	52	6	5		111	105	6	9	0	105	0
53年	2	2	0	0		41	34	7	2		43	36	7	2	0	36	0
56年	380	374	6	39		183	178	5	29		563	552	11	68	0	552	0
57年	154	148	6	32		73	70	3	11		227	218	9	43	0	218	0
58年						0					0					0	0
59年						0					0					0	0
60年						0					0					0	0

なおかつ念入りに，万が一宮入貝が出た時の処置を申し合せ事項として残す慎重さである．

おわりに

　昭和天皇の久留米医科大学(現在久留米大学医学部)行幸を契機に，日虫病の研究，調査，撲滅を主役に背負って1949(昭和24)年10月1日開講された寄生虫学講座は教授3代を通じてよくその責を果し，1990(平成2)年3月30日の安全宣言に続き，10年間モニタリング調査の結果，2000(平成12)年3月29日，実質日虫病撲滅宣言とも言える宮入貝撲滅協会を解散した．この間，一般住民，市町村役所(場)，保健所，福岡・佐賀県庁，建設省，農林省，水資源，そして寄生虫学教室の見事な一致協力した撲滅対策エネルギーは52年間継続集中された．また，国全体の経済的発展も幸いし，農業基盤整備事業や筑後大堰に象徴される河川改修事業に乗って撲滅事業が完全に遂行できた．これは正に天運に恵まれたという他はない．このように人，物，金，時がうまく嚙み合わねばできない大事業であった．

　顧みれば，当寄生虫学講座は，皆々様の絶大な協力によって開講の責を完了できたと思う．長年にわたりこの事業に携わって頂いた多くの方々に深甚の謝辞と感謝の意を捧げる．最後に当講座開講以来歴代の教室員が積極的，献身的な勤勉努力によってこの偉業を成し遂げたもの，よくこれまで頑張った教室員諸兄の功績を讃えるとともに，この恩恵を直接享受する住民およびこの事業に貢献して下さった関係者の方々と一緒に声高らかに万歳三唱して筆をおく．

参 考 文 献

1) 佐賀県：佐賀県の日本住血吸虫病──安全宣言へのあゆみ──．佐賀県福祉保健環境部，平成3年(1991)，(1–144)．
2) 塘　普：筑後むしの足跡．久留米大学医学部寄生虫学講座，平成2年(1990)，(1–123)．
3) 協議会事務局(水資源開発公団筑後川開発局)：筑後川流域における日本住血吸虫病と宮入貝．筑後川流域宮入貝撲滅対策連絡協議会，平成12年 (2000)，(1–160)．
4) 片渕秀雄：佐賀県の日本住血吸虫病研究史．鳥栖保健所，昭和30年(1955)，(1–86)．
5) 桂田富士郎：日本住血吸虫の佐賀県下に於ける関係について．岡山医誌，175，(311–326)，明治37年(1904)．
6) 宮入慶之助・鈴木　稔：日本住血吸虫の発育に関する追加．東京医事新誌，1836，(1–5)，大正2年(1913)．
7) 宇木碩太郎：日本住血吸虫に関する実験並びに小学生徒糞便検査成績及び其宿主児童に及ぼす障害程度の調査成績報告．軍医団雑誌，118，(1003–1150)，大正11年(1922)．
8) 松原公之助・藤沢繁彦・久保芳郎・金安　汎・宮崎義人・他6名：久留米市附近筑後川流域における日本住血吸虫中間宿主宮入貝の棲息状態調査成績．九州医専医誌，7，(141–148)，昭和17年(1942)．
9) 橋本美智雄・富松　毅・中島敏郎・稗田晋吉・樋口正徳：筑後川流域に於ける宮入貝の分布に就いて．久留米医誌，13，(241–255)，昭和25年(1950)．
10) 岡部浩洋：総説　日本住血吸虫──教室の業績を中心として──．久留米医誌，38(補冊)，(1–100)，昭和50年(1975)．
11) 塘　普：最終講義──日本住血吸虫症について──．久留米医誌，53，(311–322)，平成2年(1990)．
12) 岡部浩洋：寄生虫学教室創設の頃．しすと，創刊号，(2–5)，久留米大学寄生虫学教室，昭和40年(1965)．
13) 塘　普：筑後川流域における日本住血吸虫病撲滅史．水資源開発公団筑後川開発局筑後大堰管理所，昭和61年(1986)，(1–90)．

14) 塘　普:ジストマとの戦い──生まれ変わる筑後川──．水資源開発公団筑後川開発局筑後大堰管理所，昭和63年（1988），（1-97）．
15) 岡部浩洋:日本住血吸虫及び日本住血吸虫症の生物学及び疫学．日本に於ける寄生虫学の研究1, 目黒寄生虫館，昭和36年（1961），（55-80）．
16) 高森邦明:日本住血吸虫ミラシジューム殺滅に対する物理化学的諸作用の効果．日本住血吸虫症の予防に関する研究　第XXV報．久留米医誌，40,（1739-1747），昭和52年（1977）．
17) 柿添有二・平田瑞城・米田　豊・飯田広樹・吉岡直樹・宮里　稔・塘　普:最近5年間の筑後川流域における宮入貝調査について──日本住血吸虫の予防に関する研究　第XXVII報──．久留米医誌，46,（902-911），昭和58年（1983）．

日本住血吸虫症の病理形態学

中 島 敏 郎
平 田 瑞 城

緒　言

　1847(弘化4)年藤井好直が「片山記」を発表し[1]，その臨床症状を明確にしたのが，我国における日本住血吸虫症(日虫症)に関する医家の記述中，最古のものとされている。かつて，本症は現在の広島，岡山，山梨，福岡，佐賀，静岡，茨城，千葉，埼玉の各県をはじめ，東京都などで流行し，風土病として，恐れられた歴史はあるものの，各地域における本症の時代的推移を始め，気候，風土，環境，住民の職業，習慣などに差異がある。従って，今回，著書らの日虫症の病理形態学的研究は，我々が経験した福岡，佐賀両県にまたがり，筑後川流域に流行した本症について行ったものである。
　1889(明治22)年，公立好生館医師堀内[2]は，佐賀県三養基郡旭村大字下野地方において本症を調査し，「佐賀県下奇病病状に就ての報告」の表題で発表したのが，当地における本症研究の発端である。1893(明治26)年，栗本[3]は，堀内，榎本の剖検例を検索，肝臓，腸管，腹膜などに新種の虫卵を発見した。彼は佐賀県では，肝臓「ジストマ」以外に，類似の病状を呈するものが混在することを疑っていたが，病原虫を決定するまでにはいたらなかった。桂田[4]は佐賀県三養基郡旭村において，本地方病患者と確信した3名のうち，2名の糞便中に虫卵を認め，佐賀奇病が，山梨県地方病，広島県片山病と同様，日虫によるものであることを明らかにした。その後，1913(大正2)年，宮入，鈴木[5]が佐賀県基里村酒井で新種の巻貝を発見，日虫の中間宿主であることが決定され，日虫の発育環の全貌が明らかになった。
　終戦後，いち早く実施された橋本ら[6]の流行地並びに周辺におけるミヤイリガイ分布の調査(1948-1950)は，筑後川流域におけるミヤイリガイ調査の発端となり，生息地の広がりが大凡決定された。当時本症の患者数は，佐賀県鳥栖市で262名，久留米市一帯で，205名(1949年，久留米市小森野耕地では127名の爆発的発生をみた)であった。その後，久留米市における昭和天皇の行幸に際し，久留米医科大学病理学教室高義臣助教授の「筑後川流域の日本住血吸虫症について」の進講(昭和24年5月28日)が転機となり，久留米医科大学に，寄生虫学教室が新設され(昭和24年10月)，本格的な日虫症の研究は，新設された寄生虫学教室岡部浩洋教授[7,8,9]を中心に始まり，塘[10]はミヤイリガイの撲滅を確認し，安全宣言を行った。

1. 剖検例からみた日虫罹患率の時代的推移

　日虫症流行地並びに近辺居住者のなかには，本症の罹患に気付いていない者もあり，外科生検例，剖検例の組織検査で，はじめて本症の罹患を知ることの方が多い(65.3%; 剖検例433例中，283例)。

表1 久留米大学病理学教室剖検からみた日虫症罹患率（1929-1990年）

年　代	剖検例数	日虫症罹患者陽性数（百分率）
－1960	1,426	78 (5.5%)
1961-1970	1,927	128 (6.6%)
1971-1980	2,535	128 (5.0%)
1981-1990	2,361	117 (5.0%)
1928-1990	8,249	451 (5.5%)

（但し10歳未満は除外）

一般に石灰化した虫卵，卵殻は長期にわたり組織内に残るため，過去における罹患状況が推定される。

組織内虫卵は，肝の生検材料，直腸粘膜の擦過材料などの圧挫標本観察や[11]，剖検材料では組織融解法[12]などで効率よく診断される。本症流行地の集団検診には，近年肝の画像診断法が威力を発揮している[13]。

本学病理学教室剖検例の日虫陽性率は，居住地域，職業などで頻度に差異はあるものの[14]，剖検例全体についてみると1929-1990年で罹患率には大差はなく，5-7%内外である（表1参照）。

2. 日本住血吸虫症の病理解剖学的所見

1） 日虫成虫に対する反応

日虫症の病原虫の発見[15,16]をはじめ，感染門戸の決定[17,18]，最終宿主内での移行経路の解明[19,20]などの研究は，実験動物によってすすめられ，日虫の発育環についての研究は，中間宿主ミヤイリガイの発見[5]で完成した。

成熟した日虫の生息部位は，主として門脈系統の血管で，門脈本幹，肝内門脈枝，腸管膜静脈本幹およびその諸細枝，腸壁内細枝，そのほか脾静脈，胃壁静脈およびその分枝，並びに膵静脈などであることは，成虫，死虫の存在から明らかにされている[21]。我々が経験した剖検例でも，治療によって形成された虫体結節[22]（後述）の介在部位によって成虫の生息部位が裏付けられる。

日虫成虫の生息する門脈系に著変がみられないのは，成虫の宿主に対する適応と考えられている。しかし，自然死した成虫（自然死虫）は別にして，治療により死亡した成虫（治療死虫）の生体に及ぼす影響は軽視されない[22]（図8a, b, 後述）。

（1） 自然死虫に対する組織反応

自然死虫が門脈系に観察された記載はあるものの[21]，これに対応する宿主の反応を組織学的に検討した記述に乏しい。藤浪[21]は「虫体組織は頽廃し，終わりには原病虫屍体の痕跡を留めざるにいたる」と推測している。著者らの検索した虫垂切除例1,543例のわずか1例に，虫垂壁の血管に一致して，自然死を示唆する一対の死虫が観察された[22]。雌虫はすでに融解しているにもかかわらず，死虫周囲の炎症反応，線維化は軽く，雄虫の体細胞では，核の染色性は良好に保持されている（図1a, 短↑）。

（2） 治療死虫（虫体結節）に対する組織反応

治療例において，門脈系の走行に一致し，瘢痕化或いは硝子化した，なかには部分的に石灰化，骨化した（図1b, 短太↑）境界明瞭な虫体結節が観察され[21]，門脈枝は狭窄あるいは，閉塞している。

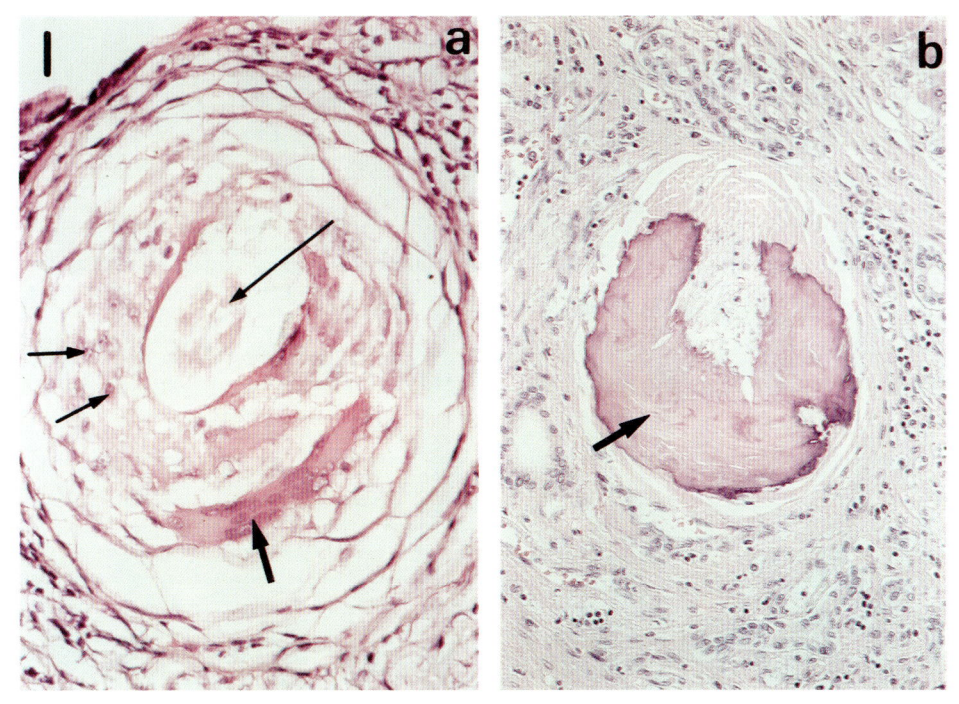

図1 虫体結節。a. 自然死虫の虫体結節;（短↑）雄虫体の体細胞核;（長↑）融解した雌虫;（短太↑）異物巨細胞。b. 治療死虫の虫体結節;（短太↑）虫体結節の骨化。a, b. H・E 染色, a. 5×10, b. 5×20.

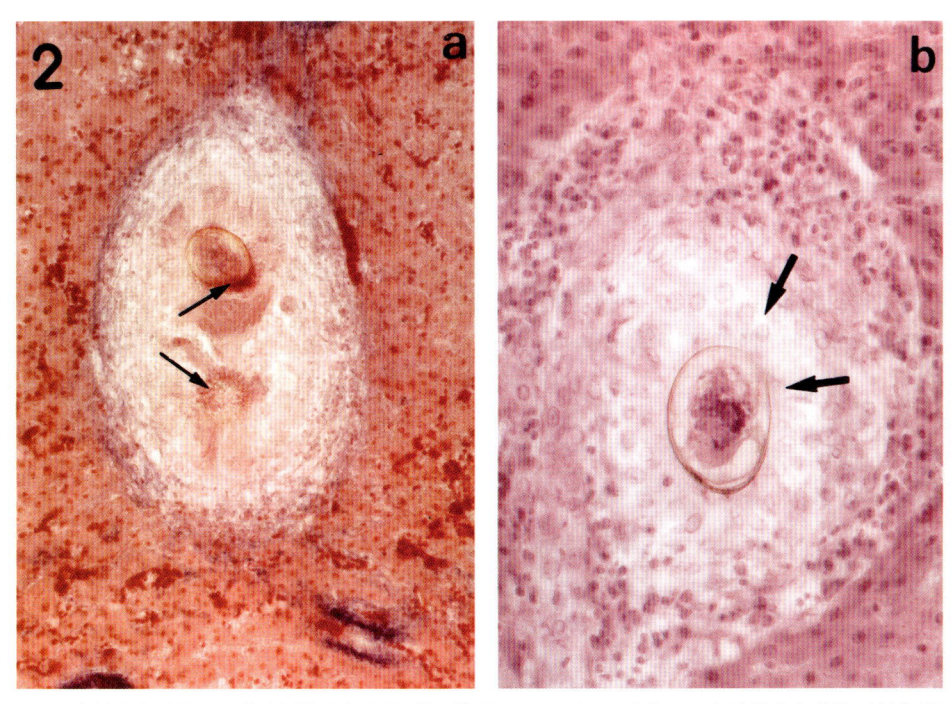

図2 成熟虫卵結節。a. 肉芽腫性虫卵結節;（短↑）中山・ヘプリー現象。b. 細胞性虫卵結節;（短太↑）マクロファージで囲繞された成熟卵。a. Azan 染色 5×20, b. H・E 染色 10×20.

出現頻度は，検索しえた 447 剖検例中，単一切片でも 81 例 (18.1%) に観察され，高率で，明らかに広範な肝実質の脱落，線維化の原因となっている(図 8a, b，後述)。

2) 虫卵に対する組織反応

日虫成熟雌虫の子宮はマンソン住血虫に比較して長く[23]，子宮卵は排卵に際して，同じ発育段階の虫卵はそれぞれ卵塊として排卵し，単数の卵を認めることは稀で，同時に多数排卵される[24]。

観察機会の多い肝臓での検索では，未熟卵は，卵殻が柔らかく，門脈末梢枝をへて肝静脈系にも沈着している。末梢門脈枝に塞栓した卵塊は，約 10 日で成熟する。卵殻内にミラシジウムが発育した成熟卵では，卵殻周囲に中山・ヘプリー現象 (Nakayama-Hoeppli's phenomenon) (図 2a↑印)[25,26] が観察される。活動性虫卵結節(後述)は，部位により多彩で，同一標本中に浸出性・細胞性炎を伴った卵塊をはじめ，細胞性・肉芽腫性炎，更に肉芽腫性炎・線維化などがみられる。また好中球が浸潤し，血管壁の破壊を伴った門脈炎，門脈周囲炎の目立つ門脈枝もみられる(図 6a，矢頭，後述)。

3. 日虫症における諸臓器の病理形態学的所見

1) 筑後川流域における日虫症の特殊性について

明治 10 年代以降，洪水ごとに，猛威を振るう日虫症は，筑後川流域の風土病として，恐れられていた。病原虫，中間宿主，発育環すべて明らかとなったあとも，状況は変わらず，日虫症罹患は後をたたなかった。久留米大学開校の昭和 4 年当時はもとより，戦後の荒廃時代は，結核，肺炎，胃腸炎が日本人の死因の上位を占めていた時代であり，組織像が急性，活動性日虫症を示した日虫症が死因として一役を演じていた時代でもあった。その後，抗生物質を中心とした急速な化学療法の進歩，筑後川治水工事の完備，地域住民への啓蒙運動，中間宿主・ミヤイリガイの完全撲滅[10] (1961 年以後の剖検例には新しい日虫罹患例は観察されていない)などは，日虫症例の死因に著しい影響をおよぼした[22]。剖検例で，急性日虫症，活動性日虫症例を経験する機会は全くなくなり，悪性腫瘍(特に肝細胞がん)，ウイルス性肝炎などの合併が日虫症罹患例の主要な死因となっている (5. 日虫症の合併疾患の節参照)。

2) 肝日虫症[14,27]

本地域の日虫症は，国際的形態学的基準とかなり違った点もあるが，臨床的基準は，ほぼ適合している。

(1) 国際的臨床的基準[28]。肝住血吸虫症は三型に区別されている。

(a) an acute form.
(b) a mild or asymptomatic form.
(c) a severe chronic form that results in hepatosplenomegaly that is usually associated with portal hypertension.

(2) 肝日虫症の肉眼所見(図 3a-d)並びに X 線所見(図 4a, b)

病変の進行した慢性日虫症肝は特異な硬変像を示し[29]，山極[30] は，この特徴的な肉眼像について，「肝 Laennec 型肝硬変の顆粒より粗大で，梅毒性肝より細小である」と表現している(図 3a, b)。硬変肝に多数の日虫卵が介在している像から日虫性肝硬変として取り扱われた症例が多く，流行地で，

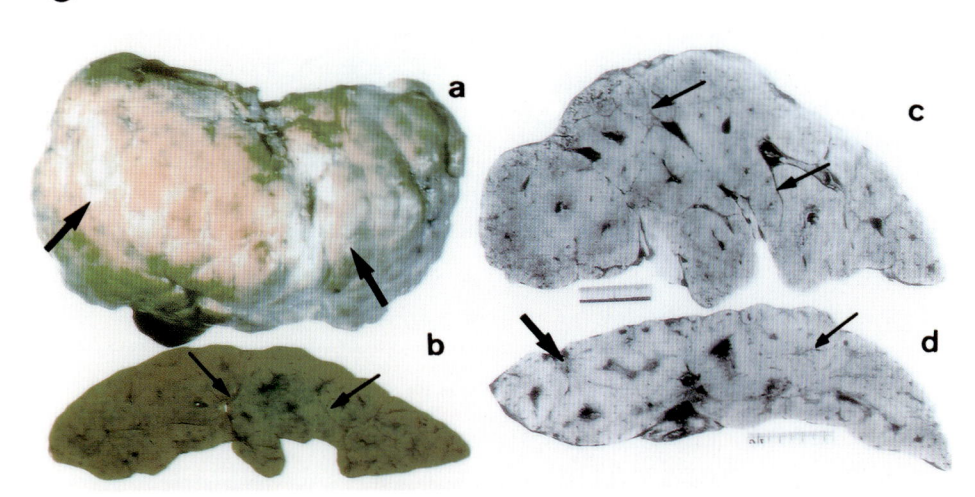

図3 日虫性肝硬変の肉眼像。a. 亀甲状肝硬変；(短太↑) 亀甲状外観，b. a の割面像，c, d. 肝割面像；(短↑) 隔壁の形成，(短太↑) 肝表面の陥凹。

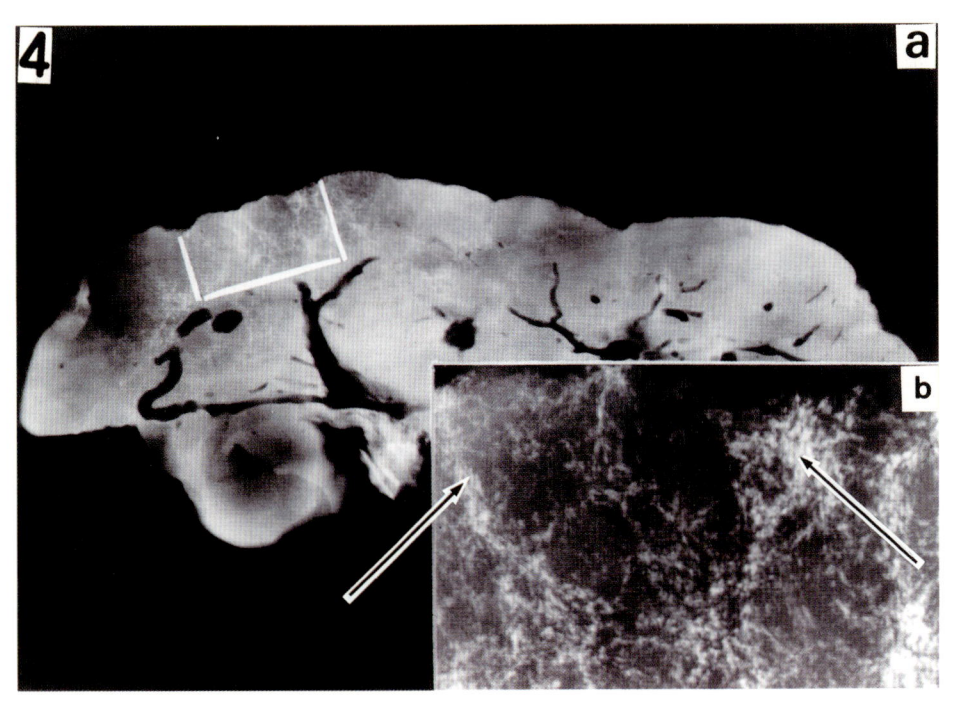

図4 ウイルス性肝硬変を合併した日虫性肝硬変。a. 肝スライスの X 線像；白枠は拡大部位，b. 拡大像；(↑) 合併したウイルス性肝硬変の肥大結節により圧排され集簇した石灰化虫卵群。

高率に合併している肝吸虫症，ウイルス性肝炎・肝硬変，消化器の慢性炎症などの影響を十分考慮する必要がある。肝吸虫症を合併している症例では，pipe-stem cirrhosis 類似の所見を示している症例もある。

（3）肝日虫症の組織所見：抗生物質をはじめ急速な化学療法の進歩は，ミヤイリガイの完全撲滅とともに，肉眼像，組織像に著しい影響を及ぼした[22]。日虫症固有の組織像を示した6症例を提示する。

（i）急性日虫症

組織学的特徴：肝全体にわたり，末梢門脈域，中等大門脈域に播種性肉芽腫性卵結節を形成している。

（症例1）発病後，急速な経過をたどり，死の転機を取った27歳の男性。日虫症非流行地居住者。

【臨床診断】急性肝萎縮症。

【剖検診断】急性日虫症，日虫濃厚感染による急性肝不全。脾腫，520g。

【組織所見】初期防御反応が特に目立った急性日虫症。末梢門脈域に，無数の未成熟卵の沈着及びリンパ球の高度浸潤が観察されるが（図5a, ↑），肉芽腫の形成はない。肝静脈内には著しい好中球の増加が認められた。

（症例2）23歳男性。日虫症非流行地居住者。

【臨床診断】急性日虫症。

【剖検診断】急性日虫症。

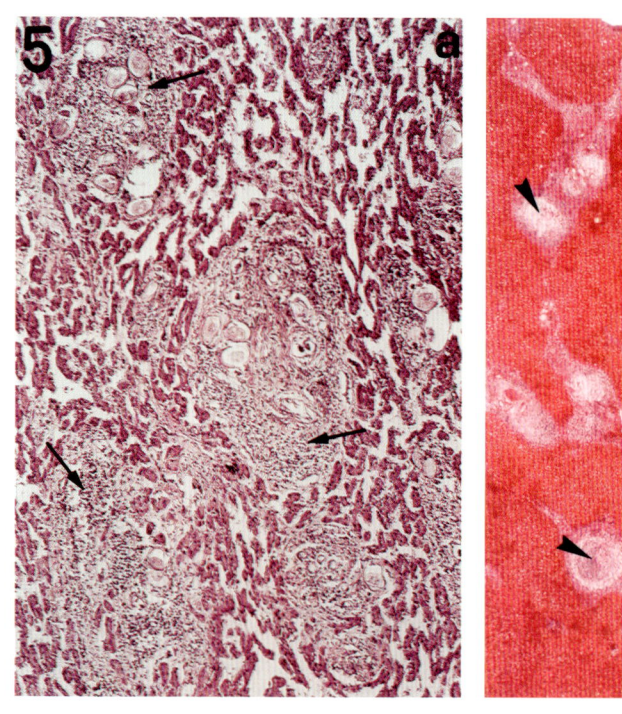

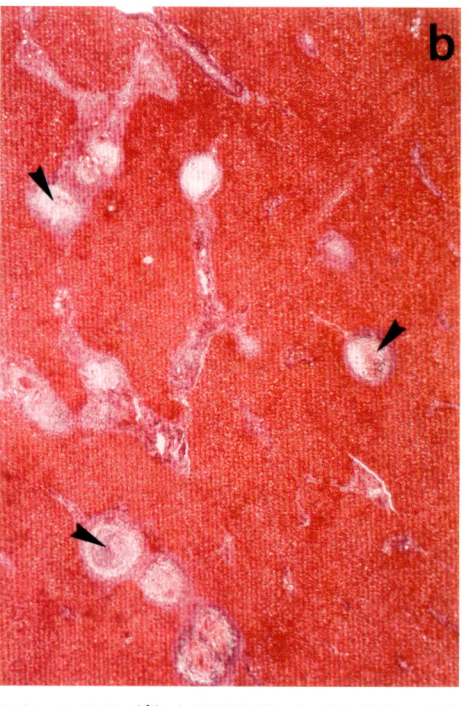

図5 日虫症の急性型肝組織像。a. 初期防御反応の目立った症例；（↑）末梢門脈域における多数の未成熟卵の沈着，高度リンパ球の浸潤，肉芽腫は認めない。b.（矢頭）末梢門脈域における播種性の粟粒大肉芽腫性虫卵結節。a, b. H・E 染色　a. 5×10, b. 2×5.

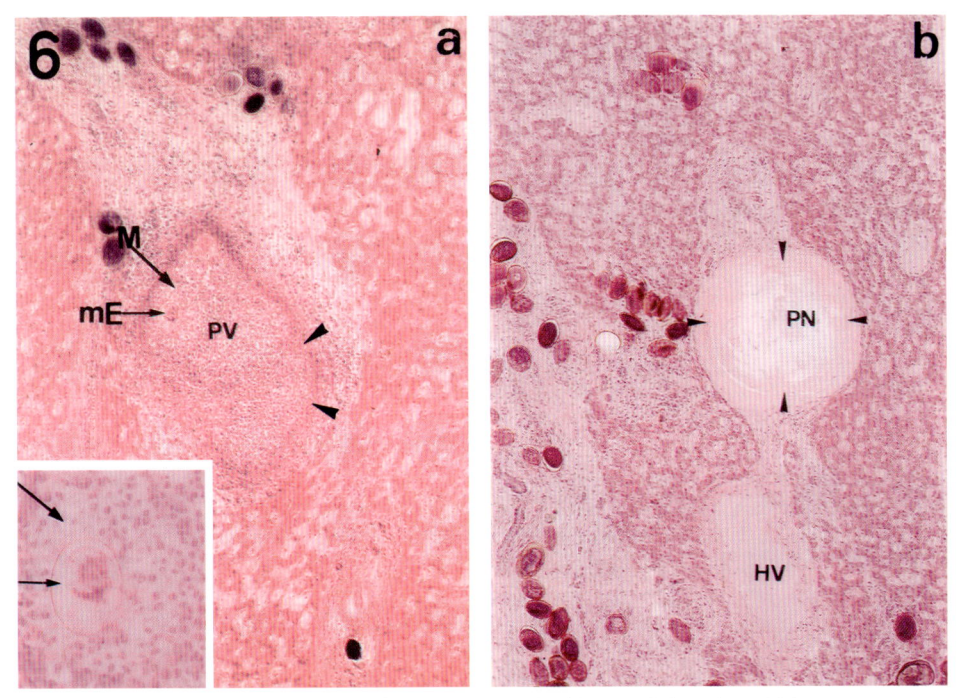

図 6 日虫症の活動型肝組織像。a. (短↑) mE. 成熟卵。(中↑) M. 成熟卵を疎に囲繞するマクロファージの浸潤。(矢頭) 門脈炎, 門脈周囲炎。a, b. H・E 染色 a. 5×5, 白枠挿入図, 5×20. (小↑) 成熟卵, (長↑) 虫卵周囲のマクロファージ浸潤。b. 5×5 (矢頭 PN)。硝子化虫体結節; 治療の既往を示唆している。HV; 肝静脈。

【組織所見】 肝全体にわたり, 末梢門脈域, 中等大門脈域に粟粒大の細胞性・肉芽腫性虫卵結節が観察される[22] (図 5b, 矢頭)。

(ii) 活動性日虫症。本症例の中には, 急性例の慢性化した症例以外に, 日虫の再感染が強く疑われる症例もある。

組織学的特徴: 組織学的に瘢痕化, 硝子化した虫卵結節以外に細胞性・肉芽腫性虫卵結節など活動性病巣を併存している。

(症例 3) 29歳男性。日虫症流行地居住者。農業従事者。

【臨床診断】 急性日虫症。

【剖検診断】 活動性日虫症。

【組織所見】 新旧日虫性病変の併存が特徴である。肝全体にわたる巣状の石灰化した未成熟卵の集簇以外に, 拡張した門脈腔内には, 好中球の浸潤, マクロファージで疎に囲繞された有卵性細胞性病変, 門脈炎, 門脈周囲炎による血管壁の破壊が観察される(図 6a)。末梢門脈域に過去の治療歴を示唆する虫体結節が観察され(図 6b, PN), 再感染が示唆される。

(症例 4) 67歳男性。日虫症流行地居住者。農業従事者。

【臨床診断】 脳出血。

【剖検診断】 右側頭葉膿瘍, 活動性日虫症。

【組織所見】 肝全体にわたる陳旧性日虫性病変, 撒布性の巣状の細胞性・肉芽腫性虫卵結節, 成

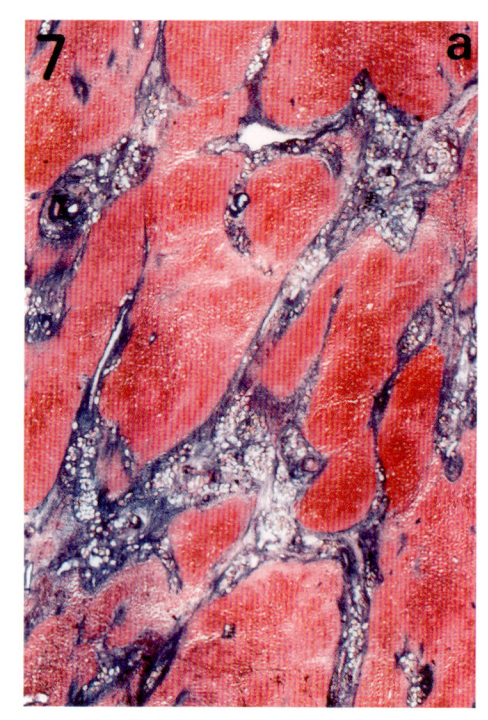

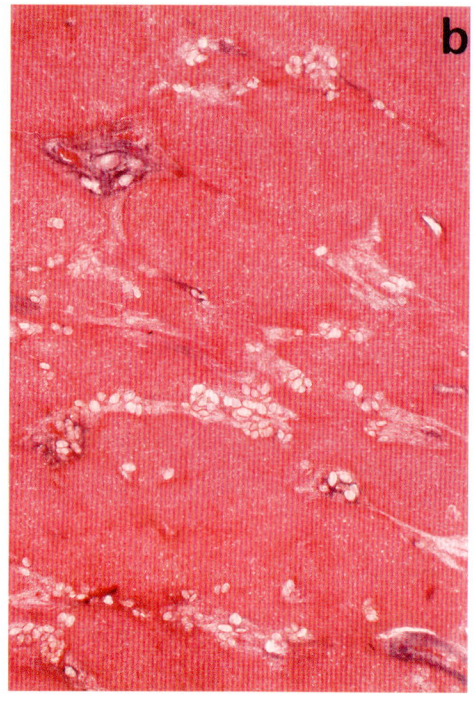

図7 日虫性肝硬変；a, b. 高度の虫卵沈着を伴った末梢門脈域，小葉間線維化，門脈域–肝静脈架橋による不完全な偽小葉の形成。a. Azan 染色 2×5. b. H・E 染色 2×5.

熟卵周囲には好酸性放射状菌棍棒状体（図2a），マクロファージ・肉芽腫で囲繞された成熟卵が観察される（図2b）。

(iii) 日虫性肝硬変

(症例5) 81歳女性。日虫症流行地居住者。
【臨床診断】 日虫性肝硬変。
【剖検診断】 日虫性肝硬変。
(症例6) 54歳女性。日虫症非流行地居住者。
【臨床診断】 亜広範性肝細胞壊死。
【剖検診断】 日虫性肝硬変。
【組織所見】 (症例5, 6) 肥大結節を欠き，無数の虫卵，瘢痕化した虫卵結節を中心とした線維組織は隣接した門脈域をはじめ，肝静脈系を巻き込み，不完全な偽小葉を形成している（図7a, b）。

3) 消化管日虫症[31)]

消化管各部は検査部位で虫卵の検出頻度，虫卵数に著しい差異があり，食道，胃は最も少なく，空腸，回腸，盲腸，S状結腸，直腸と下部腸管になるほど，虫卵数は増加している。

(1) 消化管粘膜における虫卵分布

日虫成虫は腸間膜静脈にも生息し，血管内に直接産卵するため，消化管の障害は著しいが，詳細な組織学的検査を記載した論文に乏しい。蓮田[31)]は筑後川流域住民に日虫症が蔓延していた時期

(1955–1962)の剖検例，35例を選び，詳細な虫卵分布を組織学的に検討している。食道下部粘膜では，虫卵の沈着した症例は1例もなく，胃粘膜から回腸上部までは虫卵数は少なく，回腸端から直腸粘膜へ行くに従い虫卵数は増加している。意外な所見は，虫卵分布の少ない上部消化管粘膜で，十二指腸粘膜では虫卵数は多く，虫卵分布の多い下部消化管粘膜，横行結腸では少ない。

消化管粘膜の各層における虫卵分布は，粘膜下層に最も多く，次いで粘膜層である。筋層，漿膜下層は虫卵分布の著明な症例のみに観察されている[31]。

(2) 消化管日虫症の合併疾患

(i) 日虫症と虫垂炎[32]。筑後川流域地区の久留米市，鳥栖市，その周辺地の村，町の医療施設において切除された1,543例の切除虫垂について[33]，日虫卵の介在率を主として組織融解法で検索し，陽性は117例 (7.5%) であった。症例を流行地に限定すると，368例中，陽性62例 (16.8%) で，高率である。しかし，虫卵の介在が急性虫垂炎の原因と推定された症例は，日虫症の病変が活動性の1例のみである。

(ii) 日虫症と大腸狭窄並びにイレウス[33]。病理学教室の外来組織標本35,000例中，日虫症10例に大腸狭窄，イレウスが観察されている。狭窄は回盲部，直腸に多く，3例は，多数の虫卵結節による粘膜下組織の粘膜肥厚，筋層の瘢痕化，石灰化虫卵などに由来しているが，それ以外に結合識の増生が原因となっている。

(iii) 日虫症と大腸がん[33]。外来生検材料35,000例中，大腸がんで大腸壁に日虫卵の介在していた症例は8例，うち2例は粘膜下組織に石灰化した多数の虫卵が沈着していた。虫卵沈着と大腸がんとの因果関係が推測される症例はなかった。

4) 肺日虫症

白色家兎における実験的日虫症において，雌雄抱合した成熟虫体が肺動脈内に観察され，壊死性・肉芽腫性虫卵結節が観察される。

ヒト剖検例では，組織融解法[12]で虫体が高頻度に検出されるにもかかわらず，活動性虫卵結節は組織学的に検出されていない[34,35]。

しかし，虫体結節の存在は，成虫の異所性寄生を示唆している。

5) その他の臓器障害

脾臓，腎臓，膀胱では，虫卵数は極端に少ない[12]。

脳日虫症[36]。症例は中国大陸での感染例で，剖検例のうち，ただ1例経験している。剖検で，大脳半球(右側頭葉，左頭頂葉，左後頭葉)の軟膜，皮質，更に白質にも日虫卵が検出された。

4. 日虫症と門脈圧亢進症[37]

日虫症は肝内性非硬変性門脈圧亢進症の代表疾患の一つに挙げられている[38]。

1. 肝内副行路[37]。多数の虫体結節による肝内門脈枝の閉塞(図8a, b)，末梢門脈域における多数の虫卵集簇による肝内門脈循環障害には，肝内異常血行路により代償されている症例もある(図9a, b, CV，小↑，ILV，中↑)。

2. 脾腫。急性期日虫症の脾腫には，本虫寄生による血球破壊，新陳代謝産物などが考慮される[21]

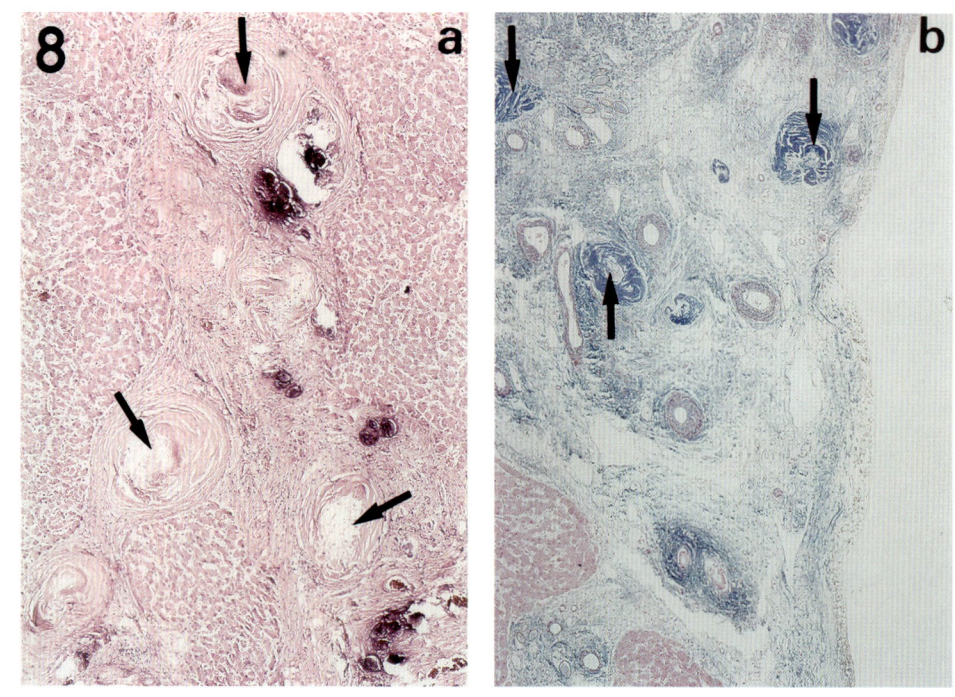

図 8 虫体結節による肝内門脈の閉塞。a, b.（↑）虫体結節による肝内門脈枝の閉塞，広範な肝細胞の脱落，瘢痕化が観察される。a. H・E 染色 5×10. b. Azan 染色 5×10.

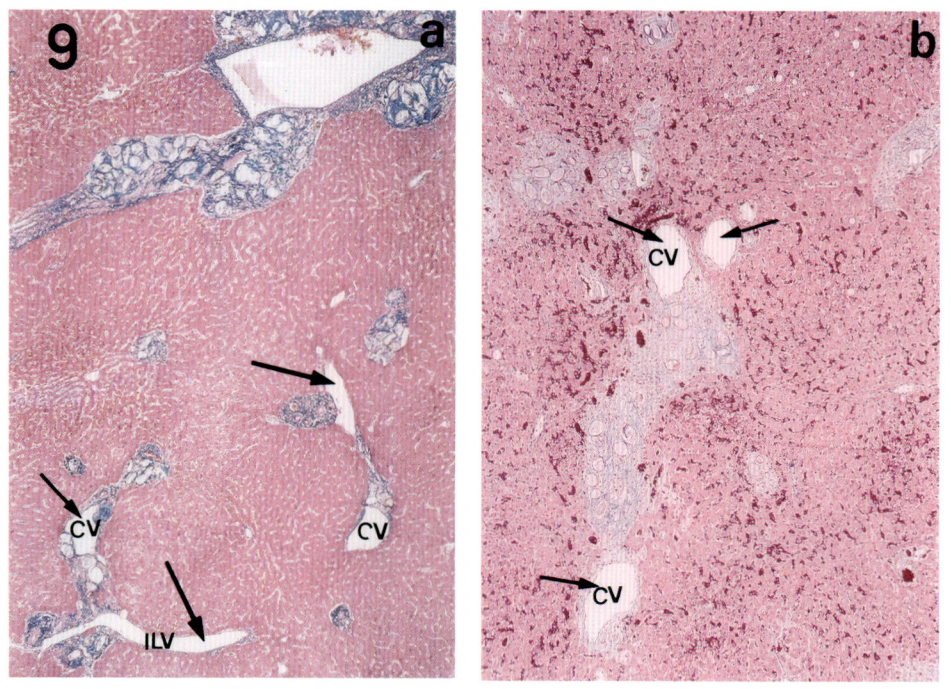

図 9 肝内異常血行路。a, b. 門脈域，小葉間における虫卵沈着による末梢門脈の循環障害。肝内異常血行路。CV（小↑）; conducting vasculature. ILV（中↑）; interlobular vasculature. a, b. Azan 染色 4×5.

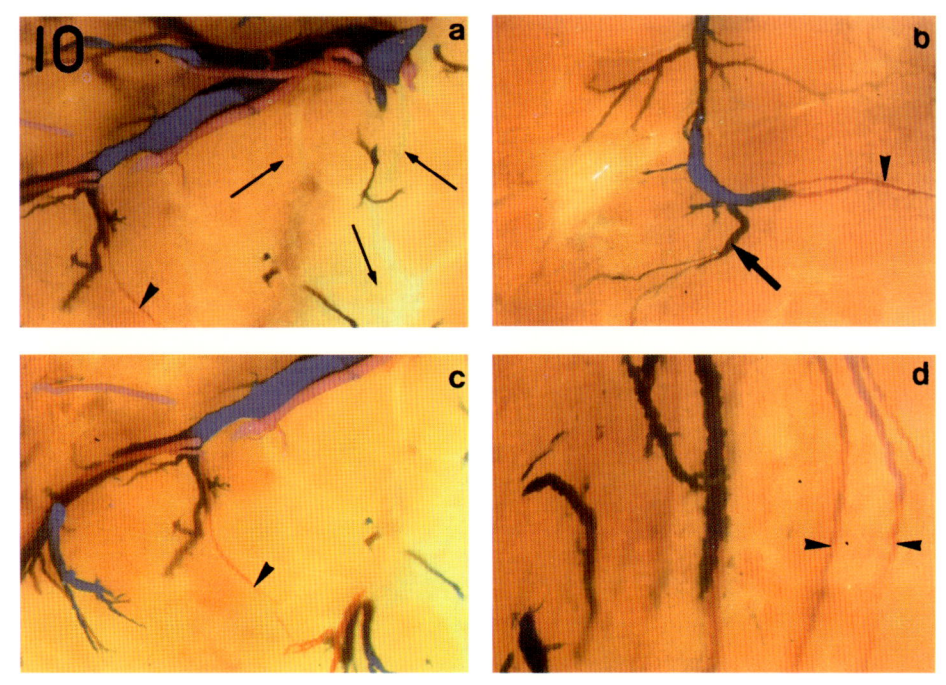

図10 日虫症例の肝内血管構築 (1)。日虫性肝線維症。透明標本，赤; 肝動脈，青; 門脈，a–d; (矢頭)肝動脈枝の進展，門脈の循環障害を代償している。(長↑)門脈血行の循環障害。(太↑)門脈の「しだれ柳状」走行。

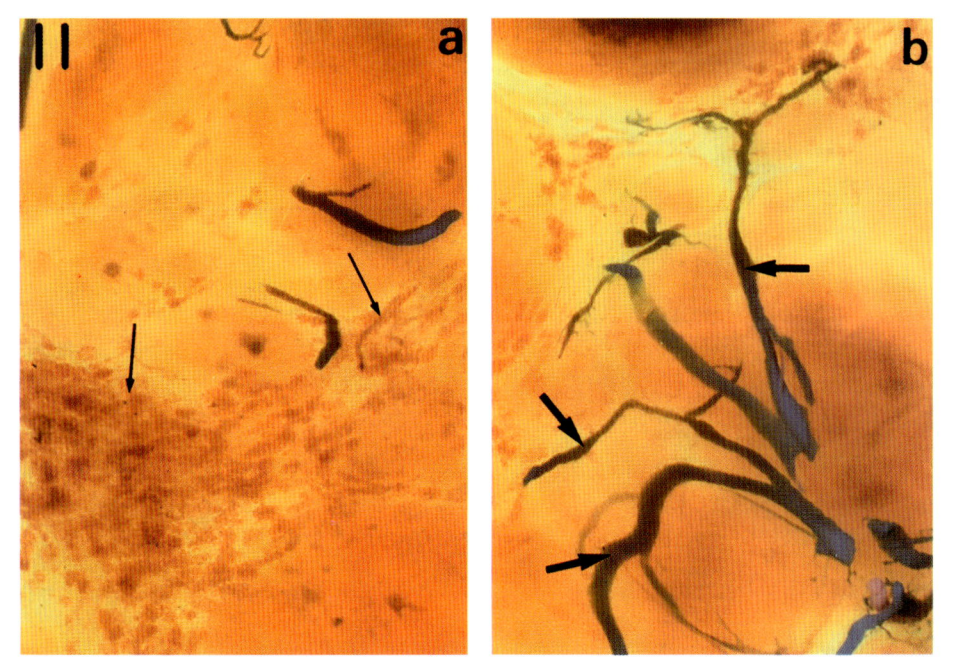

図11 日虫症例の肝内血管構築 (2)。日虫性肝硬変・ウイルス性肝硬変合併例。a, b; (長↑)虫卵沈着，肥大結節による肝動脈，門脈枝の循環障害。(太↑)狭窄，拡張をした門脈枝の「しだれ柳状」走行。

以外に，脾における感作リンパ球の急速な増生，虫卵塞栓による肝臓末梢動脈枝の広範な炎症性充血などが示唆される。慢性期の脾腫には，広範な肝内門脈循環障害が関与し，軽症例では，肝動脈の代償性進展（図10a–d，矢頭），重症例では，肝動脈枝の著しい減少（長↑），門脈枝の狭窄，拡張を伴なった「しだれ柳状」走行が目に付く（図10b，太↑）。ウイルス性肝硬変を合併している症例では，その傾向が更に強い（図11a, b）。慢性日虫症単独で脾腫をみる症例は少なく，脾腫を伴う症例は，ウイルス性肝硬変，肝細胞ガン，肝吸虫症などを合併している症例であることが多い。

　3．食道静脈瘤。日虫症では単独で臨床的に食道静脈瘤，求肝性副血行路を伴う症例は重症例以外は少なく[37]，著者らの経験した日虫症罹患例で，食道静脈瘤破綻例は9例である。内訳は日虫重症例（1例），ウイルス性肝硬変合併例（3例），肝硬変・肝細胞がん合併例（1例），肝細胞がん合併例（1例），肝吸虫症合併例（1例），その他の肝硬変（2例）である。

5．日虫症の合併疾患

　日虫成虫は門脈，腸管膜静脈に生息し，産卵するため，肝臓，消化管の障害が特に著しく，特に肝臓，消化管（前述）の合併症に関心がもたれる。剖検例の組織学的所見から，1961年以後における日虫感染予防の徹底は，医学の進歩，治水による環境の変化，中間宿主の撲滅などとあいまって，合併病変に変化がみられた[22]。目立った疾患について，前期，後期の2群に分けて検討した。

　前期：1960年以前の日虫症例（79例）。後期：1961–1990年の日虫症例（368例）である。

1）結　核

　大洪水の繰り返しで，日虫症の爆発的な流行をみた前期は，結核，肺炎，胃腸炎が日本人の死因の上位を占めていた時代でもあり，結核症が日虫症例の重要な死因となった症例を屡々経験した。両疾患合併例は79例中，15例（19%）である。

　後期は，感染症が著しく減少し始めた時期であり，結核の合併例は日虫罹患例368例中，6例（1.6%）と著しく減少している。

2）肝吸虫症

　剖検例は，九州最大の川，筑後川流域居住者が主体を占めており，肝吸虫症を合併している症例が多いのは，住民の生魚嗜好の食生活が深く関与している[39]。日虫罹患例447例中，肝吸虫症合併症例は98例（21.9%）である。うち前期20例（25.3%），後期78例（21.2%）で，前・後期を通じてほぼ同率に近い感染率を示している。合併している肝吸虫症は，組織像から活動型（15例），非活動型（30例），退縮型（53例）の3型に分類される[37]。その大半をしめる非活動型，退縮型では，胆管上皮の腺管様構築は認められないが，胆管壁の著しい肥厚は退縮しないため，肝吸虫症合併の既往が推察される[37]。

　肝吸虫症と胆管細胞がんとの密接な関係については多数の報告例がある[40,41,42]。日虫症・肝吸虫症合併例98例中，2例が腺腫の組織像を示したが，悪性変化は確認できなかった。

3）ウイルス性肝硬変[37]

　剖検例のプロトコールを参考にすると，日虫症罹患例447のうち，前期79症例中，ウイルス性肝

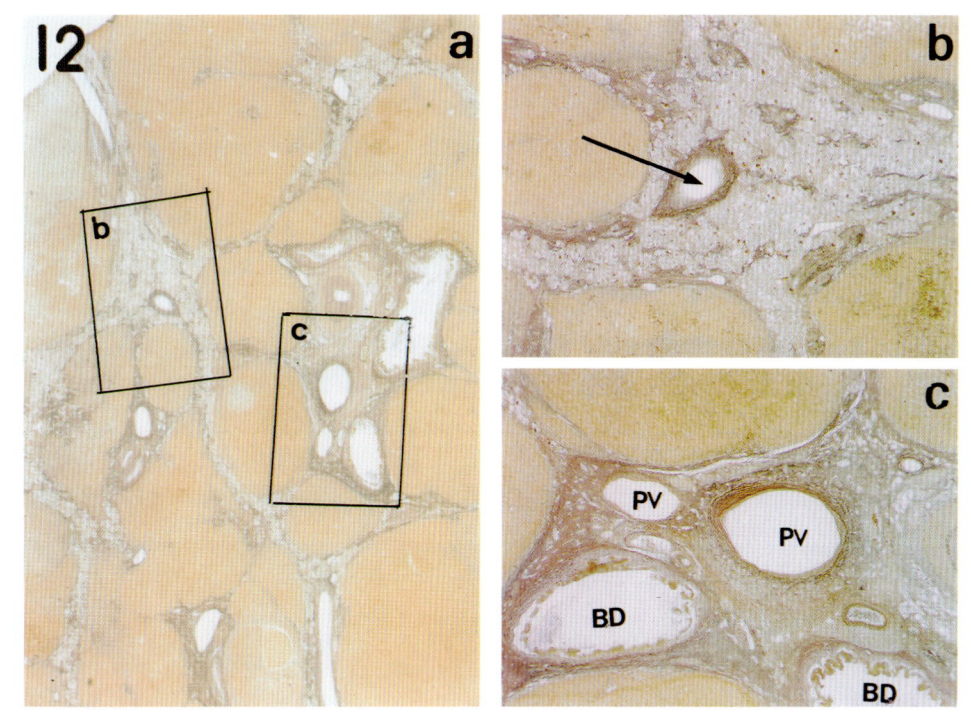

図12 日虫性肝硬変・ウイルス性肝硬変・肝吸虫症合併例。a. ウイルス性肝硬変は輪状の偽小葉を形成している。b, 8bの拡大像; 肝静脈(長↑)周囲は無数の未成熟卵で埋められている。c. 8cの拡大像; PV・肝内門脈枝, BD・肝内胆管(肝吸虫寄生により胆管上皮の腺管様構造)。中等大門脈域には日虫卵の沈着は殆ど見られない。a, b. Van Gieson 染色 a. 2×5: b, c. 4×5.

硬変 9 例（11.3%），後期 368 例中，98 例（26.6%）である。

ウイルス性肝硬変と肝細胞がん。ウイルス性肝硬変と肝細胞がんとの密接な関係が知られている。前期はウイルス性肝硬変 11 例中，肝細胞がん 0 例，後期は肝硬変 98 例，肝細胞がん 83 例（22.6%），うち，ウイルス性肝硬変・肝細胞がん合併例 61 例（16.6%）で，肝細胞がんの 73.5% がウイルス性肝硬変・肝細胞がん合併例である。

4) 日虫症・肝吸虫症・ウイルス性肝硬変合併例（図 12a）

日虫症による肝静脈領域における虫卵の集簇には（図 12b），合併しているウイルス性肝硬変の肥大結節が強く影響しており，肝吸虫症合併の影響は胆管系を中心に観察される（図 12a, c）。

胆管壁の肥厚は顕著で粘膜は腺管構造を示している（図 12c, BD）。門脈域の線維化は末梢小葉間胆管を中心に末梢小葉間にも波及し（図 12a），日虫症例の門脈圧亢進に明らかに関与している[37]。

結　び

2004 年は岡山大学桂田富士郎教授，京都大学藤浪鑑教授が日本住血吸虫症の病原虫を発見して 100 周年を，九州大学宮入慶之助教授，鈴木稔助教授が日本住血吸虫の中間宿主・ミヤイリガイを

発見し，日虫の中間宿主であることを確認し，発表して90周年を迎えるにあたり，この歴史的な業績を後世に伝える意味を込め，日虫症の3大流行地であった筑後川流域における日虫症罹患例の時代的推移を久留米大学病理学教室の剖検例を通して検討した。

1. 久留米大学病理学教室において，開学の1929（昭和4）年から1990（平成2）年までに剖検された11,015例（10歳以下の症例は含まない）中，今回病理組織学的に再検査しえた日虫症罹患例は447例である。

2. 中間宿主ミヤイリガイの撲滅による日虫症の安全宣言は，1990（平成2）年3月30日にされているが[10]，剖検例では，1961（昭和36）年以後，新しい日虫感染を示唆する症例を経験しなかった。この組織所見をもとに，症例を1960年以前，1961年以後の前・後二期に分類した。

3. 前期は，日虫症における諸臓器の病理組織学的所見を中心に，日虫の病因作用をはじめ，6例の日虫症の定型的肝組織像，全身主要臓器の障害を，後期は日虫症の時代的推移，特に合併疾患を中心にその変貌を検討した。前期では結核症，その他の細菌性感染症を，後期ではウイルス性肝硬変，肝細胞がんの合併例が目立った。住民の生魚嗜好の食生活は前後期を通じた肝吸虫症の合併の高率を立証している。

参 考 文 献

1) 藤浪鑑：60年前藤井氏の作りし「片山記」．中外医事新報，691, 55-6, 明42 (1909)．
2) 堀内篤蔵：佐賀県下奇病病状に就ての報告，官報，1822, 290-2, (7月26日), 明22 (1889)．
3) 栗本東明：新寄生虫卵に就て．東医事新誌，816, 2645-51; 817, 2696-700; 818, 2740-44, 明26 (1893)．
4) 桂田富士郎：日本住血吸虫の佐賀県下に於ける関係に就て．岡山医会誌，175, 311-26, 明37 (1904)．
5) 宮入慶之助・鈴木稔：日本住血吸虫の発育に関する追加．東医事新誌，1836, 1961-5, 大2 (1914)．
6) 橋本美智雄，富松毅，中島敏郎，稗田晋吉，樋口正徳，高野義臣：久留米医会誌，13, 7, 8, 241-55, 昭25 (1950)．
7) 岡部浩洋・澁江浩：福岡県下の宮入貝分布調査（日本住血吸虫病の予防に関する研究 第5報）．久留米医会誌，15, 695-707, 昭27 (1952)．
8) 岡部浩洋・澁江浩・片渕秀雄：佐賀県下の宮入貝分布調査（日本住血吸虫病の予防に関する研究 第VII報）．久留米医会誌，16, 1023-34, 昭28 (1953)．
9) 木船悌嗣：筑後川流域におけるミヤイリガイ自然個体群の変動を主とした生態学的研究．日本住血吸虫病の予防に関する研究　第XXII報．久留米医会誌，36, 945-87, 昭48 (1973)．
10) 塘普：ジストマとの戦い――生まれ変わる筑後川．水資源開発公団・筑後川開発局・筑後大堰管理所発行，財団法人九州環境管理協会編集，1988, 瞬報社写真印刷協会制作，福岡．
11) Yoshizumi Y.: A new diagnosis of schistosomiasis japonica by needle biopsy of the liver. Kurume Med. J., 1118-28, 1954.
12) 二宮建二：日本住血吸虫症に於ける臓器内虫卵分布について．久留米医会誌，33, 1375-93, 1970．
13) Monzawa S., Uchiyama G., Ohtomo K., and Araki T.: Schistosomiasis Japonica of the Liver: Contrast-Enhanced CT Findings in 113 Patients. AJR: 161, 323-7. 1993.
14) 中島敏郎：日本住血吸虫性肝硬変 (1)――人体例について．肝臓，10, 485-500, 1969．
15) 桂田富士郎：山梨県下の地方病に就て．東京医事新誌，1371, 1425-42, 1904．
16) 藤浪鑑：再び所謂「片山地方病」に就て並びに其の病原的寄生虫．京医，1, 1293, 1904．
17) 桂田富士郎：日本住血吸虫病の動物体内に侵入せる経路及其予防法．東医事新誌，1628, 1686-9, 明治42 (1909)．
18) 藤浪鑑・中村八太郎：所謂片山病の一研究（病原の侵入門戸に関する研究成績の概要）．東医事新誌，1635, 1983-92, 1909．
19) 宮川米次：日本住血吸虫の動物皮膚感染当初に於ける幼若虫の形態並びに其の感染経路に就いて．日病

理会誌 3, 373–6, 大正 3 (1915).

20) 楢林兵三郎：日本住血病補遺．第二章，日本住血吸虫病経皮的感染に関する観察，京医誌，13, 279–340, 1916.

21) 藤浪鑑：日本住血吸虫病の病理解剖学．日新医，6, 101–267, 1916.

22) Nakashima T., Kage M., and Hirata M.: A historical view of schistomiasis japonica in the Chikugo river basin. What can we learn from autopsy? Parasiol. Inter. 52, 327–34, 2003.

23) Monroe L. S.: Trematoses. In Bockus Gastroenterology, 4th. Ed. Vol. 7. Editor-in-Chief.Berk J. E., W. B. Saunders Company. 4316–21, 1985.

24) 織田卓五郎：日本住血吸虫症における組織内虫卵の運命および組織変化に関する研究．久留米医会誌，22, 185–216, 1959.

25) 中山平次郎：宿主の組織内における日本住血吸虫卵子の発育並に同虫症における組織変化について．福岡医科大学雑誌，3, 335–434, 1909.

26) Hoeppli R.: Histological observations in experimental Schistosomiasis japonica. Chinese Med. J. 46, 1179–86, 1932.

27) 小篠俊之：日本住血吸虫性肝病変について（II）—剖検例について—．久留米医会誌，35, 1433–73, 1972.

28) International Histology Informatics Group: Schistosomiasis of the Liver. Clinical Criteria. Diseases of the Liver and Biliary Tract. Editorial Committee (Leevy C. M., Sherlock S., Tygstrup N., Zetterman R.), Ravent Press, New York, 1994.

29) 馬島永徳：虫卵に起因する肝硬変の一奇症．東医会誌，2, 898–901, 1888.

30) 山極勝三郎：肝硬変の一例．東医会誌，5, 413–15, 1891.

31) 蓮田昭生：日本住血吸虫症に於ける消化管内虫卵分布について．久留米医会誌，30, 501–23, 1967.

32) 唐原正人，小篠俊之，柴田龍郎：慢性日本住血吸虫症虫垂炎．久留米医会誌，32, 179–87, 1969.

33) 柴田龍郎：慢性日本住血吸虫症の病理形態学的研究—合併疾患について．久留米医会誌，31, 1237–62, 1993.

34) 井上束，松原公之助，加來芳臣，曾廣：日本住血吸虫症に於ける呼吸器系統病変に就ての臨床的並に動物実験的研究．久留米医会誌，7, 206–30, 1942.

35) Inokuchi T., Maki K., and Tsutsumi H.: Pulmonary lesions in Rabbits with experimental Schistosomiasis japonica — Derivation of Schistosome eggs —. Kurume Med. J. 26. 1–9, 1979.

36) 川崎宏，柴田龍郎，今里勝次郎，児玉彪，吉田正毅，森裕徳，安楽茂己：慢性脳日本住血吸虫症の一剖検例．久留米医会誌，31, 1575–82, 1968.

37) 中島敏郎，鹿毛政義，福田一典，長崎嘉和：11.急性日本住血吸虫，12.慢性日本住血吸虫症．中島敏郎・鹿毛政義 編集，門脈圧亢進症の病理—肝内血管系の変化を中心に—，51–3, 54–64, 医学書院，東京．1996.

38) 古賀正広：特発性門脈圧亢進症の成因に関する一考察．肝臓，21, 190–202, 1980.

39) 生山哲一郎：筑後川下流々域の肝吸虫に関する研究．第1編 佐賀県における肝吸虫調査成績；第2編 福岡県における肝吸虫調査成績．久留米医会誌，23, 2730–53; 2754–76, 1960.

40) Gibson J. B.: Liver cancer. International Agency for Resarch on Cancer, 42-Lyon, 1971.

41) Hou P. C.: The relationship between primary carcinoma of the liver and infestation with Clonorchis sinensis. J. Pathol. Bact. 72. 239–46. 1956.

42) Suzuki H., Isaji S., Pairojkul S., and Uttaravichien T.: Comparative clinicopathological study of resected intrahepatic cholangiocarcinoma in northeast Thailand and Japan. J Hepatobiliary Pancreat Surg. 7: 206–11, 2000.

住血吸虫に対する生体の防御機構

大　橋　　眞

はじめに

　生体防御機構は，病原体を認識し排除する仕組みであり，病原体から身を守る機構である。住血吸虫などの寄生虫感染では，病原体を完全に排除するまでは生体防御機構が完全に働かないために寄生現象が成立する。このように寄生虫感染においては，再感染防御が完全に働かないことが多く，寄生虫体に対する防御機構の存在とその意義については一般的には認識されにくい面もある。生物学的に見ると，寄生虫感染における生体防御機構は，宿主と寄生虫体の共存関係を維持する仕組みとして進化した。その観点で見ると，生体防御機構は，宿主と寄生虫体の歴史の重要な要素でもある。住血吸虫感染における生体防御機構は，大きくわけて2つの現象の解明が進んでいる。一つは皮内での幼虫殺滅に関する生体防御機構，もう一つは虫卵が肝臓内の毛細血管に捕捉されて形成される虫卵結節の成因機構である。それ以外のステージでの生体防御機構の解明は，あまり進んでいない。住血吸虫が，免疫機構の中核である白血球が豊富に存在する血液中で，宿主の免疫機構からどのように逃れて成長出来るのかは，まさに生命の神秘である。

1. 住血吸虫と宿主の相互関係

　宮入貝などの中間宿主の貝から游出したセルカリアは，終宿主の皮膚を通過する時に尾部が脱落し，シストソミューラとなる。終宿主は，このシストソミューラに対して免疫応答を引き起こし，生体防御機構が働く。この時の生体防御機構は，完全に幼虫殺滅に働くほど強いものではなく，適度なバランスの状態になるため寄生現象が成立する。寄生虫成虫が門脈内に生存している時には，シストソミューラに対する免疫機構がより強く働くため，新たに侵入しようとするシストソミューラに対してのみ生体防御機構が働く。この現象は，随伴免疫として知られている[1]。このため，住血吸虫に対する生体の防御機構は，宿主が自身の生命を守るためであると同時に，寄生虫体にとっても宿主への負担が過多となり，宿主と運命を共にすることを防ぐ意味もある。皮膚に侵入後の体内移行期の幼虫や，成虫体に対する免疫機構に関しては，不明な点も多い。特に成虫体は，生体防御の担当細胞である白血球が常に豊富に存在する血管内に住むため，宿主の免疫機構から逃れる様々な仕組みを持っていると考えられている。住血吸虫は，宿主の主要組織適合抗原複合体（MHC）に類似した遺伝子を持っている[2]。この遺伝子の機能は，十分解明されていない点もあるが，宿主の免疫機構から逃れるために，宿主の免疫応答に関する遺伝子を取り入れる戦略をとっている可能性がある。また，住血吸虫感染において，宿主の免疫応答が抑制されているとする報告も多い[3]。

　住血吸虫は，随伴免疫機構により宿主に過度の負担をかけない機構を用意しているだけでなく，

さらには巧妙な仕組みで，宿主の免疫機構を積極的に自身の成長にも利用している。たとえば，T細胞リセプターのリコンビナーゼであるRAG遺伝子の機能を欠損させたノックアウトマウスでは，T細胞リセプター形成が出来ないため，T細胞に依存した獲得性免疫に関する機能が不全となる。このマウスのように，獲得性免疫機構が働かない環境は，寄生虫にとっては好適な環境であり，成長に有利なはずである。しかし，実際このマウスに住血吸虫を感染させると，予想に反して，正常マウスに寄生した場合に比べて虫体の成熟が著しく不全になる[4]。同様に，T細胞やB細胞を先天的に欠損するSCIDマウス[4]や，IL-7遺伝子欠損マウス[5]においても，住血吸虫虫体の発育不全が起こる。このような現象は，寄生虫が宿主の獲得性免疫機構を自身の成長に利用しているためと考えられるが，免疫機構のどの部分を利用しているかは不明である。このように，宿主の免疫機構を積極的に自身の生育に利用する例は他の寄生虫でも見られるが，寄生虫の戦略として興味深い。

2. 感染幼虫に対する生体防御反応

宿主の生体防御機構が，侵入してきたシストソミュールを攻撃する機構として，免疫担当細胞である好酸球，好中球，マクロファージや血小板と，抗体の組み合わせによる抗体依存性の細胞障害機構（ADCC）などが知られている。特に好酸球に関しては，シストソミュールの殺滅に重要な役割を果たしていることが数多く報告されている。好酸球上のFcγ，FcεリセプターがIgG抗体，IgE抗体を結合させ，ADCCが働く[6]。好酸球にはMBP（major basic protein）やECP（eosinophil cationic protein）などの塩基性タンパク質が豊富に含まれており，in vivoの実験においては，MBP自身がシストソミュールに対して殺滅作用を示す。シストソミュールに対するこれらの機構は，in vitroにおける実験結果から証明されたものが中心であり，実際のin vivoにおける好酸球の機能は不明な点もある。一般的に，好酸球の免疫担当細胞としての役割は，必ずしも明確ではない。住血吸虫におけるin vitroでのシストソミュール殺滅作用の研究は，好酸球の免疫担当細胞としての役割を証明した先駆的な研究の一つであるが，最近，住血吸虫以外の蠕虫感染でも，好酸球が生体防御のエフェクター細胞として働くことを示す研究が増えつつある。好酸球は，非感染の状態では細胞数が少なく，しかも好酸球がエフェクター細胞として働くためには，シストソミュールに対する抗体が必要なことから，初感染における生体防御では，その効果はあまり期待できない。住血吸虫感染においては，宿主内に寄生虫体が存在するときに侵入するシストソミュールに対して随伴免疫が働く[1]。好酸球が，随伴免疫のエフェクター細胞として機能しているとすると，寄生虫感染における好酸球増多の意義も理解しやすい。最近，MBPをはじめ特定のタンパク質発現を調節した遺伝子改変動物が作成されているので，今後は好酸球の免疫担当細胞としての解明が進むものと考えられる。

好酸球以外にも，マクロファージ，好中球，血小板などがシストソミュール殺滅のエフェクターとして働く。いずれの場合もエフェクター細胞として機能を果たすためには，シストソミュールに対する抗体が重要な役割を持っている。このため，初感染においては，これらの細胞による感染防御は限定的になる。好酸球造血に関しては，IL-3, GM-CSF（granulocyte-macrophage colony stimulating factor），IL-5などのサイトカインが造血因子として働くことが知られているが[7]，とりわけ，IL-5の産生は好酸球造血と密接な関係がある。IL-5遺伝子を導入したトランスジェニックマウスでは，かえって感染防御能が低下することも知られており[8]，好酸球の数だけでは住血吸虫に対する生

体防御能を説明できない。好酸球以外の要因や，成熟度なども，生体防御能と関係があるものと思われる。また，IL-5遺伝子を常に発現することによる免疫系の他の部分への影響も無視できない。

3. 組織内虫卵に対する生体防御反応

　小腸壁に産卵された虫卵は，虫卵に含まれる蛋白分解酵素の働きにより小腸壁を貫通し，小腸内に放出されるが，小腸壁にとどまる虫卵も多い。門脈流により肝臓に捕捉された虫卵や小腸壁の周囲には，好酸球，好中球などの炎症性細胞の浸潤が起こる。肝臓内の虫卵周囲の炎症病変は，やがて繊維化が進行し結節が形成される。重症化すると肝硬変となり，さらに肝がんを引き起こすこともある。肝臓に形成される虫卵結節は，住血吸虫症の最も主要な病変の一つである。この虫卵周囲に形成される結節は，虫卵から放出される虫卵可溶性成分（SEA）に対する生体防御反応と考えられている。SEAには，宿主細胞に対して変異原性のある成分が含まれており[9]，結節を形成することにより，虫卵から放出される毒性成分の拡散を防いでいる。結節の形成機構は，T細胞に依存した反応であり，マンソン住血吸虫感染においては，遅延型アレルギー反応との関連性が指摘されてきた。ヘルパーT細胞のサブセットの解明により，マンソン住血吸虫の虫卵結節形成の急性期にはTh1細胞が働き，次に産卵により虫卵が肝臓に捕捉され始める時期に一致してTh2細胞の反応が強くなり，結節形成に大きな役割を果たしていることが示された[10]。T細胞を欠損したマウスでは，この虫卵結節形成能が低下するため，結節形成は抑制されるが，死亡時期はかえって早まるなど感染に対する感受性は高くなる。特に，Th2細胞は虫卵結節形成に大きく寄与し，虫卵抗原の毒性に対する防御に貢献している。IL-4を欠損するノックアウトマウスでは，虫卵結節形成の低下はあまり見られないが，IL-4とIL-13を共に欠損したノックアウトマウスでは虫卵結節形成が著しく抑制され，宿主の生存率は低下する[11]。また，CD40のリガンドであるCD154ノックアウトマウスでも，Th2細胞の誘導が抑制され，宿主の生存率の低下と虫卵結節形成の抑制が見られる[12]。同様にIL-4とIL-13両方に反応性を欠損するIL-4リセプターα鎖ノックアウトマウスでも，虫卵結節形成が抑制される。このマウスにおける種々のTh2サイトカイン産生は，IL-4ノックアウトマウスと大差が見られないことから，IL-4リセプターα鎖を発現したT細胞以外の細胞の関与も示唆されている[13]。一方，日本住血吸虫虫卵による結節形成においては，Th2反応と共にTh1反応も重要な役割を果たしている[14]。また，肥満細胞由来のケミカルメディエーターも，虫卵結節形成における細胞浸潤に関与していると考えられている[15]。

　虫卵周囲への好酸球の浸潤においては，各種の好酸球遊走因子（ECF）が働く。マンソン住血吸虫感染において，脾細胞より好酸球の運動能を高めるサイトカインESP（eosinophil stimulation promoter）が産生されることが示されたが，後になってこのESPは，IL-5とGM-CSFの混合物であることが明らかとなった[16]。IL-5は好酸球への分化因子であると共に好酸球遊走活性もあり，GM-CSFと共に好酸球の活性化に関与する。また，T細胞に依存して産生される好酸球遊走因子（ECF-L）が日本住血吸虫感染マウスの脾細胞や虫卵結節培養上清から見いだされた[17]。マクロファージ系の細胞や未成熟な好中球にECF-L様蛋白が局在しているという報告もあり，好酸球の動員に種々の免疫担当細胞が相互作用していることも考えられる。

　ウイルス，細菌，真菌などの感染においては，免疫担当細胞の病原体認識にToll-likeリセプターを介したシグナル伝達が重要な経路となる。Th2細胞の応答には，Toll-likeリセプターの主要な

細胞内アダプター蛋白である MYD88 は不要である。また，MYD88 を欠損させて，Toll-like リセプターからの刺激が入らないような条件下では，ECF-L 遺伝子の発現が高まる(未発表)。これらの事実からは，Toll-like リセプターからの刺激が，Th2 細胞の応答や ECF-L などの好酸球遊走因子産生には，抑制的に働くと考えられる。肝臓内に虫卵が捕捉され始める時期に一致して，Th1 反応から Th2 反応への切り替えが起こることから，虫卵から出る抗原(SEA)に，Th2 細胞の反応を引き起こしやすい性質があるのかもしれない。

　SEA の主要なアレルゲンは糖タンパク質であり，糖鎖の存在がアレルゲン活性に必須である[18]。糖鎖の構造に住血吸虫アレルゲンの特徴があるが，この構造に関しては現在のところレクチンとの結合特異性以外に関する解析は進んでいない。樹状細胞やランゲルハンス細胞などの抗原提示細胞には，C 型レクチンなどが発現しており，抗原認識や T 細胞との相互作用に関係していると考えられている。SEA の主要アレルゲンの糖鎖が，直接抗原提示細胞上の C 型レクチンに結合することにより，Th2 細胞への反応性の刺激につながっている可能性もある。ただし SEA をそのままマウスに免疫しても，必ずしも強い Th2 細胞の反応を引き起こすわけではない。SEA を鼻粘膜から投与することにより，Th2 細胞の反応を効率よく引き起こせることから，抗原提示細胞は，その存在部位によって機能が異なる可能性がある。また，抗原となっている糖タンパク質の糖鎖が Th2 反応に必須である[19]。その他，虫卵から少しずつ放出される構造や，虫卵の卵殻，または虫卵周囲に付着した脂溶性の成分などにも強い Th2 細胞の反応を引き起こしやすい仕組みがあるのかもしれない。虫卵周囲の脂溶性成分には好中球を刺激する活性があり，この刺激の結果，好中球から好酸球遊走因子産生を引き起こす。さらに SEA 自身にも，好中球を刺激する成分が含まれている[20]。SEA の主要な抗原提示細胞である樹状細胞に対する刺激が，CD40/CD154 を介して Th2 細胞の誘導に有利に働いているという報告もある[12]。また，IL-10[21] や CD25+ 調節性 T 細胞[22] が Th1 から Th2 へのシフトに関与していると考えられている。このように，住血吸虫感染により Th2 細胞反応を引き起こす機構には複数の要因が関与している。

　虫卵結節への好中球やマクロファージの浸潤は，好酸球と共に虫卵結節形成初期の典型的な病理変化である。好中球は，サイトカインと共に，好酸球遊走因子，活性酸素，NO 産生などをおこす。活性酸素，NO などの刺激により，NF-kB などの転写調節因子の活性化が起こり，種々のサイトカイン産生につながることから，好中球の浸潤はその後の虫卵結節形成のカスケード反応の引き金になっていると考えられる。これに反して抗好中球抗体を用いた実験では，好中球が日本住血吸虫感染における虫卵結節形成に抑制的な役割を果たすという報告もある[23]。また，マクロファージも住血吸虫症に対する感受性に重要な役割を果たしている[24]。

　住血吸虫感染において，虫卵周囲の細胞浸潤から進行する繊維化などによって，虫卵結節が形成される。繊維化にも免疫機構が関与しており，IL-1, IL-2, IL-4, IL-13, TNF-α, TGF-β などのサイトカインがこの繊維化に関与している。マウスでは IL-13 が繊維化機構に大きな役割をしていると考えられているが[11]，ヒトの感染における虫卵結節繊維化に対する IL-13 の役割ははっきりしない点もある。一方，IL-12, IFN-γ は繊維化の抑制機構に働くとされている。繊維化には，Th2 サイトカインの果たす役割が大きく，Th2 サイトカインの働きによる結節形成の重要な要素である。IL-13 リセプターに対する抗体を用いて繊維化を抑制することにより，生存期間の延長が起こることから，繊維化は生体防御機構の結果，生じた副反応が自身の細胞障害に働いている面も強いと考えられる[25]。

4. 造血系の変動と生体防御

　住血吸虫は赤血球を主な栄養源としており，この感染症における主要な病変の一つである貧血は，赤血球が消費されるために起こると考えられている。また，生体防御に必要なマクロファージ，好中球，好酸球などの免疫担当細胞も需要が高まるため，宿主は造血系の亢進で需要の増加に対応する。日本住血吸虫感染マウスでは，骨髄や脾臓などの造血組織において造血幹細胞数が増加し，T細胞からの造血因子の産生も亢進する。このように，生体防御機構に関連した機構により造血系の急激な亢進が起こる。特に急性期においては，肝臓の虫卵結節の周辺部に顆粒球系の造血巣が多数観察される[26]。その多くは好酸球系の造血巣である。虫卵結節形成の初期において，好酸球を中心とした細胞浸潤が起こるが，これらの好酸球は，馬蹄形核を持った成熟したものや環状核を持った未熟なもの，さらにはその中間の成熟途中のものが多い。虫卵結節中には多能性造血幹細胞はほとんど存在しないことから，これらの成熟途中の好酸球は，周辺の好酸球系の造血巣から動員されてきたと考えられる。このように，幹細胞から好酸球前駆細胞までの分化増殖は炎症部位の近傍に存在する造血巣でおこなわれ，虫卵結節内において最終的に好酸球へ成熟するという分業が成立している。これに関係して，成熟途中の好酸球を動員するために，好酸球遊走性サイトカインには，成熟した好酸球に特異的に働くものとは別に，未熟な好酸球に特異的に働くものが存在する[27]。

　この炎症現場近くの造血巣に存在する造血幹細胞は，もともと肝臓に存在していたものか，あるいは骨髄など別の造血組織から運ばれてきたものかが興味のあるところである。住血吸虫感染の急性期には，感染に伴って末梢血中に存在する多能性造血幹細胞数も増加することから，骨髄などから造血幹細胞が血管系を通じて炎症現場近くの造血巣への動員もおこるとも考えられる。一方，急性期においては，骨髄での赤血球産生は低下しているが，それに代わって脾臓などでの赤血球の造血亢進が起こる(未発表)。この現象は，虫体により補食された赤血球の補てんをするホメオスタシスの一種と考えられる。また，破壊された赤血球由来の変性ヘモグロビンは，肝臓内の星状細胞により貪食されるため，この貪食機構の亢進も必要となる。

　このように造血系の亢進は，生体防御に密接に関連しており，生体防御機構として重要な役割を果たしている。先天的に多能性幹細胞に欠損のある W/W^V マウスでは住血吸虫感染に対する感受性が高くなる[16]。生体防御機構において重要な働きをもつ炎症性細胞は，感染における急激な需要の亢進に対応するために，多能性造血幹細胞からの造血の場として，成熟の段階に応じて複数の場が用意されている。容積の限られた骨髄では，急激な炎症性細胞の需要に対応するため，炎症の現場近くの肝臓で好酸球への最終分化と増殖を行い，炎症現場で最終的な成熟が行われる。このような機能分担は，細胞輸送の効率の点からも合理的である。多能性幹細胞の輸送機構は不明な点も多いが，住血吸虫などの蠕虫感染は，この造血の場の拡大機構の研究の良いモデルでもある。

5. 寄生虫由来の白血球遊走因子と免役機構

　白血球の局所への動員機構には，それぞれの白血球に固有の白血球遊走因子が関与している。住血吸虫感染においても，セルカリア感染部位や組織内の虫卵周囲の炎症部位への白血球動員機構には，宿主と寄生虫双方の白血球走化性因子が関与している。日本住血吸虫虫卵，成虫，セルカリア

には好酸球遊走因子，好中球遊走因子などの炎症性細胞に対する種々の白血球遊走因子が含まれている。住血吸虫以外の多くの寄生蠕虫の虫体にも，好酸球遊走因子，好中球遊走因子などの白血球遊走因子が含まれているが，遊走活性を持っている虫体成分はそれぞれの寄生虫種によって異なる。住血吸虫の虫卵の場合は，糖タンパクである高分子の遊走因子と，両親媒性の低分子の遊走因子から構成されている[28]。成虫の遊走因子も，ほぼ同様の構成である。寄生虫由来の白血球遊走因子の他に，ケモカイン，ECF-L，補体，ロイコトリエンなどの宿主由来の白血球遊走因子も重要な働きをしているが，実際の白血球の血管外遊走においては，寄生虫由来と宿主由来の遊走因子の相互作用が考えられる[29]。

　これらの寄生虫自身が持っている宿主の炎症性細胞に対する白血球遊走因子は，寄生虫体にとってどのような意味があるのであろうか？　複数の生命体の間の相互作用として，宿主と寄生虫体の関係は生命の進化を考える上で，生命間相互作用の大きな要因の一つである。宿主と寄生虫は，お互いに相手を殺さない程度の関係を保ちつつお互いに進化してきた。宿主の負担が過多なときには，新たに宿主に侵入しようとするシストソミューラに随伴免疫が働き，宿主の負担を一定レベル以下に保つ。このように宿主の免疫機構が適切に働くことは，宿主および寄生虫体双方にとって重要な意味を持っている。そのためには寄生虫体は自分の存在を宿主に示す必要があり，宿主は寄生虫体の位置を知る必要がある。寄生虫体由来の白血球遊走因子の存在は，宿主が進化の過程で病原体認識機構を身につけていった結果とも考えられる。寄生虫体の側から見ると宿主の免疫機構を惹起する仕組みにより，巧みに自分自身が殺されない程度に調節する機構の一つかもしれない。

6. 住血吸虫感染における免疫応答の変化

　住血吸虫感染において，宿主の免疫応答機構が抑制される免疫抑制の現象が知られている。類似の現象は住血吸虫感染以外においても，感染症一般によく見られる現象である。肝臓に捕捉された虫卵周囲の炎症性細胞の浸潤も，慢性期にはその反応が著しく抑制される。また，脾細胞などのマイトージェンに対する反応性は，感染により低下する。リンパ球の応答性の低下は，抗原非特異的なものと抗原特異的なものに分けることが出来るが，前者はT細胞の関与する抗原特異的な抑制機構であり，後者はマクロファージの関与する抗原非特異的な抑制機構が大きな役割を果たしている。また，慢性期には虫卵結節形成が抑制されるが，$CD8^+$抑制性T細胞が抑制機構に関与している[30]。住血吸虫感染において抗原提示細胞として重要な樹状細胞は，MHC class II, CD80, 及びCD40の発現が増加しており，これがT細胞の反応性の変化に寄与していると考えられている[21]。また，抗イディオタイプネットワークによる免疫応答調節機構の存在を示唆する報告もある[31]。

　一方，住血吸虫感染によりTh2/Th1バランスがTh2の方に傾くために，鞭虫[32]，糞線虫[33]，マラリア[34,35]など他の寄生虫感染に対する感受性を変える。また，Th1反応がその発症に重要な役割を果たしている実験的アレルギー性脳脊髄膜炎などの自己免疫疾患の発症は，住血吸虫感染[36]や同虫卵の免疫[37]により抑制することが出来る。

　このように住血吸虫感染により，免疫系のバランスが先天性免疫機構の貪食細胞系と獲得性免疫機構の特定のT細胞ポピュレーションに傾くため，他の抗原に対する反応性に変化をもたらすと考えられている。このような免疫応答の変化は，流行地の他の感染症のワクチン戦略や，自己免疫疾患対策にも影響を及ぼす可能性がある。

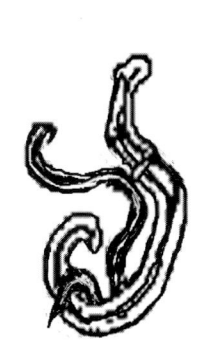

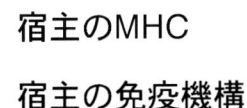

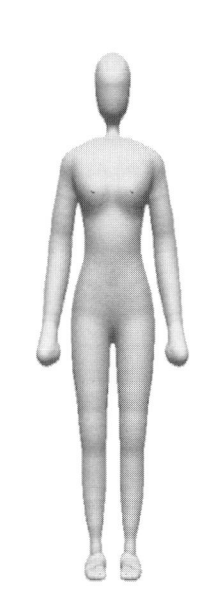

図1 寄生虫側から見た，住血吸虫の宿主との共存戦略。寄生虫が引き起こす宿主にとっての生体防御反応は，寄生虫にとっても宿主の病害を限度以下にとどめ，寄生虫自身の生存のために重要な意味を持っている。主要なものに虫卵結節形成，随伴免疫機構及び造血亢進などがある。虫卵結節形成は虫卵の毒性成分の拡散を防ぎ，随伴免疫機構は寄生虫体数を一定レベル以下に保つ。造血亢進により自分の栄養源確保や随伴免疫機構を惹起する。一方，宿主の免疫機構を寄生虫の側が利用する例もある。例えば宿主の免疫機構から逃れるために宿主のMHC分子を身につけている。さらに，積極的に宿主の免疫機構を，自分自身の発育に利用している。

おわりに

宿主の生体防御機構の大動脈とも言える血管系に住む住血吸虫は，きわめて巧妙に宿主の免疫機構から逃れる仕組みを持っている。宿主の免疫機構と寄生虫体がそれから逃れようとする仕組み，逆に宿主の免疫機構，造血亢進機構などを利用し，自身の成長に利用するなど，巧妙ないくつかの機構が組み合わされている（図1）。免疫応答の調節も，寄生状態を作り出したところで，免疫応答の亢進と抑制機構の均衡が保たれている。その複雑な過程について様々な知識が蓄積されつつあるが，全貌を明らかにすることは不可能である。宿主と寄生虫の複雑な関係のなかに，お互いのせめぎ合いのなかで生き残って進化してきた生命の歴史を見ることが出来る。宮入貝の撲滅は，住血吸虫症流行の終焉である以上に，ある2種の生命の相互作用の終焉という地球史上の大きな節目とも言えるのではないだろうか。

参 考 文 献

1) Garcia EG, Mitchell GF, Tiu WU, Tapales FP, Valdez CA. Resistance to reinfection with *Schistosoma japonicum* in the mouse. Southeast Asian J Trop Med Public Health. 14: 133–139 (1983)
2) Iwamura Y, Yonekawa H, Irie Y. Detection of host DNA sequences including the H-2 locus of the major histocompatibility complex in schistosomes. Parasitology. 110: 163–70 (1995)

3) Phillips SM, Colley DG. Immunologic aspects of host responses to schistosomiasis: resistance, immunopathology, and eosinophil involvement. Prog Allergy. 24: 49–182 (1978)

4) Davies SJ, Grogan JL, Blank RB, Lim KC, Locksley RM, McKerrow JH. Modulation of blood fluke development in the liver by hepatic CD4$^+$ lymphocytes. Science 294: 1358–1361 (2001)

5) Wolowczuk I, Nutten S, Roye O, Delacre M, Capron M, Murray RM, Trottein F, Auriault C. Infection of mice lacking interleukin-7 (IL-7) reveals an unexpected role for IL-7 in the development of the parasite *Schistosoma mansoni*. Infect Immun. 67: 4183–4190 (1999)

6) Mahmoud AA. The ecology of eosinophils in schistosomiasis. J Infect Dis. 145: 613–622 (1982)

7) Paul CC, Tolbert M, Mahrer S, Singh A, Grace MJ, Baumann MA. Cooperative effects of interleukin-3 (IL-3), IL-5, and granulocyte-macrophage colony-stimulating factor: a new myeloid cell line inducible to eosinophils. Blood 81: 1193–1199 (1993)

8) Dent LA, Munro GH, Piper KP, Sanderson CJ, Finlay DA, Dempster RK, Bignold LP, Harkin DG, Hagan P. Eosinophilic interleukin 5 (IL-5) transgenic mice: eosinophil activity and impaired clearance of *Schistosoma mansoni*. Parasite Immunol. 19: 291–300 (1997)

9) Ishii A, Matsuoka H, Aji T, Hayatsu H, Wataya Y, Arimoto S, Tokuda H. Evaluation of the mutagenicity and the tumor-promoting activity of parasite extracts: *Schistosoma japonicum* and *Clonorchis sinensis*. Mutat Res. 224: 229–233 (1989)

10) Pearce EJ, Caspar P, Grzych JM, Lewis FA, Sher A. Downregulation of Th1 cytokine production accompanies induction of Th2 responses by a parasitic helminth, *Schistosoma mansoni*. J Exp Med. 173: 159–166 (1991)

11) Fallon PG, Richardson EJ, McKenzie GJ, McKenzie AN. Schistosome infection of transgenic mice defines distinct and contrasting pathogenic roles for IL-4 and IL-13: IL-13 is a profibrotic agent. J Immunol. 164: 2585–2591 (2000)

12) MacDonald AS, Patton EA, La Flamme AC, Araujo MI, Huxtable CR, Bauman B, Pearce EJ. Impaired Th2 development and increased mortality during *Schistosoma mansoni* infection in the absence of CD40/CD154 interaction. J Immunol. 168: 4643–4649 (2002)

13) Jankovic D, Kullberg MC, Noben-Trauth N, Caspar P, Ward JM, Cheever AW, Paul WE, Sher A. Schistosome-infected IL-4 receptor knockout (KO) mice, in contrast to IL-4 KO mice, fail to develop granulomatous pathology while maintaining the same lymphokine expression profile. J Immunol. 163: 337–342 (1999)

14) Hirata M, Kage M, Hara T, Yoneda Y, Zhang M, Fukuma T. *Schistosoma japonicum* egg granuloma formation in the interleukin-4 or interferon-gamma deficient host. Parasite Immunol. 23: 271–280 (2001)

15) Owhashi M, Horii Y, Ikeda T, Maruyama H, Abe T, Nawa Y. Importance of mast-cell-derived eosinophil chemotactic factor A on granuloma formation in murine Schistosomiasis japonica: evaluation using mast-cell-deficient W/W^v mice. Int Arch Allergy Appl Immunol. 92: 64–68 (1990)

16) Secor WE, Stewart SJ, Colley DG. Eosinophils and immune mechanisms. VI. The synergistic combination of granulocyte-macrophage colony-stimulating factor and IL-5 accounts for eosinophil-stimulation promoter activity in *Schistosoma mansoni*-infected mice. J Immunol. 144: 1484–1489 (1990)

17) Owhashi M, Arita H, Hayai N. Identification of a novel eosinophil chemotactic cytokine (ECF-L) as a chitinase family protein. J Biol Chem. 275: 1279–1286 (2000)

18) Owhashi M, Horii Y, Ishii A, Nawa Y. Isolation of two immunogenically different allergens from *Schistosoma japonicum* eggs. Int Arch Allergy Appl Immunol. 83: 149–154 (1987)

19) Okano M, Satoskar AR, Nishizaki K, Abe M, Harn DA Jr. Induction of Th2 responses and IgE is largely due to carbohydrates functioning as adjuvants on *Schistosoma mansoni* egg antigens. J Immunol. 163: 6712–6717 (1999)

20) Owhashi M, Horii Y, Ishii A. Isolation of *Schistosoma japonicum* egg-derived neutrophil stimulating factor: its role on eosinophil chemotactic factor release from neutrophils. Int Arch Allergy Appl Immunol. 78: 415–420 (1985)

21) Sher A, Fiorentino D, Caspar P, Pearce E, Mosmann T. Production of IL-10 by CD4+ T lymphocytes correlates with down-regulation of Th1 cytokine synthesis in helminth infection. J Immunol. 147: 2713–2716 (1991)

22) McKee AS, Pearce EJ. CD25+CD4+cells contribute to Th2 polarization during helminth infection by suppressing Th1 response development. J Immunol. 173: 1224–1231 (2004)

23) Hirata M, Hara T, Kage M, Fukuma T, Sendo F. Neutropenia augments experimentally induced *Schistosoma japonicum* egg granuloma formation in CBA mice, but not in C57BL/6 mice. Parasite Immunol. 24: 479–488 (2002)

24) Herbert DR, Holscher C, Mohrs M, Arendse B, Schwegmann A, Radwanska M, Leeto M, Kirsch R, Hall P, Mossmann H, Claussen B, Forster I, Brombacher F. Alternative macrophage activation is essential for survival during schistosomiasis and downmodulates T helper 1 responses and immunopathology. Immunity 20: 623–635 (2004)

25) Mentink-Kane MM, Cheever AW, Thompson RW, Hari DM, Kabatereine NB, Vennervald BJ, Ouma JH, Mwatha JK, Jones FM, Donaldson DD, Grusby MJ, Dunne DW, Wynn TA. IL-13 receptor alpha 2 down-modulates granulomatous inflammation and prolongs host survival in schistosomiasis. Proc Natl Acad Sci U S A. 101: 586–590 (2004)

26) Maruyama H, Higa A, Asami M, Owhashi M, Nawa Y. Extramedullary eosinophilopoiesis in the liver of *Schistosoma japonicum*-infected mice, with reference to hemopoietic stem cells. Parasitol Res.76: 461–465 (1990)

27) Owhashi M, Nawa Y. Eosinophil chemotactic lymphokine produced by spleen cells of *Schistosoma japonicum*-infected mice. III. Isolation and characterization of two distinctive eosinophil chemotactic lymphokines directed against different maturation stages of eosinophils. Int Arch Allergy Appl Immunol. 84: 185–189 (1987)

28) Owhashi M, Horii Y, Ishii A. Eosinophil chemotactic factor in schistosome eggs: a comparative study of eosinophil chemotactic factors in the eggs of *Schistosoma japonicum* and *S. mansoni in vitro*. Am J Trop Med Hyg. 32: 359–366 (1983)

29) Owhashi M, Nawa Y. Eosinophil chemotactic lymphokine produced by spleen cells of *Schistosoma japonicum*-infected mice. Int Arch Allergy Appl Immunol. 82: 20–25 (1987)

30) Chensue SW, Warmington KS, Hershey SD, Terebuh PD, Othman M, Kunkel SL. Evolving T cell responses in murine schistosomiasis. Th2 cells mediate secondary granulomatous hypersensitivity and are regulated by CD8+ T cells *in vivo*. J Immunol. 151: 1391–1400 (1993)

31) Lima MS, Gazzinelli G, Nascimeno E, Parra JC, Montesano MA, Colley DG. Immune responses during human Schistosomiasis mansoni. Evidence for antiidiotypic T lymphocyte responsiveness. J Clin Invest. 78: 983–988 (1986)

32) Curry AJ, Else KJ, Jones F, Bancroft A, Grencis RK, Dunne DW. Evidence that cytokine-mediated immune interactions induced by *Schistosoma mansoni* alter disease outcome in mice concurrently infected with *Trichuris muris*. J Exp Med. 181: 769–774 (1995)

33) Yoshida A, Maruyama H, Yabu Y, Amano T, Kobayakawa T, Ohta N. Immune response against protozoal and nematodal infection in mice with underlying *Schistosoma mansoni* infection. Parasitol Int.48: 73–79 (1999)

34) Helmby H, Kullberg M, Troye-Blomberg M. Altered immune responses in mice with concomitant *Schistosoma mansoni* and *Plasmodium chabaudi* infections. Infect Immun. 66: 5167–5174 (1998)

35) Yoshida A, Maruyama H, Kumagai T, Amano T, Kobayashi F, Zhang M, Himeno K, Ohta N. *Schistosoma mansoni* infection cancels the susceptibility to *Plasmodium chabaudi* through induction of type 1 immune responses in A/J mice. Int Immunol.12: 1117–1125 (2000)

36) La Flamme AC, Ruddenklau K, Backstrom BT. Schistosomiasis decreases central nervous system inflammation and alters the progression of experimental autoimmune encephalomyelitis. Infect Immun. 71: 4996–5004 (2003)

37) Sewell D, Qing Z, Reinke E, Elliot D, Weinstock J, Sandor M, Fabry Z. Immunomodulation of experimental autoimmune encephalomyelitis by helminth ova immunization. Int. Immunol. 15: 59–69 (2003)

住血吸虫症ワクチン

小 島 荘 明

はじめに

　住血吸虫症は，新興・再興感染症としての性格を有している。しかも，流行地においては，さまざまな要因からその制圧はきわめて困難となっており，制圧のためには医学以外の領域も含む多方面からの取り組みが必要である。特に，本症の如く，それぞれの種に特有な中間宿主としての媒介生物を有し，その撲滅が困難な疾患の場合には，総合的な制圧計画なしには，たとえ個人レベルの治療に成功したとしても，たちまち再感染を来してしまうという事態を生ずるのが，多くの流行地の現状である。

　なかでも，日本住血吸虫症の場合には，ヒト以外に，ウシ，ヤギ，ブタ，イヌ，ネコなどの家畜やペットも保虫宿主となり，ひいてはヒトへの感染をもたらすもとになる。特に，ウシは，本症の感染に対し感受性の高い動物であり，中国では，揚子江の河川敷に多数放牧されており，現在厄介な問題となっている。

　そこで，このような現状を打破すべく制圧のための新たな戦略が求められており，WHO を中心に進められている「住血吸虫症ワクチン」の開発研究は，少なくともその一翼を担う緊急かつ重要な課題である。

　しかしながら，ワクチン開発のためには，まず，かつて藤浪鑑 (1916)[1] が問うたように，ヒトは住血吸虫のような粗大寄生虫に対して防御免疫を獲得し得るのか否かが問われなければならない。そのうえで，その答えが然りであるならば，住血吸虫の感染防御に機能する宿主(特にヒト)の側の免疫応答の機序を明らかにすることと，そのような防御免疫応答を惹起しかつ住血吸虫にとって致命的な弱点となる標的分子(ワクチン候補分子)を見出すこととが，表裏一体の関係においてなされる必要がある。

　防御免疫機構については前章で詳述されると思われるので，本稿では簡略に述べるに留め，できるだけ後者の部分に焦点を合わせて，最近のワクチン開発について記述することとしたい。

1. 住血吸虫症における防御免疫機構，特に Th2 応答の関与

　藤浪鑑 (1916)[1] のウマを用いた世界ではじめての免疫動物実験以来，多くの研究者により，いろいろな実験モデルを用いて，住血吸虫の再感染に対してはある程度の抵抗性を誘導できることが示されてきた。

　そして，防御免疫のエフェクター機構については，主としてマウスを X 線(または γ 線)照射セルカリアで免疫する弱毒化ワクチンモデルを用いて解析されてきており，非常に単純化した表現をす

るならば，Th1 タイプの免疫応答あるいはサイトカインが防御免疫の誘導に重要な役割を果たすものであり，逆に Th2 タイプの応答は感染に対する感受性を増し，病変特に虫卵肉芽腫形成に関与する，とする報告が多い。われわれも，前者に関して，日本住血吸虫感染の場合，弱毒化ワクチンモデルにおいて再感染抵抗性を誘導できない系統のマウス (C57BL/6) では，抵抗性を示す系統と比較し，INF-γ の産生がきわめて低いことを見出した[2]。

一方，ヒトについては，アフリカの流行地における疫学的研究の結果，特にマンソン住血吸虫症やビルハルツ住血吸虫症では，10 歳前後の年齢層において感染率及び感染濃度が最も高く，その後年齢とともにそれらが低くなることから，不完全ながらも抵抗性が誘導されると考えられている。そして，Th2 応答の結果である IgE 抗体産生と再感染抵抗性との間に正の相関があることが報告されている[3,4,5]。

実験的にも，ラットの系では防御免疫への IgE 抗体の関与が示されている[6]。われわれは，日本住血吸虫に対するモノクローナル IgE 抗体 (SJ18ε.1) の作製に成功し，この抗体を住血吸虫幼虫 (シストソミュラ) が皮膚から肺に侵入するまでの間にマウス腹腔内に投与することによって抵抗性を付与できることを示すと共に，この抗体がおそらくはマクロファージを (in vitro の系ではラット好酸球も) 介する抗体依存性傷害作用 (antibody-dependent cell-mediated cytotoxicity, ADCC) に関与することによって受動免疫を賦与し得るものである可能性を示した[7]。

ちなみに，SJ18ε.1 が真に IgE 抗体であることは，ラットにおける皮膚アナフィラキシー (passive cutaneous anaphylaxis, PCA) を惹起すること (抗体価 1:256,000)[7] に加えて，in vitro において，マスト細胞上の IgE に対する高親和性レセプター (FcεRI) を SJ18ε.1 と住血吸虫抗原を用いて架橋し，この細胞に脱顆粒を起こさせることによって，新たなマスト細胞のコロニー形成を誘導し得るという実験[8] からも明らかである。

また，われわれは，SJ18ε.1 を用いた実験系とは別に，抗 dinitrophenyl (DNP) 基モノクローナル IgE 抗体 (B.53) を用いて，ロゼット形成法により，ラット好酸球に FcεR が存在することを確認した上で，DNP 基結合シストソミュラに対するラット好酸球による ADCC に IgE 抗体が確実に関与していることを示すとともに[9]，このことを電顕的にも確認した[10]。

さらに，ヒト好酸球性白血病細胞株 (EoL-3) を用いた実験系では，この細胞が腫瘍壊死因子 (tumour necrosis factor, TNF) の存在下で活性化され，シストソミュラに接着すると，その接着面に向かって細胞内顆粒が移動・放出され，シストソミュラが殺滅されるに至ることが明らかとなり，その模様をスローモーションカメラで撮影し記録した[11]。

したがって，これらのことから，IgE 抗体や好酸球増多というような Th2 応答が，住血吸虫に対する感染防御においてある程度の役割を果たしているとみることができる。

但し，マウス好酸球の場合には，FcεR がないとされており[12]，実際，ラット好酸球と比較し，シストソミュラに対する抗体依存性殺滅能力は弱い[13]。しかしながら，その一方で，好酸球増多を示す IL-5 トランスジェニックマウスでは，*Nippostrongylus brasiliensis* 幼虫体を組織内に捕捉し，結果的に感染防御作用を示すことが知られている[14,15]。その際に，マウス好酸球は，幼線虫の角皮（クチクラ）に接着し，電子密度の高い塩基性タンパクを放出してこれを破壊することが確認されているが，この接着に関与する分子は，抗体ではなく，角皮に沈着した血清中の補体成分 (C3c) や fibronectin と，これらにそれぞれ対応する好酸球細胞膜上の CD11b および very late antigen 4 (VLA-4) である[16]。このように，寄生虫の種類によって異なる分子が用いられて，好酸球が寄生虫を排除する働きをし

ていることは大変興味深い事柄である。

2. 住血吸虫症ワクチン候補分子

1) パラミオシン

　前述のように，抗日本住血吸虫モノクローナル IgE 抗体（SJ18ε.1）は，シストソミュラが皮膚から肺に移行する時期に投与すると，マウスにおいて最も強い抵抗性を誘導したので，この抗体の認識する標的分子(分子量 97 kDa)[7] はワクチン候補となることが考えられる。

　そこで，われわれは，この抗体を用いて，その認識する標的抗原遺伝子のクローニングを行った結果，標的分子が全長 866 アミノ酸から成るパラミオシンであることを明らかにするとともに，本来無脊椎動物の筋蛋白であるこの分子がシストソミュラの筋組織のみならず，体表外被（tegument）に存在し，したがってワクチン候補分子となり得ることを示した[17]。

　そればかりか，極めて興味あることは，住血吸虫幼虫がセルカリアからシストソミュラへと転換を遂げる中で，やがて体表面を構成する物質を送り出すとされている後腹吸盤分泌腺（postacetabular gland）に，SJ18ε.1 の結合が認められるという所見が得られた点である[17]。この点については，非特異的な結合ではないかとの疑義が出されたが[18]，後に，Gobert ら（1997）によりパラミオシンがセルカリアの上記分泌腺に存在することが確認された[19]。このことは，セルカリアが経皮的に侵入する際に，パラミオシンが何らかの機序によってこの分泌腺から分泌・輸送されて，最終的に筋組織や体表外被に組み込まれるものであることを示唆していると考えられ，パラミオシンのワクチン候補分子としての可能性を高める所見である。

　一方，パラミオシン分子上にあって，SJ18ε.1 によって認識されるエピトープや，マクロファージの活性化に関与する T 細胞の認識するエピトープを明らかにすることは，将来合成ペプチドワクチンを作製するためにも重要である。そこで，種々の長さの組替え蛋白を作製して，SJ18ε.1 の認識するエピトープを検索した結果，パラミオシン分子の中央 1/3 のやや N 末端寄りにある 4 アミノ酸から成る（Ile359-Arg-Arg-Ala362）ことが明らかになった[20]。

　当然のことながら，これはマウスの認識する B 細胞エピトープであり，ヒトの認識する部位とは異なる可能性がある。今後，住血吸虫症流行地において再感染抵抗性を示すグループや個人を特定し，その認識する T 細胞・B 細胞エピトープを明らかにしていく必要がある。実際，フィリピンの日本住血吸虫感染者 176 名について行われた加齢とともに抵抗性の増大がみられるか否かの調査において，高い IgA 抗体応答を示した 17 名中 14 名の抗体は 97 kDa 分子を認識したことから，パラミオシンに対する IgA 抗体が肺における幼虫の排除に関与している可能性が指摘されているが[21]，もしもそれが事実であるとすれば，このような場合，どのようなエピトープが認識されているか興味のあるところである。

　なお，他の住血吸虫症と異なり，日本住血吸虫症では，ヒト以外にウシ，ブタ，ヒツジなどの家畜も保虫動物として寄生虫の生活環維持に重要であり，このことがまたひいてはヒトへの感染源にもなっていることから，中国でブタを用いて組換えパラミオシンによる免疫実験を行い，このワクチン候補分子が防御免疫を誘導できるか否か検討したところ，alum または TiterMax をアジュバントとしてパラミオシンで免疫した群では，アジュバントのみの対照群と比較し，攻撃感染による成虫回収率において有意の減少(減少率 32-35%)が認められた[22]。

一方，Quil A をアジュバントとして組換えパラミオシンで 3 頭の水牛を免疫した実験では，全頭にパラミオシンに対する IgG 抗体の産生が認められ，うち 2 頭において肝臓内虫卵数の減少が認められている[23]。

　実のところ，精製蛋白あるいは組替え蛋白としてのパラミオシンは，最初，虫体粗抗原と比較し，極めて微量で強い抵抗性を免疫マウスに誘導し，かつ T 細胞を刺激して IFN-γ を産生し，これによりマクロファージを活性化してシストソミュラを殺滅するものと考えられ，有力なワクチン候補とみなされたのであるが[24]，筋蛋白であり虫体表面の蛋白でないと考えられたことから，一時はその有用性が疑われ，必ずしも研究が積極的に進められなかった感がある。しかし，受動免疫を誘導し得る SJ18ε.1 の作製により，改めてこの分子が注目を浴びるようになったと言える。

　ところで，パラミオシンは補体成分 C1q に結合し，補体の古典的経路の活性化を阻害すること[25]，またマンソン住血吸虫シストソミュラ，肺侵入後のシストソミュラおよび成虫の体表面には，ヒト CD59 に類似の蛋白（SCIP-1）があって C9 に結合すること[26]が知られていたが，きわめて最近の研究により，SCIP-1 はほかならぬパラミオシンそのものであり，C8, C9 と結合すること，とくに C9 については，thrombin あるいは trypsin 処理により得られた C9 フラグメントを用いて，C9 上の Gly245 と Arg391 の間に結合部位があることが明らかにされた[27]。補体が活性化されて細胞膜上に C5b-9n membrane attack complex（MAC）が形成される過程にあって，CD59 はこれを阻害することにより，自己の細胞が補体の活性化により破壊されることから免れる重要な働きを担っているものとされており，パラミオシンが，このような分子と類似の働きにより，虫体自身の保身上重要な役割を果たしているとするならば，ワクチン開発の観点のみならず，寄生体の生命維持の仕組みを考える上でも興味深い事柄である。

　さらに，最近，パラミオシンについてもうひとつ興味深い事実が明らかにされた。実は，住血吸虫は，シストソミュラあるいは成虫の段階で，その体表面に Fc レセプターを有し IgG を結合することが知られており[28,29]，宿主の免疫応答による排除を免れる仕組み（evasion mechanism）として考えられてきたが，この Fc 結合蛋白はパラミオシンであることが証明されたのである[30]。Loukas らは，パラミオシンに対するモノクローナル IgE 抗体（SJ18ε.1）が住血吸虫の攻撃感染に対して有効であったのは，このような非特異的な IgG の結合による免疫回避を阻止したためかも知れないと述べている[30]。

2） その他のワクチン候補分子

　パラミオシンのほかにも，住血吸虫症のワクチン候補分子として注目されているものには表 1 に示したようなものがある。いずれも，遺伝子組換え蛋白としてマウスを免疫した場合には，あまり高い防御効果を示す結果は得られていないが，核酸ワクチンも試みられるようになってきて，新しい局面を迎えようとしている。

　このうち，Sj23/Sm23 は，膜蛋白ですべての発育期の虫体に存在するが，とりわけ肺シストソミュラにきわだって認められるところからワクチン候補分子として有力視されたものであるが，興味深いことに，ヒトのメラノーマ関連抗原 ME491 や[31]，リンパ球表面抗原 CD37 あるいは TAPA-1 などの分子との相同性があることから，細胞分裂や虫体の発育に関与するのではないかとされている[32]。

　また，住血吸虫の有する種々の酵素も，ワクチンの有力な候補としてあげられている。なかでも，

表1 住血吸虫症ワクチン候補分子とその性状

抗原分子の名称	分子量(kDa)	発現される虫体の発育段階	(局在部位)	防御率(%)(マウス)	文献
パラミオシン (Sm97)	97	シストソミュラ 成虫	(筋組織)	30	1)
(Sj97)			(筋, 体表外被, 後腹吸盤分泌腺)	20–60	2–4)
Sj23/Sm23	23	全発育段階	(体表外被)	40–50	5)
トリオース・ホスフェート イソメラーゼ	28	全発育段階	(酵素)	30–60	6, 7)
グリセルアルデヒド-3 燐酸 デヒドロゲナーゼ	37	シストソミュラ 成虫	(酵素)		8)
グルタチオン-S-トランス フェラーゼ	26/28	シストソミュラ 成虫	(酵素)	30–70	9)
IrV-5	200	シストソミュラ	(筋組織, 体表外被)	32–75	10)
IrV-1	90	全発育段階	(体表外被)		11)
脂肪酸結合蛋白 (Sm14)	14	シストソミュラ	(体表外被)	67	12)

文献

1) Pearce EJ et al. (1988) Proc Natl Acad Sci USA 85, 5678–82.
2) Kojima S, Niimura M, Kanazawa T (1987) J Immunol 139, 2044–9.
3) Nara T et al. (1994) Int Immunol 6, 963–71.
4) McManus DP et al. (1998) Int J Parasitol 28, 1739–42.
5) Reynolds SR, Shoemaker CB, Harn DA (1992) J Immunol 149, 3995–4001.
6) Shoemaker CB et al. (1992) Proc Natl Acad Sci USA 89, 1842–6.
7) Reynolds SR, Dahl CE, Harn DA (1994) J Immunol 152, 193–200.
8) Dessein AJ et al. (1988) J Immunol 140, 2727–36.
9) Balloul JM et al. (1987) J Immunol 138, 3448–53.
10) Soisson LM et al. (1992) J Immunol 149, 3612–20.
11) Hawn TR, Tom TD, Strand M (1993) J Biol Chem 268, 7692–8.
12) Tendler M et al. (1996) Proc Natl Acad Sci USA 93, 269–73.

triose-phosphate isomerase (TPI) は, 受動免疫を賦与できるマウスモノクローナル抗体 (M.1) の認識する 28 kDa 分子として同定された酵素であるが[33], IL-2 や IFN-γ などの Th1 サイトカイン産生を誘導し[34], T及びB細胞エピトープから成るペプチド4本を繋いだ multiple antigenic peptides (MAP) や[35], 核酸ワクチンによる最近の実験成績は, 住血吸虫症ワクチンの開発にかなり有望な見通しを与える結果となっている。

一方, TPI と同様, 有力なワクチン候補となっている酵素として, 26 kDa, 28 kDa のアイソザイムからなる glutathione S-transferase (GST) (Sj26, Sj28, Sm26, Sm28) がある。特に, Sm28 は, マウス, ラット, ハムスター, サルなどに免疫した場合, 攻撃感染に対し有意の抵抗性を誘導し, また, 免疫により惹起した IgG2a 抗体は in vitro においてラット好酸球によるシストソミュラ殺滅作用に関与する[36,37]。ワクチンの実用化の観点から興味深いことは, たとえば Sj28 と Sm28 の間にはアミノ酸の配列上 77% の相同性が認められるにもかかわらず, 両者の免疫原性に差異があるのは, Sm28 にみられる T 細胞エピトープが Sj28 には欠如しているためであろうとされている点であ

る[38]）．将来，合成ワクチンを設計する上で考慮に入れるべき所見であろう．

さらに，マンソン住血吸虫の感染に対し抵抗性を示すブラジルのこどもたちが抗体を有していることから，ワクチン候補として挙げられてきた住血吸虫由来の酵素に，glyceraldehyde-3-phosphate dehydrogenase（GAPDH）がある[39]）．この分子について，cDNA のクローニングの結果，ヒトの GAPDH とアミノ酸配列において 72.5% の相同性のあることが判明しているが，T 細胞エピトープが限定されていることが，この分子を認識できない感受性(非応答性)群による寄生虫の伝播を容易にすることになっているのではないかとの見方がなされている[40]）．この住血吸虫酵素の組替え蛋白（rSG3PDH）に対する免疫応答性を，（A）治療後再感染抵抗性を 1 年以上にわたって示している群（エジプトのマンソン住血吸虫症流行地成人 15 名，ビルハルツ住血吸虫症流行地成人 19 名），（B）治療後再感染を来している群（それぞれ 16 名および 10 名），（C）非流行地に暮らす健常者（いずれも 6 名）について検討したところ，A 群において最も高いリンパ球増殖応答および IFN-γ 産生がみられ，また血中の IgG1，IgG3 および IgA 抗体価も高かったとの報告がある[41]）．

ところで，X 線(または γ 線)照射セルカリアを用いてマウスに誘導される防御免疫モデル（弱毒化ワクチンモデル）において，抵抗性を示すマウスの抗体が認識する抗原は 200 kDa および 90 kDa の分子であることが判明している[42,43,44]）．そして，前者については，その一部の 62 kDa に相当する部分をコードする cDNA のクローニングの結果，ミオシンとの相同性が認められ，さらに，その組替え蛋白を用いた免疫実験では，最高 75% の虫体回収率減少を示す結果が得られ，この組替え蛋白分子は rIrV-5 と名付けられた[42]）．なお，rIrV-5 で免疫したマウスの抗体はもともとの 200 kDa 分子と結合することや，この分子がシストソミュラ体表面に存在することも確認されている[42]）．一方，後者については，SmIrV-1 と呼ばれ，遺伝子がクローニングされた結果，582 残基に及ぶ推定アミノ酸配列は，calnexin, calreticulin, および OvRAL1（*Onchocerca volvulus* の虫体表面抗原）と相同性があり，セルカリアからシストソミュラに転換すると，体内部から体表外皮外層へと移動し，蛋白としての発現量が 6 倍にもなるとされている[43,44]）．

同様に，日本住血吸虫についても，SmIrV-1 に相当する分子 SjIrV-1 の cDNA がクローニングされ，SmIrV-1 との間にはアミノ酸レベルで 83% の相同性があることが示されたほか，Ca^{2+} 結合モチーフを有する機能蛋白であることも明らかにされた[45]）．

なお，この弱毒化ワクチンモデルでは，マンソン住血吸虫抗原中の糖鎖 lacto-*N*-fucopentaose III もまた防御抗体の標的となっているとの報告がある[46]）．このオリゴ糖は細胞の移行に関与するものとみられており，これに対する抗体は住血吸虫幼虫の移行を阻害することになる可能性もあると考えられる．

一方，脂肪酸結合蛋白（Sm14）は，マンソン住血吸虫と肝蛭との間の交叉防御反応の研究から注目されるに至った分子で，その組替え蛋白（rSm14）は，マウスでは，マンソン住血吸虫の攻撃感染に対しアジュバントなしで対照群と比較し虫体回収率を 67% まで減少させることができるとの報告がある[47]）．また，住血吸虫流行地で，慢性患者群，治療群，および非感染者正常群（uninfected endemic normal individuals, EN 群）の 3 群について，末梢血リンパ球の rSm14 に対するサイトカイン応答を調べてみると，IL-5 や IL-10 などの Th2 応答に関しては 3 群の間に差が見られなかったのに対し，IFN-γ および TNF-α の産生は EN 群において有意に高く，流行地においてみられる抵抗性と rSm14 に対する Th1 応答の間には相関が認められている[48]）．実際，rSm14 でマウスを免疫する際に，免疫応答を Th1 にシフトさせることが期待される IL-12 を同時投与すると，IgG2a およ

び TNF-α の産生が，alum をアジュバントとした rSm14 免疫群と比較して有意に高まり，また回収虫体数の減少率も向上するという成績が得られており[49]，この分子の場合，Th1 応答が防御免疫の誘導に重要であるものと考えられる。また，IFN-γ および TNFR-p55 knockout マウスを用いた場合には IL-12 の投与効果は認められなかったという実験成績から，IFN-γ および TNF-α の内的産生が必須であるとされている[49]。

また，住血吸虫粗抗原と BCG で免疫し抵抗性を誘導したマウス（C57BL/6）から T 細胞株を樹立し，その認識する抗原を成虫 cDNA ライブラリーからスクリーニングするという新しい試みにより，ワクチン候補となった分子として，Ca^{2+} によって活性化される蛋白分解酵素 calpain がある。そして，146 アミノ酸残基から成る免疫原性の認められる領域のうちで，核になる配列として EWKGAWCDGS が同定された[50]。山梨産および中国湖南省産の日本住血吸虫からも calpain 遺伝子がクローニングされ，ヒト B 細胞エピトープはマンソン住血吸虫 calpain 上のそれと共通であることが認められている[51]。calpain の large subunit 上にあってワクチン候補となる可能性のある部分を含む組替え蛋白で，Freund's complete adjuvant とともにマウス（BALB/c）を免疫した場合，日本住血吸虫の攻撃感染に対して対照群と比較し 41.2% の虫体回収率減少がみられているが，今後，この分子の免疫によって惹起されるエフェクター機構については，細胞性免疫・液性免疫の両者の可能性があり，動物実験等によりさらなる検討が必要である[52]。calpain は，住血吸虫体表面の再生に関与するものと考えられており，したがってこれに対する抗体は体表の修復・再生を阻止することが期待される。

3) 合成ワクチン・DNA ワクチン

上述のように，いろいろな分子が住血吸虫症に対するワクチン候補として見出されてきているが，これまでのところ，さまざまな動物を用いての，いずれの分子による免疫実験も完全な感染防御能を付与するにはいたらず，通常 30–50% 台の防御率にとどまっている。その理由は明らかでないが，有効なエフェクターの誘導に関し，Th1 応答と有効なエピトープに対応する抗体の産生とがひとつのワクチンで同時に誘導されるとは限らないためかも知れない。そこで，防御免疫を誘導するために有効と考えられるエピトープを含むペプチドを合成し，これをさらにポリマーとしてつないで免疫する方法や，あるいは防御抗原遺伝子 DNA を単独で，または IL-2 や IL-12 など Th1 応答の誘導に関与するサイトカイン遺伝子を組み込んだプラスミドとともに，投与する DNA ワクチンが試みられている。

たとえば，Sm14 については，肝蛭やヒトの脂肪酸結合蛋白とのアミノ酸配列を比較したうえで，特に肝蛭のそれとの間で共通している配列（保存領域）とを考慮して，立体構造上分子の表面にあって防御免疫誘導に有効と考えられる部分のアミノ酸配列について合成ペプチドを作製し，これらのペプチドでマウスを免疫した実験では，C 末端保存領域のうち，配列としては 118–125 に相当する部分の 8 残基（VTVGDVTA）およびこれを含むペプチド，あるいは配列 85–94 に相当する部分の 10 残基（EKNSESKLTQ）のペプチドで免疫した群において，rSm14 免疫群同様の回収虫体数減少率が得られている[53]。

さらに，このような単独のペプチドとしてではなく，たとえば Sm23 と SmTPI というように異なる抗原分子のペプチドをつないだ multiple antigen peptide（MAP）[35]，あるいはもっと多数のワクチン候補分子上の T および B 細胞エピトープから成る multi-epitope polymer[54]，さらには同じ

SG3PDH 上にありながらヒトの SG3PDH 配列とはもっとも一致しないことを目安に選んだペプチドを，それぞれ 4 本ずつつないだ 4 価の MAP なども免疫実験に用いられている[55]。

また，DNA ワクチンとしては，たとえば calpain の large subunit（Sm-p80）をコードする DNA と，IL-2，IL-12，あるいは granulocyte-macrophage colony-stimulating factor（GM-CSF）をコードする遺伝子を組み込んだプラスミドとともに投与すると，Sm-p80 DNA 単独投与群の回収虫体数減少率 39% と比較し，後者の同時投与各群では 44–57% の減少率が得られ，有意の抵抗性増強効果が得られたが，IL-4 遺伝子を組み込んだプラスミドと同時投与した場合にはこのような増強効果はみられなかったとの報告がある[56,57]。

このように，DNA ワクチンの場合でも，通常，当該抗原に対する抗体の産生はよいものの，回収虫体数減少率は効果が見られた場合でも完全な防御免疫を賦与することは困難で，多くの場合，防御の増強効果はあまり期待できないとみられる報告が多いようである。

おわりに

これまで，住血吸虫の伝播阻止に成功したのは，日本とチュニジアのみとされており，途上国における本症の制圧は相当に困難なものであることは明らかである。ワクチン開発など，制圧のための新たな戦略が求められている所以である。しかし，一部のワクチン候補分子については Phase II 臨床試験がすでに行われているものの，ワクチンの効果とその免疫学的機序の解明，安全性，有効期間，アジュバントの必要性や免疫方法，保存や運搬方法を含む免疫の実施にまつわるインフラ整備の問題や費用など，今後も考慮すべき問題が多く残されている。ワクチン実現への道は，決して平坦ではなく，したがって，住血吸虫症制圧には，有効な薬剤の効果的使用も含めて，現在可能と考えられるあらゆる手段をもって当たるべきであろう。

参 考 文 献

1) 藤浪鑑：粗大寄生動物性疾患ニ於イテ免疫ノ獲得アリヤ？ 京都医学誌, 13: 454–463, 1916.
2) Osada, Y., Janecharut, T., Hata, H., Mahakunkijcharoen, Y., Chen, X.-W., Nara, T., Kita, K. and Kojima, S.: Protective immunity to *Schistosoma japonicum* infection depends on the balance of T helper cytokine responses in mice vaccinated with γ-irradiated cercariae. Parasite Immunol., 23: 251–258, 2001.
3) Hagan, P. Blumenthal, U. J., Dunn, D., Simpson, A. J. and Wilkins, H. A.: Human IgE, IgG4 and resistance to reinfection with *Schistosoma haematobium*. Nature, 349: 243–245, 1991.
4) Hagan, P.: Reinfection, exposure and immunity in human schistosomiasis. Parasitol. Today, 8: 12–16, 1992.
5) Butterworth, A. E.: Human immunity to schistosomes: some questions. Parasitol. Today, 10: 378–380, 1994.
6) Capron, M. and Capron, A.: Immunoglobulin E and effector cells in schistosomiasis. Science, 264: 1876–1877, 1994.
7) Kojima, S., Niimura, M. and Kanazawa, T.: Production and properties of a mouse monoclonal IgE antibody to *Schistosoma japonicum*. J. Immunol., 139: 2044–2049, 1987.
8) Takagi, M., Nakahata, T., Koike, K., Kobayashi, T., Tsuji, K., Kojima, S., Hirano, T., Miyajima, A., Arai, K., and Akabane, T.: Stimulation of connective tissue-type mast cell proliferation by crosslinking of cell-bound IgE. J. Exp. Med., 170: 233–244, 1989.
9) Kojima, S., Yamamoto, N., Kanazawa, T. and Ovary, Z.: Monoclonal IgE-dependent eosinophil cytotoxicity to haptenated schistosomula of *Schistosoma japonicum:* enhancement of the cytotoxicity and expression

of Fc receptors for IgE by *Nippostrongylus brasiliensis* infection. J. Immunol., 134: 2719–2722, 1985.

10) Kojima, S., Yamamoto, N., Kanazawa, T., Shigematsu, H. and Ovary, Z.: Enhancement of IgE-dependent eosinophil cytotoxicity to dinitro-phenylated schistosomula by a nematode infection. Int. Arch. Allergy Appl. Immunol., 76: 91–94, 1985.

11) Janecharut, T., Hata, H., Takahashi, H., Yoshida, S., Saito, H. and Kojima, S.: Effects of recombinant tumour necrosis factor on antibody-dependent eosinophil-mediated damage to *Schistosoma japonicum* larvae. Parasite Immunol., 14: 605–616, 1992.

12) Jones, R. E., Finkelman, F. D., Hester, R. B. and Kayes, S. G.: *Toxocara canis:* failure to find IgE receptors (FcεR) on eosinophils from infected mice suggests that murin eosinophils do not kill helminth larvae by an IgE-dependent mechanism. Exp. Parasitol., 78: 64–75, 1994.

13) Mahakunkijcharoen, Y., Osada, Y., Nara, T., Horie, T., Takatsu, K. and Kojima, S.: Comparative studies on schistosomulicidal activity of mouse and rat eosinophils. Int. Arch. Allergy Appl. Immunol., 114 (suppl. 1): 40–44, 1997.

14) Daly, C. M., Mayrhofer, G. and Dent, L. A.: Trapping and immobilization of *Nippostrongylus brasiliensis* larvae at the site of inoculation in primary infections of interleukin 5 transgenic mice. Infect. Immun., 67: 5315–5323, 1999.

15) Shin, E.-H., Osada, Y., Chai, J.-Y., Matsumoto, N., Takatsu, K. and Kojima, S.: Protective roles of eosinophils in *Nippostrongylus brasiliensis* infection. Int. Arch. Allergy Appl. Immunol., 114 (suppl. 1): 45–50, 1997.

16) Shin, E.-H., Osada, Y., Sagara, H., Takatsu, K. and Kojima, S.: Involvement of complement and fibronectin in eosinophil-mediated damage to *Nippostrongylus brasiliensis* larvae. Parasite Immunol., 23: 27–37, 2001.

17) Nara, T., Matsumoto, N., Janecharut, T., Matsuda, H., Yamamoto, K., Irimura, T., Nakamura, K., Aikawa, M., Oswald, I, Sher, A., Kita, K. and Kojima, S.: Demonstration of the target molecule of a protective IgE antibody in secretory glands of *Schistosoma japonicum* larvae. Int. Immunol., 6: 963–971, 1994.

18) Schmidt, J., Bodor, O., Gohr, L. and Kuntz, W.: Paramyosin isoforms of *Schistosoma mansoni* are phosphorylated and localized in a large variety of muscle types. Parasitology, 112: 459–467, 1996.

19) Gobert, G. N., Stenzel, D. J., Jones, M. K., Allen, D. E. and McManus, D. P.: *Schistosoma japonicum*: immunolocalization of paramyosin during development. Parasitology, 114: 45–52, 1997.

20) Nara, T., Tanabe, K., Mahakunkijcharoen, Y., Osada, Y., Matsumoto, N., Kita, K. and Kojima, S.: The B cell epitope of paramyosin recognized by a protective monoclonal IgE antibody to *Schistosoma japonicum*. Vaccine, 15: 79–84, 1997.

21) Hernandez, M. G., Hafalla, J. C., Acosta, L. P., Aligui, F. F., Aligui, G. D., Ramirez, B. L., Dunne, D. W. and Santiago, M. L.: Paramyosin is a major target of the human IgA response against *Schistosoma japonicum*. Parasite Immunol., 21: 641–647, 1999.

22) Chen, H., Nara, T., Zeng, X., Satoh, M., Wu, G., Jian, W., Yi, F., Kojima, S., Zhang, S. and Hirayama, K.: Vaccination of domestic pig with recombinant paramyosin against *Schistosoma japonicum* in China. Vaccine, 18: 2142–2146, 2000.

23) McManus, D. P., Wong, J.Y.M., Zhou, J., Cai, C., Zeng, Q., Smyth, D., Li, Y., Kalinna, B. H., Duke, M. J. and Yi, X.: Recombinant paramyosin (rec-Sj-97) tested for immunogenicity and vaccine efficacy against *Schistosoma japonicum* in mice and water buffaloes. Vaccine, 20: 870–878, 2001.

24) Pearce, E. J., James, S. L., Hieny, S., Lanar, D. E. and Sher, A.: Induction of protective immunity against *Schistosoma mansoni* by vaccination with schistosome paramyosin (Sm97), a nonsurface parasite antigen. Proc. Natl. Acad. Sci. USA, 85: 5678–5682, 1988.

25) Laclette, J. P., Shoemaker, C. B., Richter, D., Arcos, L., Pante, N., Cohen, C., Bing, D. and Nicholson-Weller, A.: Paramyosin inhibits complement C1. J. Immunol., 148: 124–128, 1992.

26) Parizade, M., Arnon, R., Lachmann, P. J. and Fishelson, Z.: Functional and antigenic similarities between a 94-kD protein of *Schistosoma mansoni* (SCIP-1) and human CD59. J. Exp. Med., 179: 1625–1636, 1994.

27) Deng, J., Dold, D., LoVerde, P. T. and Fishelson, Z.: Inhibition of the complement membrane attack complex by *Schistosoma mansoni* paramyosin. Infect. Immun., 71: 6402–6410, 2003.

28) Torpier, G., Capron, A. and Ouaissi, M. A.: Receptor for IgG (Fc) and human b2-microglobulin on S. mansoni schistosomula. Nature, 278: 447–449, 1979.

29) Tarleton, R. L. and Kemp, W. M.: Demonstration of IgG-Fc and C3 receptors on adult *Schistosoma mansoni*. J. Immunol., 126: 379–384, 1981.

30) Loukas, A., Jones, M. K., King, L. T., Brindley, P. J. and McManus, D. P.: Receptor for Fc on the surfaces of schistosomes. Infect. Immun., 69: 3646–3651, 2001.

31) Write, M. D., Henkle, K. J. and Mitchell, G. F.: An immunogenic Mr 23,000 integral membrane protein of *Schistosoma mansoni* worms that closely resembles a human tumor-associated antigen. J. Immunol., 144: 3195–3200, 1990.

32) Davern, K. M., Write, M. D., Herrmann, V. R. and Mitchell, G. F.: Further characterisation of the *Schistosoma japonicum* protein Sj23, a target antigen of an immunodiagnostic monoclonal antibody. Mol. Biochem., Parasitol., 48: 67–75, 1991.

33) Harn, D. A., Mitsuyama, M., Huguenel, E. D., Oligino, L. D. and David, J. R.: Identification by monoclonal antibody of a major (28 kDa) surface membrane antigen of *Schistosoma mansoni*. Mol. Biochem. Parasitol., 16: 345–354, 1985.

34) Reynolds, S. R., Dahl, C. E. and Harn, D. A.: T and B epitope determination and analysis of multiple antigenic peptides for the *Schistosoma mansoni* experimental vaccine triose-phosphate isomerase. J. Immunol., 152: 193–200, 1994.

35) Harn, D. A., Reynolds, S. R., Chikunguwo, S., Furlong, S. and Dahl, C.: Synthetic peptide vaccines for schistosomiasis. Pharm. Biotechnol., 6: 891–905, 1995.

36) Balloul, J. M., Grzych, J. M., Pierce, R. J. and Capron, A.: A purified 28,000 dalton protein from *Schistosoma mansoni* adult worms protects rats and mice against experimental schistosomiasis. J. Immunol., 138: 3448–3453, 1987.

37) Balloul, J. M., Sondermeyer, P., Dreyer, D., Capron, M., Grzych, J. M., Pierce, R. J., Carvallo, D., Lecocq, J. P. and Capron, A.: Molecular cloning of a protective antigen of schistosomes. Nature, 326: 149–153, 1987.

38) Henkle, K. J., Davern, K. M., Write, M. D., Ramos, A. J. and Mitchell, G. F.: Comparison of the cloned genes of the 26- and 28-kilodalton glutathione S-transferases of *Schistosoma japonicum* and *Schistosoma mansoni*. Mol. Biochem. Parasitol., 40: 23–34, 1990.

39) Dessein, A. J., Begley, M., Demeure, C., Caillol, D., Fueri, J., Dos Reis, M. G., Andrade, Z. A., Prata, A. and Bina, J. C.: Human resistance to *Schistsosoma mansoni* is associated with IgG reactivity to a 37-kDa larval surface antigen. J. Immunol., 140: 2727–2736, 1988.

40) Goudot-Crozel, V., Caillol, D., Djabali, M. and Dessein, A. J.: The major parasite surface antigen associated with human resistance to schistosomiasis is a 37-kDa glyceraldehyde-3P-dehydrogenase. J. Exp. Med., 170: 2065–2080, 1989.

41) El Ridi, R., Shoemaker, C. B., Farouk, F., El Sherif, N. H. and Afifi, A.: Human T- and B-cell responses to *Schistosoma mansoni* recombinant glyceraldehyde 3-phosphate dehydrogenase correlate with resistance to reinfection with *S. mansoni* or *Schistosoma haematobium* after chemotherapy. Infect. Immun., 69: 237–244, 2001.

42) Soisson, L. M., Masterson, C. P., Tom, T. D., McNally, M. T., Lowell, G. H. and Strand, M.: Induction of protective immunity in mice using a 62-kDa recombinant fragment of a *Schistosoma mansoni* surface antigen. J. Immunol., 149: 3612–3620, 1992.

43) Hawn, T. R., Tom, T. D. and Strand, M.: Molecular cloning and expression of SmIrV1, a *Schistosoma mansoni* antigen with similarity to calnexin, calreticulin, and OvRal1. J. Biol. Chem., 268: 7692–7698, 1993.

44) Hawn, T. R. and Strand, M.: Developmentally regulated localization and phophorylation of SmIrV1, a *Schistosoma mansoni* antigen with similarity to calnexin. J. Biol. Chem., 269: 20083–20089, 1994.

45) Hooker, C. W. and Brindley, P. J.: Cloning of a cDNA encoding SjIrV1, a *Schistosoma japonicum* calcium-

binding protein similar to calnexin, and expression of the recombinant protein in *Escherichia coli*. Biochim. Biophys. Acta, 1429: 331–341, 1999.

46) Richter, D., Incani, R. N. and Harn, D. A.: Lacto-*N*-fucopentaose III (Lewis x), a target of the antibody response in mice vaccinated with irradiated cercariae of *Schistosoma mansoni*. Infect. Immun., 64: 1826–1831, 1996.

47) Tendler, M., Brito, C. A., Vilar, M. M., Serra-Freire, N., Diogo, C. M., Almeida, M. S., Delbem, A. C., Da Silva, J. F., Savino, W., Garratt, R. C., Katz, N. and Simpson, A. S.: A *Schistosoma mansoni* fatty acid-binding protein, Sm14, is the potential basis of a dual-purpose anti-helminth vaccine. Proc. Natl. Acad. Sci. USA, 93: 269–273, 1996.

48) Brito, C. F., Caldas, I. R., Coura Filho, P., Correa-Oliveira, R. and Oliveira, S. C.: CD4$^+$ T cells of schistosomiasis naturally resistant individuals living in an endemic area produce interferon-γ and tumour necrosis factor-α in response to the recombinant 14 kDa *Schistosoma mansoni* fatty acid-binding protein. Scand. J. Immunol., 51: 595–601, 2000.

49) Fonseca, C. T., Brito, C.F.A., Alves, J. B. and Oliveira, S. C.: IL-12 enhances protective immunity in mice engendered by immunization with recombinant 14 kDa *Schistosoma mansoni* fatty acid-binding protein through an IFN-γ and TNF-α dependent pathway. Vaccine, 22: 503–510, 2004.

50) Jankovic, C., Aslund, L., Oswald, I. P., Caspar, P., Champion, C., Pearce, E., Coligan, J. E., Strand, M., Sher, A. and James, S. L.: Calpain is the target antigen of a Th1 clone that transfers protective immunity against *Schistosoma mansoni*. J. Immunol., 157: 806–814, 1996.

51) Zhang, R., Suzuki, T., Takahashi, S., Yoshida, A., Kawaguchi, H., Maruyama, H., Yabu, Y., Fu, J., Shirai, T. and Ohta, N.: Cloning and molecular characterization of calpain, a calcium-activated neutral proteinase, from different strains of *Schistosoma japonicum*. Parasitol. Int., 48: 232–242, 2000.

52) Ohta, N., Kumagai, T., Maruyama, H., Yoshida, A., He, Y. and Zhang, R.: Research on calpain of *Schistosoma japonicum* as a vaccine candidate. Parasitol. Int., 53: 175–181, 2004.

53) Vilar, M. M., Barrientos, F., Almeida, M., Thaumaturgo, N., Simpson, A., Garratt, R. and Tendler, M.: An experimental bivalent peptide vaccine against schistosomiasis and fascioliasis. Vaccine, 22: 137–144, 2003.

54) Yang, W., Jackson, D. C., Zeng, Q. and McManus, D. P.: Multi-epitope schistosome vaccine candidates tested for protective immunogenicity in mice. Vaccine, 19: 103–113, 2001.

55) Tallima, H., Montash, M., Veprek, P., Velk, Jiri, Jezek, J. and El Ridi, R.: Differences in immunogenicity and vaccine potential of peptides from *Schistosoma mansoni* glyceraldehyde 3-phosphate dehydrogenase. Vaccine 21: 3290–3300, 2003.

56) Siddiqui, A. A., Phillips, T., Charest, H., Podesta, R. B., Quinlin, M. L., Pinkston, J. R., Lloyd, J. D., Pompa, J., Villalovos, R. M. and Paz, M.: Enhancement of Sm-p80 (large subunit of calpain) induced protective immunity against *Schistosoma mansoni* through co-delivery of interleukin-2 and interleukin-12 in a DNA vaccine formulation. Vaccine, 21: 2882–2889, 2003.

57) Siddiqui, A. A., Phillips, T., Charest, H., Podesta, R. B., Quinlin, M. L., Pinkston, J. R., Lloyd, J. D., Paz, M., Villalovos, R. M. and Pompa, J.: Induction of protective immunity against *Schistosoma mansoni* via DNA priming and boosting with the large subunit of calpain (Sm-p80): adjuvant effects of granulocyte-macrophage colony-stimulating factor and interleukin-4. Infect. Immun., 71: 3844–3851, 2003.

住血吸虫感染と体質

平 山 謙 二

は じ め に

　体質の本質は遺伝子である。体質改善という言葉があるが、もし最初の前提を正しいとすれば体質改善を一世代でなしうることはありえないことになる。しかし遺伝子の妙は遺伝子の表現型が環境によって左右されるところにある。遺伝子を変えるのは難しいが、その表現型を変化させることは可能なのである。この可能性を期待して世の親たちは必死で子供たちに勉強をさせ、遺伝子に最大限の表現型を発揮させるべく努力しているのである。

　疾病に対する抵抗性や感受性も同様で、遺伝子であらかじめ決められた運命は環境によりその表現が変化していく。ある疾患の原因遺伝子を明らかにしようとする時、問題となるのは数多くのヒトの疾病が遺伝子も環境要因もほとんど不明なことである。このような宿主と環境という二つの変数間の相互作用を解析することは今の研究体制では不可能である。そこで著者らは、環境要因がほぼ明確な感染症において、その疾患感受性を決定する遺伝子の同定する努力を続けている。

　感染症の外的なストレスは、普通単一の病原微生物でありこれに対する反応パターンが、いわゆる臨床的な感染症として現れるが、この反応パターンには個体差が存在し、まったく症状のない不顕性感染から致死性の重篤な感染症に至る幅広いスペクトラムが観察されている。このような現象が観られるのは反応性を規定する遺伝因子が複数存在し、それらが複雑に関与していることによると推測されている。これらの因子を1つ1つ明らかにしていくことにより、感染症に対するヒトの反応性を理解することが可能となる。住血吸虫感染は、セルカリアの経皮感染により引き起こされるが、約2ヵ月で成虫となり血管内に寄生する。寄生の成立から産卵の維持までには寄生虫と宿主免疫とのせめぎ合いが行われ、抵抗性の個体では寄生数の減少が起こるとされている。一旦寄生が成立すればいよいよ数年にわたる産卵活動に入り虫卵の数は1日に数千に及ぶ。この虫卵の慢性的な刺激効果により、流行地の患者の約10%で重症の肝線維症あるいは肝硬変を発症し、肝不全や食道静脈破裂などにより死亡する。ここでも、感受性に個人差が観察されるのである。これらの個体差を規定している遺伝子はいかなるものであろうか。

　ある疾患遺伝子を考える場合、一般的にとられる方法は、その病態生理から最も強く病因として疑われる生理活性物質をコードする遺伝子座に着目する方法である。例えば神経疾患ではニューロンの機能と関係する物質などが挙げられるだろう。感染症では免疫関連遺伝子に着目した解析が広く行われている。そのうち最も盛んに行われたのは、HLA遺伝子領域である。最近では免疫学の進歩と相まって、サイトカインや接着因子などをコードする遺伝子領域の解析も進んでいる。住血吸虫症に関わる宿主遺伝要因について候補遺伝子領域からの解析を行った我々の結果を中心に考察したい。

1. 感染抵抗性を決定する遺伝子

　経皮感染の際の感染抵抗性については，ある程度の獲得免疫が作用していると考えられている。とりわけ，マンソン住血吸虫症やビルハルツ住血吸虫の高度浸淫地においては，年齢により感染率や感染強度の違いが認められ，加齢と共に感染強度が低下することから，加齢に伴う感染抵抗性が存在することが示唆されている[1,2]。彼らの報告では血清中の成虫虫体に対する特異的 IgG4 抗体価が低年齢層で高く加齢とともに低下し，反対に特異的 IgE 抗体価が加齢とともに上昇することから，特異的 IgE 抗体価が年令依存性の防御免疫に関わっているとされている[3,4,5]。そうであるならば，この防御的 IgE 抗体の産生量に個体差があればそれがそのまま何らかの遺伝子の相違によりもたらされているかもしれない。IgE に関する個体差については臨床的にはアレルギー疾患に関連して世界的に多くの研究が進行しており，すでにいくつかの遺伝子領域がマッピングされている。これらの遺伝子とアフリカの感染抵抗性遺伝子の関連が注目される。しかしながら，日本住血吸虫症においては，同様の解析は十分になされていない。

　我々が行った中国江西省の Poyang 湖周辺での日本住血吸虫の集団治療後の再感染抵抗性に関する研究によれば，感受性と考えられる再感染群と抵抗性の非再感染群について調べても血清中の住血吸虫特異的抗体価との関連は認められなかった。またアフリカの研究で観察されたような加齢による再感染率の低下も認められず，それどころか逆に 30 歳以上の高年齢群のほうが高い感染率を示した。同じ江西省の Poyang 湖に浮かぶ南山島で Zhosong らが行った同様の調査でもわれわれの観察とほぼ同じ結果であったことが報告されており[6]，日本住血吸虫では加齢に伴う感染防御能の増強は顕著ではない。しかし年齢による階層化を行ったあとに個人間の感染強度を比較すると，高い感染強度を示す者，あるいは低い感染強度を示す者がランダムに存在し，加齢以外のなんらかの個体差が感染防御に関係していることが推測された。しかし，ここでも抗体価との関連は明らかではなかった。一般には日本住血吸虫の感染成立が危険な水との接触の度合いと相関関係にあるとされている。上記の研究では個人の水接触について職業などを指標に感染危険度を解析に加味してはいるが，遺伝的な個体差を解析するにはもう少し客観的な水接触指数の計測法や信頼できる定量性を持った Kato-Katz 法あるいは感染量の測定法の確立が必要であると思われた。

　住血吸虫症に多かれ少なかれ免疫応答性が関与するのはおそらく間違いないと考えられるが，個々人の抵抗性を定量的に判定し，家系や集団を用いて遺伝要因を解析することは必ずしも容易ではない。Dessein らは 1991 年ブラジルのマンソン住血吸虫症流行地で，各人の感染抵抗性を虫卵排出数で定量化し，20 家系 269 名の家系調査により，共優性の感染性／抵抗性遺伝子座 SM-1 の存在を示唆した[7]。その後，1996 年に同じ対象を用いたゲノムワイド解析により，SM-1 が 5q31-q33 の CSF1R 付近にマップされることをつきとめた[8]。ゲノムワイド解析の結果は，確かに驚くべきことで何らかの遺伝子多型が感受性を決定していることを強く示唆するものである。この近傍には，IL-13, 4, 5 などの遺伝子座があることから，その本体が注目されているが，まだ明らかになっていない。

　以上のように，感染抵抗性に関する遺伝子の関与はいまだ明らかではないが，しかし確実に存在するように思われる。組織移行するヒトぜん虫感染症における免疫機構を解明するためにより一層の努力が必要である。

2. 慢性の肝脾疾患の感受性遺伝子

　日本住血吸虫とHLAに関しては，笹月らによる先駆的な研究により，山梨甲府盆地の流行地の住民の中に，肝硬変に感受性あるいは抵抗性と相関を示すHLAのハプロタイプが存在することが示された[9]。その後我々はこの研究をさらに発展させ，中国の慢性の肝線維症とHLA-クラスII遺伝子アレルとの強い相関を報告している[10,11,12,13]。特に最近見出されたHLA-クラスIIとIL-13プロモータ遺伝子多型の重症化への相乗効果は驚くべきもので，HLA多型が確かに慢性疾患の病型に直結することを状況証拠とはいえ明らかにしたものと考えられる。これについて以下に少し詳しく記述したい。

　日本住血吸虫症の流行地として設定したのは，中国江西省の山間の村で，人口約2千人のうち30代以上では，ほとんどの人が数回の感染を経験していた。1995年にここで10年以上の感染歴のある成人230名を対象に，肝病変の進行度を超音検査により正常のGrade 0から肝硬変のGrade 3までの4段階に診断し(図1)，各人の血液からDNAを抽出し，HLAやサイトカイン遺伝子多型と重症度との相関を解析した。その結果HLA-DRB1*1101が進行と共に頻度が下がり，逆にHLA-DRB5*0101とHLA-DPB1*0301が重症度で増加する傾向があった[12]。HLA分子はTリンパ球への抗原提示分子として働くことから，アレルにより抗原提示能に差が生じ，その結果として肝硬変

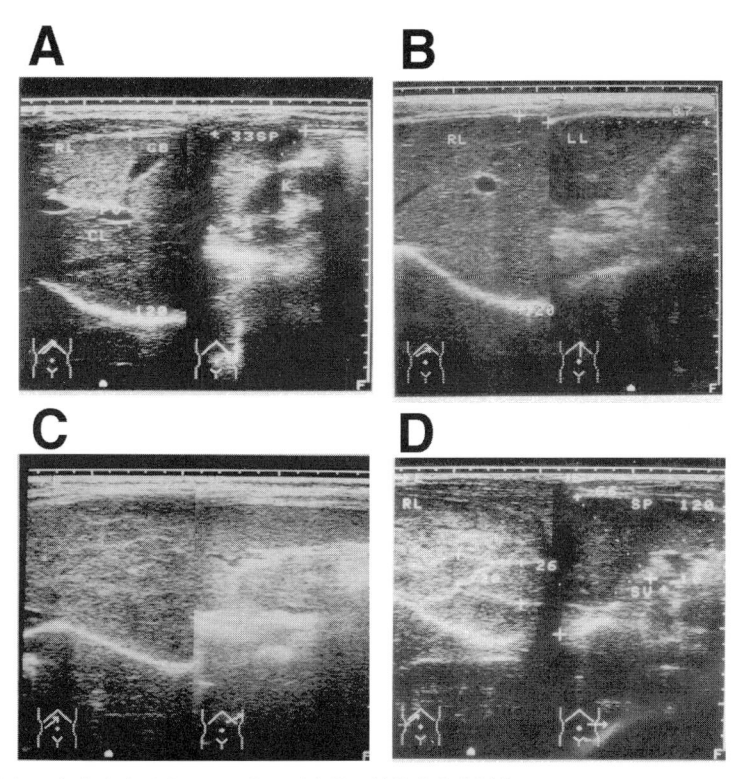

図1 超音波診断法による住血吸虫性肝線維化症診断像 A; Grade 0. B; Grade 1. C; Grade 2. D; Grade 3 典型的な亀甲模様を呈する

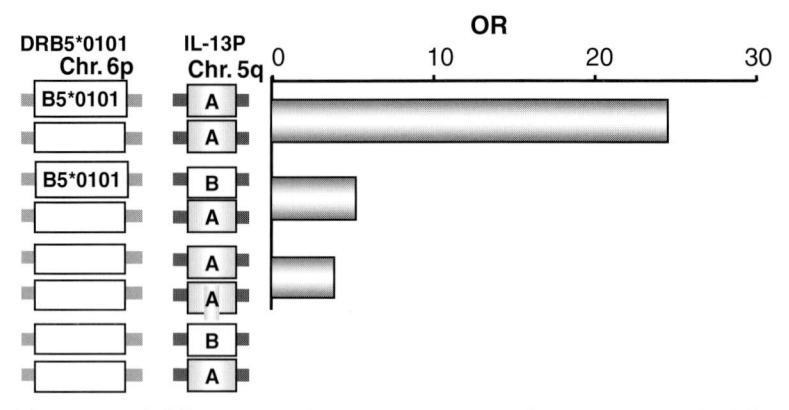

図2 二つの感受性マーカーである HLA-DRB5*0101 と IL-13P*A/A の相乗効果

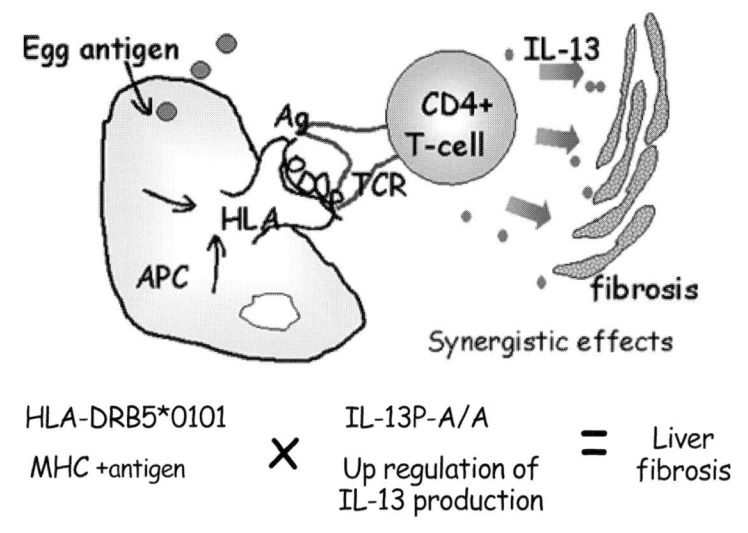

図3 Tヘルパー2モデルによる相乗効果の一元的な説明

が現れたと考えられる。一般的にここからは遺伝子の性格付けから，その機能解析へと展開することになるが，今のところ，実際にどの抗原分子によってこのような HLA アレル間の反応性の違いが引き起こされるのか明らかではない。

　HLA 以外にも TNF，インターフェロン-γ や IL-4，IL-13 など Th1，Th2 系のサイトカインの遺伝子領域についても解析したが，唯一，IL-13 のプロモーター領域の SNP ハプロタイプに弱い相関が観られた。以上のように住血吸虫感染後 HLA-DR アレルおよび IL-13 プロモーター SNP ハプロタイプとの相関が認められたが，これらは，各々第6，第5染色体上に存在するため，これらのマーカーの相互作用について調べたのが図2である。感染性マーカーの HLA-DRB5*0101 と IL-13P*A/A は同時に存在すると，OR 値が単独の OR 値の和よりはるかに大きく，これらのマーカーが相乗的に作用していることがわかった。それに対して，抵抗性マーカーである HLA-DRB1*1101 と IL-13P*B については，同時に存在するときの OR 値は各単独 OR 値の和に等しく互いの相互作用は認められなかった。上記の2アレルの解析から図3のような肝線維化感受性のメ

カニズムが推測されている。ただし，最初に紹介したゲノムワイド解析の SM-1（感染抵抗性感受性遺伝子）が IL-13 遺伝子座を含む 5q31-q33 にマップされていたことから，可能性として我々が見出した肝線維化に対する HLA と IL-13 の相乗効果が実は，感染感受性が増した結果，大量の虫体，虫卵に曝露されたために起こったということも考えられる。

感染抵抗性に関するブラジルでの遺伝解析を行ったグループは，アフリカのスーダンで慢性のマンソン住血吸虫性肝線維症の重症群について同様の家系調査を行い，6q22-q23 の IFN-γRI 遺伝子の近傍に肝線維症の感受性遺伝子 SM-2 をマップした[14]。しかし，その後の研究の進展は報告されておらず，真の責任遺伝子の同定には至っていない。

3. 今後の展望

感染症の遺伝などというのは，まだ微生物という概念のない時代の家族集積などをさしていたという歴史的な経緯があり，また簡単に結果が得られる感染モデルの動物実験と比して，一般に好まれない傾向にある。しかし，現在のようにヒト及び病原体のゲノムの情報が集積し，感染症の環境要因も明らかになりつつある状況下では，遺伝解析を通してゲノムと微生物との相互作用を解明することは十分可能であり，このような解析の結果これまで見えなかった色々な相互作用が明らかになることが期待される。住血吸虫ワクチンや慢性疾患の予防薬などの開発につながっていけば本望である。

参 考 文 献

1) Butterworth AE, Dunne DW, Fulford AJ, Ouma JH, Sturrock RF. Immunity and morbidity in *Schistosoma mansoni* infection: quantitative aspects. Am J Trop Med Hyg 1996, 55 (5 Suppl): 109-15
2) Hagan P, Blumenthal UJ, Dunn D, Simpson AJ, Wilkins HA. Human IgE, IgG4 and resistance to reinfection with *Schistosoma haematobium*. Nature 1991, 17; 349 (6306): 243-5
3) Dunne DW, Butterworth AE, Fulford AJ, Kariuki HC, Langley JG, Ouma JH, Capron A, Pierce RJ, Sturrock RF. Immunity after treatment of human schistosomiasis: association between IgE antibodies to adult worm antigens and resistance to reinfection. Eur J Immunol 1992, 22 (6): 1483-94
4) Grogan JL, Kremsner PG, van Dam GJ, Deelder AM, Yazdanbakhsh M. Anti-schistosome IgG4 and IgE at 2 years after chemotherapy: infected versus uninfected individuals. J Infect 1995, 173: 1242-7
5) Grogan JL, Kremsner PG, van Dam GJ, Metzger W, Mordmuller B, Deelder AM, Yazdanbakhsh M. Antischistosome IgG4 and IgE responses are affected differentially by chemotherapy in children versus adults. J Infect 1997, 176 (5): 1344-50
6) Zhang Z, Wu H, Chen S, Hu L, Xie Z, Qiu Y, Su C, Cao JP, Wu Y, Zhang S, Wu G. Association between IgE antibody against soluble eggantigen and resistance to reinfection with *Schistosoma japonicum*. Trans R Soc Trop Med Hyg 1997, 91 (5): 606-8
7) L. Abel, F. Demenais, A. Prata, A.E. Souza, A. Dessein, Evidence for the segregation of a major gene in human susceptibility/resistance to infection by Schistosoma mansoni. Am J Hum Genet 1991, 48: 959-970
8) Marquet S, Abel L, Hillaire D, Dessein A. Full results of the genome-wide scan which localizes a locus controlling the intensity of infection by Schistosoma mansoni on chromosome 5q31-q33. Eur J Hum Genet 1999, 7: 88-97
9) Hirayama K, Matsushita S, Kikuchi I, Iuchi M, Ohta N, Sasazuki T. HLA-DQ is epistatic to HLA-DR in controlling the immune response to schistosomal antigen in humans. Nature 1987, 4-10; 327 (6121): 426-30

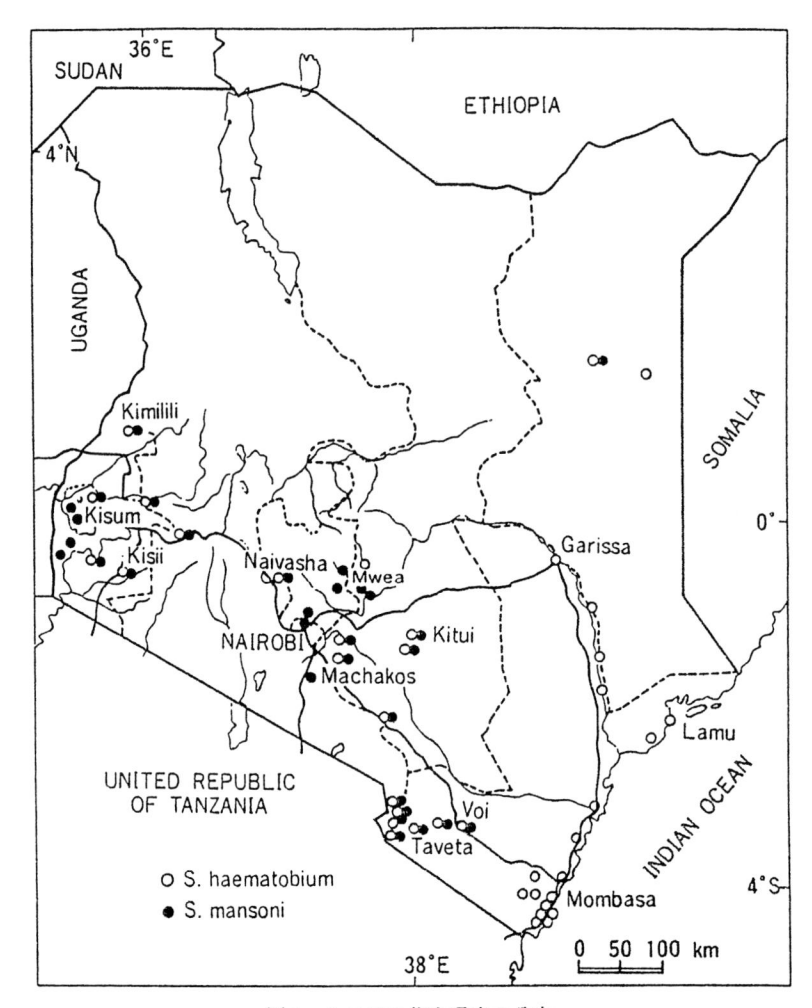

図1 ケニアの住血吸虫の分布

Division of Vector Borne Diseases は国家レベルの住血吸虫症対策に資するための Plan of Action (Programme Development): For Control of Schistosomiasis in Kenya を1989年に作成した[1]。

この Action Plan に基づき，ケニアではプラジカンテルを用いた学童の集団治療が一部の地区で開始されたが，種々の負の附帯要因により，対策の継続は困難をきわめている。

我々は1981年以来，ケニア沿岸州クワレ地区でビルハルツ住血吸虫症の疫学と対策の研究を続けている。これまでの研究成果をここにまとめて報告する。

1. ビルハルツ住血吸虫症 Schistosomiasis haematobia の基礎知識

S. haematobium の感染によっておこる疾患である。成虫が膀胱周囲静脈に寄生するので，虫卵が尿路系に沈着しておこる疾患である。感染初期には血尿に悩み，慢性期には尿路障害が起こる。中間宿主貝は *Bulinus* 属の貝である。診断は尿中に虫卵を検出する。昼間尿を濾過または遠心して検

査する。治療はプラジカンテルを用いる。副作用はほとんどなく，40 mg/kg の一回投与で 80 から 100% の治癒が得られる。

2. ケニアにおけるビルハルツ住血吸虫症の研究

我々は 1981 年から 1996 年まで，国際協力事業団（JICA）のケニアへの医療協力プロジェクトのもとで，ビルハルツ住血吸虫症の疫学と対策の研究を実施し，その後も科学研究費等で研究を続けている。多くの研究成果を得ているが，その中で疫学的研究と対策研究に話題を絞ってその成果の一部を紹介する。

1） ケニアにおけるビルハルツ住血吸虫症の疫学研究

我々の調査地はインド洋に面した沿岸州の Kwale 地区にある人口約 1,300 名の Mwachinga という小さな村，ケニアの第 2 の都市モンバサより南へ 50 km 離れた後背地である。調査地の選定は Kwale 地区の小学校 136 校よりランダムに 45 校を選び，学童の検尿結果（図 2）をもとに行った[2]。

この村ではトウモロコシ，キャッサバ，カシューナッツが栽培されている。もちろん水道，井戸等の安全水はない。村人は村を流れる 2 つの川を生活水として利用している。ここには *Bulinus globosus* と呼ばれる *S. haematobium* の中間宿主貝が多数生息している。

我々はまずこの調査地において *S. haematobium* の伝播様式，あるいは感染の危険性を次の 3 方法を用いて調べることにした。

1. 住民の尿（虫卵）検査[3]

   住民の血尿の頻度，感染率（虫卵陽性率），感染の強さ（排泄される虫卵数）を毎年調べた。血尿は肉眼と尿試験紙で，虫卵はニュクレポア膜を用いた濾過法で行った。

2. 住民の水との接触行動の観察[4]

   ヒトは汚染水と接触する時にそこを遊泳中のセルカリアが皮膚より侵入して感染する。そこで住民の水との接触行動を観察し，接触量を定量化すれば，その値は感染の危険性を示す指標の一つとなる。我々は Dalton（1978）の直接観察法を用いて，村の 16 ヵ所で村民の川の水との接触行動を観察した。

3. 川の住血吸虫による汚染度の測定[5,6,7]

   住民がよく利用する水場に生息する貝の種類とその数，住血吸虫症に感染している貝の種類とその数，さらにセルカリアメトリー（濾過法）を用いて水中のセルカリア濃度を測定した。

図 3, 4, 5 に 1982 年にはじめて行った調査地での検尿成績を示す。我々が行った人口調査で登録された 1,206 名中 853 名が受検した。図 3 は住民の血尿の頻度を示す。年齢によって赤色尿，褐色尿を呈する割合が著明に異なる。男女とも 5–19 歳の人に血尿は高頻度にみられ，大人になると血尿の率は低下する。一回の検査で 10–14 歳の人は実に 66% が血尿を呈している。図 4 は住民の感染率（虫卵陽性率）を示す。村全体の感染率は 68% である。男女とも 5–9 歳で感染しはじめ，10–14 歳でほぼ全員が感染する。以後大人になるにつれて感染率は低下する。図 5 に感染の強さを示す。感染の強さは 1 時間当たりに排泄された虫卵数で示す。図 4 と同様 10–14 歳で感染の強さは最も強く，大人になれば低下する。

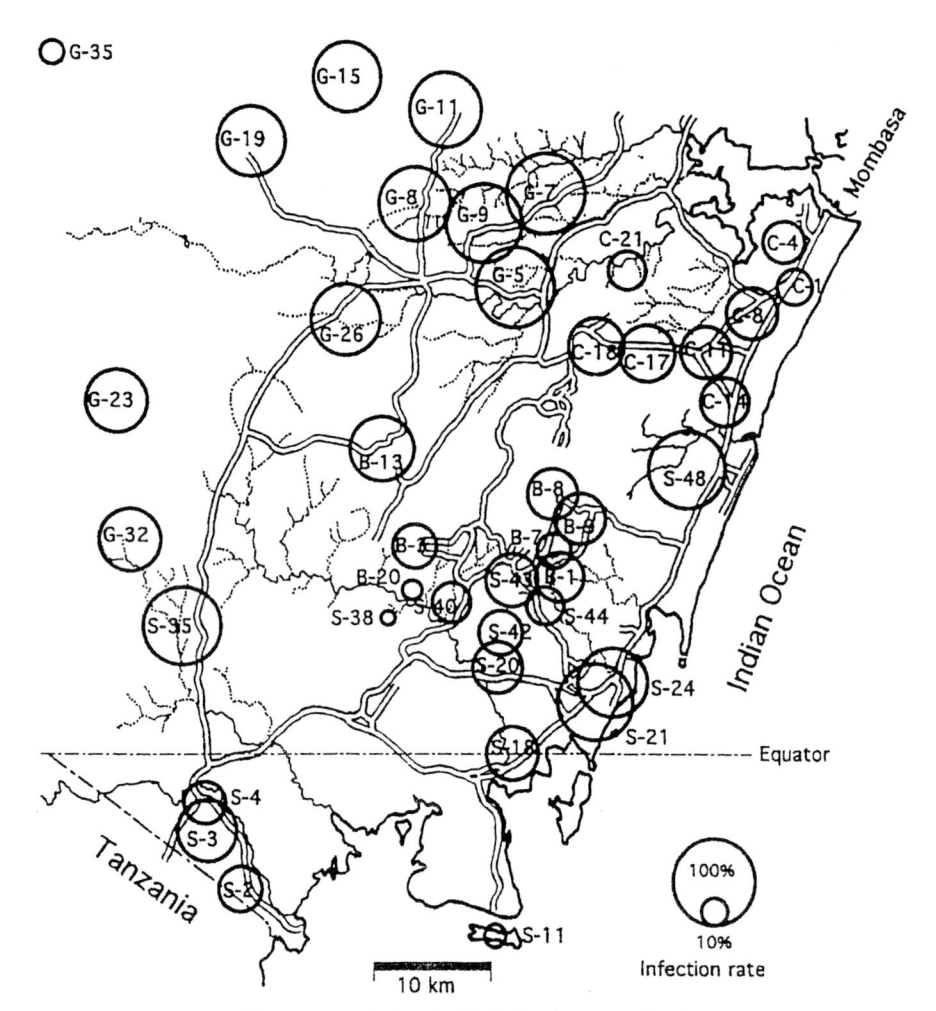

図2 クワレ地区の小学校学童の住血吸虫感染率

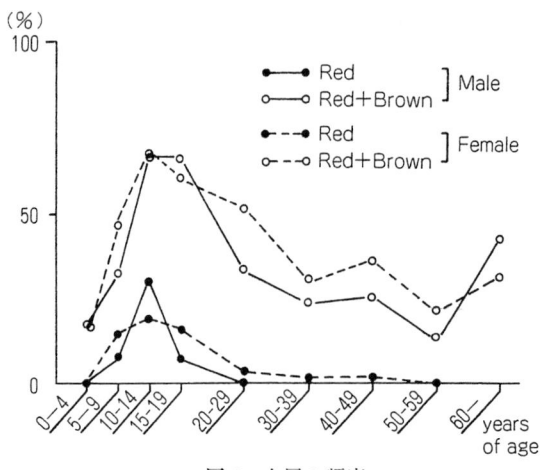

図3 血尿の頻度

図4 虫卵陽性率

図5 感染の強さ
（1時間当たりに排泄された虫卵数で示す）

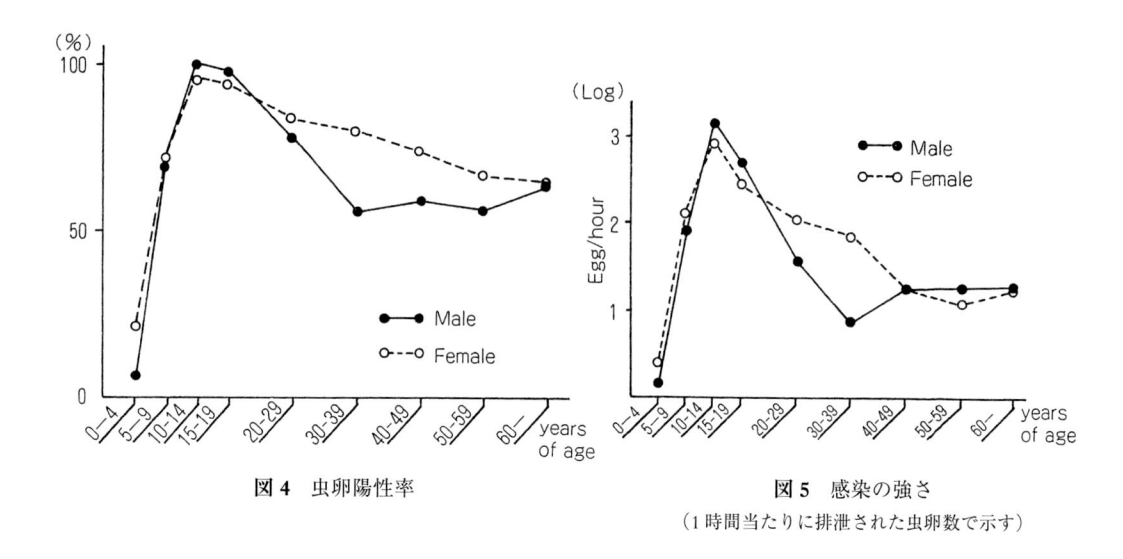

　このような特有な年齢・感染率/感染の強さ曲線は，他のビルハルツ住血吸虫症の流行地でも見られるが，我々の調査地では男性では20歳を過ぎると感染率/感染の強さが急激に低下するという特徴がみられた．

　我々は調査地でベースラインデータを得るために2年間に6ヵ月毎に4回検尿を行った．この調査結果より算出したこの村の年罹患率（1年間に新しく感染する人の割合）は0.28と非常に高い値が得られた．

　ヒトの水との接触行動の観察からは多くの情報が得られた．2–3例をあげる．頻回に水と接触するのは30–40歳の女性と子供である．子供は昼間に大人は朝夕に水と接触する．子供は大人に比べ水と接触する時間が長い，などである．

　我々はヒトの水との接触量を表す指標とするため，個人の水との接触行動のデータをその人が全身を何分間水に漬けたかに換算し指標とした．結果を図6に示す．男女とも水との接触量は年齢によって大いに異なる．5–9歳の子供が最も多く，10–14歳がこれに次ぎ，大人になると減少する．この年齢・水との接触量曲線は，ピークの位置はやや異なるが，図4,5の年齢・感染率/感染の強さ曲線によく似ている．そこで我々は年齢による感染率/感染の強さの違いは水との接触量の違いによって説明できるかもしれないと考え，両者の関係を追究することにした．ここでは詳しい方法を述べないが，我々は，ヒトの水との接触行動のデータから，尿検査より得た年罹患率，世界的に認められている虫体の寿命等を利用し，村の感染率と感染の強さを，immigration death model を用いて算出した．この推定値は観察値とよく一致したことから，我々は大人になり住血吸虫の感染率と感染の強さが低下する理由は，大人になると川との接触量が減るためと考えている．

　川の住血吸虫による汚染状況の観察からも多くの興味ある所見が得られた．中間宿主貝の調査結果の一部を図7に示す．この図は場所，水の流れの状態，季節により生息する貝の数と感染貝の数が異なることを示している．調査地19と22の地点には多くの貝が生息し，その数は特に11–2月の暑い乾季に増加する．またその時期に一致して感染貝も増す．すなわちこの地点では11–2月の暑い乾季が感染の危険が最も高い時期である．

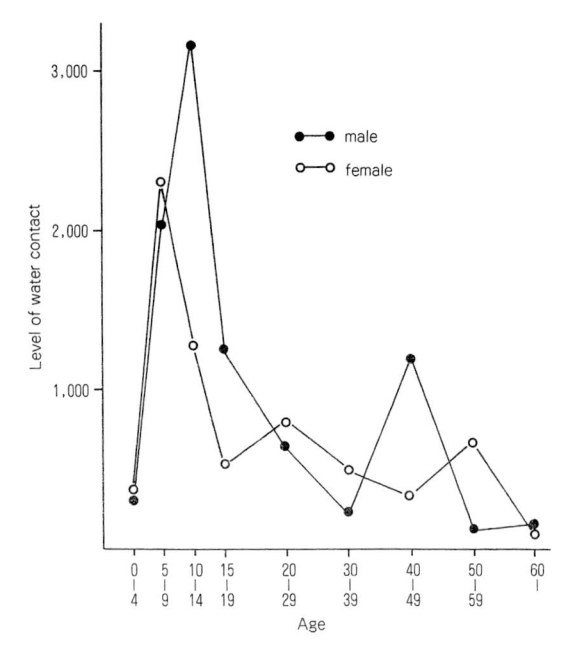

図6 住民の汚染水との接触量

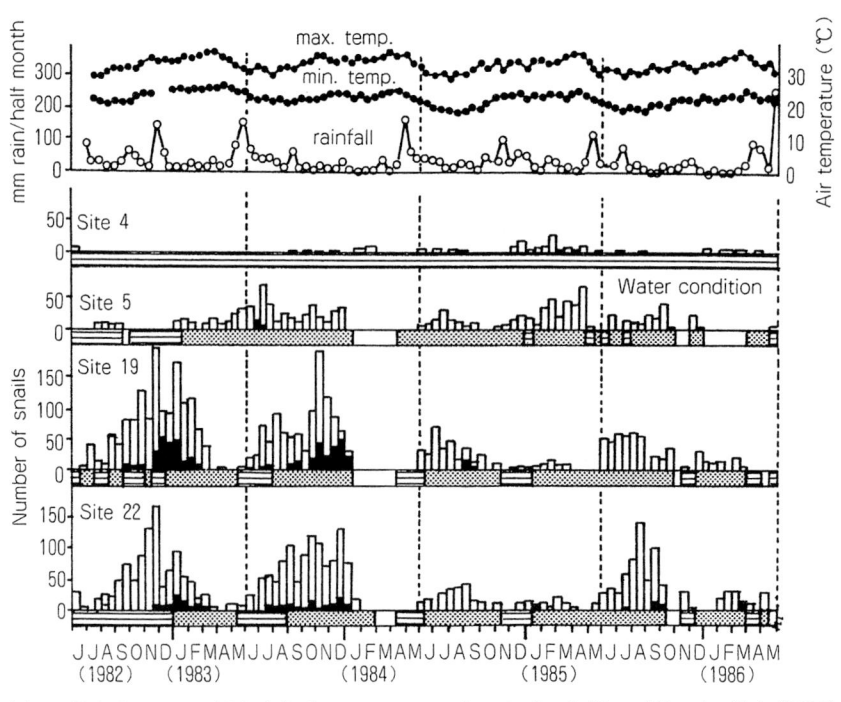

図7 調査地の4つの観察地点（Site 4, 5, 19, 22）における気温，雨量，水の流れ（▬ 流れ有，▨ 停留，□ 乾燥）の状態と中間宿主 B. globosus の数（□）と住血吸虫に感染した数（■）

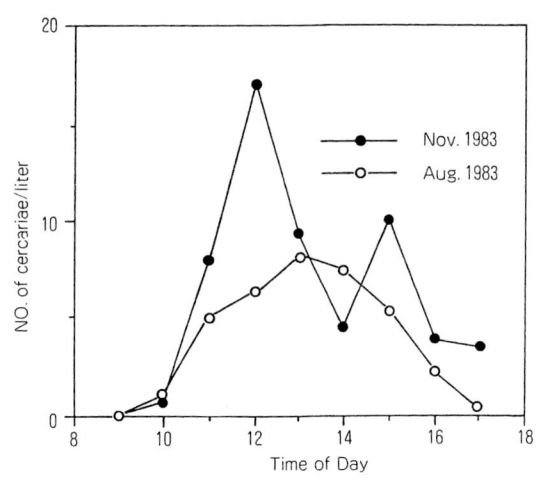

図8 水中のセルカリア濃度

　一方我々は特殊な濾過装置を開発し，水中のセルカリア濃度を測定することに成功した。この方法（セルカリアメトリー）を用いて得た興味ある所見を紹介する。図8はある地点で1時間ごとに水中のセルカリア濃度を測定した結果である。調査時期にかかわらず，多くのセルカリアが昼間に水中を遊泳し，その数は朝夕に少ない。表1は調査地を流れる川を遊泳するセルカリアと貝を1年間にわたって調べた結果である。ある地点では頻回に（年間24回の調査で6-7回）セルカリアが検出され，検出されたセルカリアの数は46-52隻/100 L 水と非常に高い。

　以上のような所見から，我々は，調査地におけるビルハルツ住血吸虫症の伝播様式を次のようにまとめることが出来る。

　子供は感染の危険が最も高い暑い乾季の昼間に長時間川と接触するので，10-14歳までに全員住血吸虫に感染し，血尿に悩む。しかし大人になるにつれ川との接触量が減るので，感染率，感染の強さ，血尿の頻度も低下する。子供は多くの虫卵を排泄し，おそらく見境もなくあちこちで排尿するので，この村では子供が住血吸虫の主たる伝播者といえる。

2) ケニアにおけるビルハルツ住血吸虫症の対策研究

　以上の基礎データから，我々はこの村の住血吸虫症を制御（control of disease）するには集団治療により村に排泄される虫卵数を急激に減少させ，かつ治癒した住民が再び汚染川と接触し再感染を受けないよう，水道水を供与するべきと考え，1984年に集団治療と安全水供与の組合せ対策を開始した。

　集団治療には最初メトリフォネート（MTR）を用いた。その理由は，安価で多くの外国の研究者から control of disease には有効との報告がなされているからである。安全水供与として，村の5ヵ所に共同水道施設を，小学校にシャワー施設を供与した。我々の組合せ法の住血吸虫対策としての効果を図9に示す。図には効果判定に用いた村全体の血尿の頻度，虫卵陽性率，貝の感染率の年次推移が示されている。対策開始前20%近かった血尿頻度は，MTRによる集団治療により5.1%に低下した[8]。

表1 クワレ地区3河川におけるセルカリア濃度と貝調査

Study sites	No. of occasions		No. of cercariae in 100 liters of water		No. of occasions			No. of Bulinus globosus	
	Cercariometry done	Cercariae detected	Geometric mean	Range	Snail sampling done	Snails detected	Infected snails detected	Collected	Infected
Mwale River									
1	24	4	0.405	0–46	24	10	3	37	3
2	24	6	0.435	0–52	24	14	4	76	9
3	23	4	0.394	0–28	24	5	2	7	3
4	23	7	0.639	0–11	24	6	0	8	0
5	23	2	0.125	0–4	24	8	1	20	1
6	19	0	0	0	21	5	1	71	1
7	23	4	0.370	0–7	23	8	1	14	1
8	20	0	0	0	21	4	0	6	0
9	21	2	0.089	0–2	21	1	0	1	0
10	19	1	0.037	0–1	19	2	0	3	0
Mtsangatamu River									
11	24	0	0	0	24	0	0	0	0
12	24	3	0.161	0–5	24	12	5	154	13
13	24	0	0	0	24	6	1	15	1
14	24	7	0.281	0–3	24	23	14	431	43
15	24	4	0.425	0–28	24	20	4	267	13
16	24	0	0	0	24	3	0	4	0
17	24	0	0	0	24	11	0	89	0
Tswaka River									
18	23	0	0	0	24	0	0	0	0
19	23	0	0	0	24	1	0	1	0
20	23	0	0	0	24	0	0	0	0

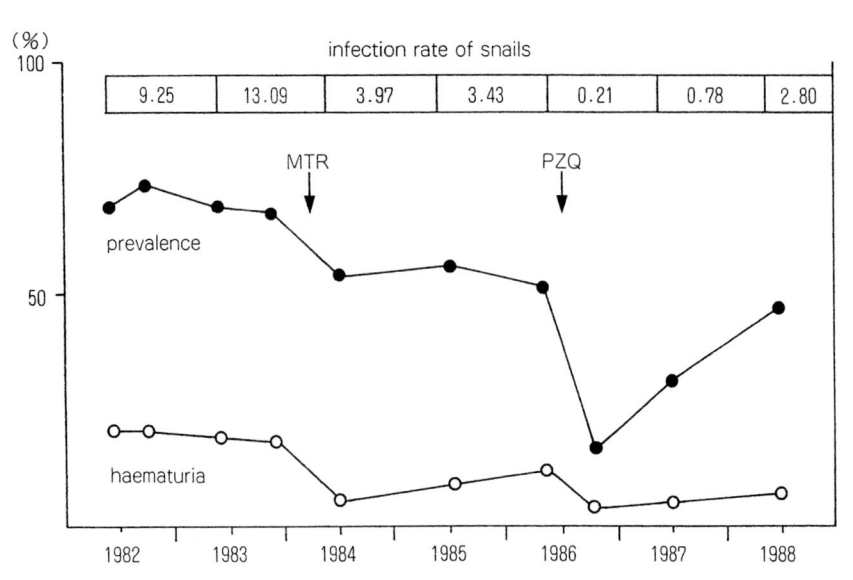

図9 集団治療と安全水供与の組合せ対策法の開始に伴う村全体の血尿の頻度，虫卵陽性率，貝の感染率の変化

しかしこの値は2年後には12%に上昇した。虫卵陽性率はいくぶん低下したが，なお55%と高い値にとどまっている。一方，対策前9–13%と高い値を示した貝の感染率は集団治療後2年間は3.4–4.0%と低い値に安定した。

我々は2年間の追跡結果より，MTRを用いた集団治療と安全水供与の組合せ法は部分的にしかcontrol of diseaseの目的を満たしていないと判断した。そこで，高価ではあるが治癒率が95%を超えるプラジカンテル（PZQ）を用いて村の感染率を大幅に低下させることにした。その結果も図9に示している。治療後3ヵ月で村全体の感染率は16.7%にまで低下した。ところが我々の期待に反し，住民は急速に再感染を受け，2年後には感染率は元のレベルに戻ってしまった。しかし血尿の頻度と貝の感染率は低値にとどまっている。これまで寄生虫学者は多くの虫卵を排泄する患者（子供）を治療し，安全水を供与すればcontrol of diseaseは可能と考えていた。

しかし残念ながら我々の計画ではPZQを用いても満足な成果はあがっていない。

成果が十分あがらない理由は次の2つの理由による。①住民の中に対策計画に非協力的な人がいる。尿検査を受けにこない人や投薬を受けない人が村に虫卵を排泄し続けている。②住民の水道水利用が期待に反して低い。水道施設が供与されても住民の汚染川との接触は50%しか減少しなかった（図10）。水道施設と各家との距離が遠い（表2），洗濯場がない，などの施設のあり方に問題がありそうである[5]。

そこで我々は上記2つの問題を解決し，集団治療と安全水供与の組合せ対策法の効果を高めるために，文化人類学，人類生態学，心理学，衛生工学など幅広い学問分野から多くの方々に集まってもらい，学際的立場から「開発途上国における住血吸虫症対策をどう進めるべきか」を議論する集会を開いた（1990年6月）。詳しい会議の内容[9]をここに紹介することはできないが，この会議で我々は文化人類学者（浜本満・一橋大学教授）より，我々の調査地には伝統的超自然的病気の認識と伝統的医療体系が存在することを知らされた。例えば，この村では10–14歳になるとほぼ全員が血尿を呈すが，この血尿がみられなくなると大人になった証拠として祝福されること，ある住民は呪医に鉄分が含まれる水を飲むと憑依霊にとりつかれると注意を受けるので水道水（鉄パイプを流れるので鉄分を含む）を飲めない，など。そこで我々は住民の病気に対する認識，行動を詳しく調べることにした。

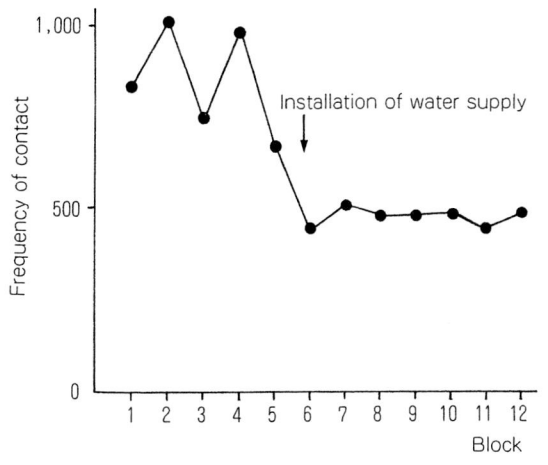

図10 水道施設供与前後の住民の汚染水との接触頻度

表2 水道施設から各家庭までの距離と，その家族の人々が汚染水との接触をどの程度減じたかの関係

家から水道施設までの距離（m）	戸数	河川と接触頻度の平均減少率（％）
0～399	47	60
400～799	58	37
800以上	67	35

表3 住民へのアンケート調査結果：病気の重篤さ

| 住血吸虫症が重篤な理由 | 答えた人の数 | |
	男性（98名中）	女性（92名中）
死	40	23
産道破壊	15	10
出血	12	17
膀胱障害	6	8
疼痛	8	8

表4 住民へのアンケート調査結果：感染経路

| 住民が答えた感染経路 | 答えた人の数（％） | |
	子供	大人
セックス	8.0	24.0
川の水との接触	63.2	28.9
トウガラシの食べすぎ	7.5	20.0
サトウキビの食べすぎ	18.7	14.0
遺伝	2.5	17.1
知らない	1.4	9.7
その他	0.7	0.7

その結果を簡単に紹介する。

　この村で最も重要な社会問題は，病気ではなく，象による作物被害，飢饉や貧困，貧弱な設備の学校などである。しかし，病気の中では住血吸虫症は最もおそれられている。この村は乾燥地で，マラリアが少ないためであろう。住血吸虫症は致死的で，産道を破壊し（表3），トウガラシやサトウキビを多く食すとかかる病気とする（表4），など病気に対する誤解が多い。便所が衛生上必要であることは理解しているが，それでもブッシュで排便排尿する。対策計画に非協力的なのは，目的が理解されていないためと仕事で忙しいからである。感染予防に水道水を使用しないのは，わずかでも料金を支払わねばならないためと，川が近くにあるからである。

　我々はこの調査結果に基づき住民の誤った病気に対する認識を正し，対策計画の目的を理解させ，対策計画に多くの住民に参加してもらうための衛生教育を1992年より開始した。

　その結果，住民は短期間で正しい知識を身につけた。一方住民の疾病対策・感染予防行動（検尿・治療への参加，水道水の利用，便所の建設など）は，我々が期待するほど良くはないが，徐々に改善されつつある。その結果衛生教育開始以後は，2年毎の集団治療による村全体の感染率ははじめて低下傾向を示しはじめた（表5）。

表5 衛生教育の住民の病気に対する知識の向上と行動の変容への効果

● 住血吸虫症についての知識の向上

質問	正しい回答をした人の割合(%)		
	1991年	1993年	1995年
症　状	56	82	94
原　因	58	85	94
予防法	25	68	87

● 住血吸虫症対策に結びつく行動変容

調査項目	1991年	1993年	1995年
水道水使用量（L/day/成人）	9.9	20.9	17.3
便所を有す家の数(%)	11	24	—
尿検査を受けた住民数(人)	658	723	893
村の感染率(%)	45	40	37

　我々の研究は衛生教育により住民に知識を与えることは比較的容易であるが，住民に行動変容をおこさせるには時間が必要であること，住血吸虫症対策に結びつく行動変容をおこさせるためには教育材料，方法を更に研究する必要があることを示している[10]。

　国際協力事業団のプロジェクトは1995年に終了し，大規模な対策研究を続けることはできなくなった。現在，我々は科学研究費(国際学術研究)等でケニアの調査地でビルハルツ住血吸虫症の研究を続けているが，近い将来再び対策研究にも着手したいと考えている。

おわりに

　住血吸虫症は既存の武器(集団治療，安全水供与，中間宿主対策，衛生教育など)を用いて制御することは可能である。その良き例として，日本が安全有効な駆虫薬がない時代に撲滅に成功したことをあげることが出来る。日本の成功例，近年世界各地での失敗例，近年の我々の対策研究から明らかになったことは，住血吸虫症対策の成功の重要な鍵は，住民の対策計画への参加率である。成功に導くためには住民の参加率をあげねばならない。我々はケニアでの対策研究の経験から，住血吸虫症対策にはまずRAP and KAP研究の必要性を唱えている。RAPはRapid Assessment Procedureの略で，文化人類学的手段により病気の流行に係る地方の伝統文化を理解することである。KAPはKnowledge, Attitudes and Practicesの略で，RAP研究の結果を参考に病気に対する認識，行動，習慣を定量的に測定する研究である。RAP/KAP調査の結果を利用し，住民に疾病対策の必要性を納得させる教育法を開発できれば，住血吸虫症対策は成功するであろう。寄生虫病の多くは風土病である。その風土に特有な，病気に係る伝説，神話，習慣があるかも知れない。開発途上国での寄生虫病対策を成功に導くには，従来行われていた虫卵検査，貝調査等の基本的調査に加え，RAP/KAP調査を行い，流行地の地理的，社会的，経済的，文化的特徴を考慮した対策法を検討すべきである。

参考文献

1) Ministry of Health, Republic of Kenya: Plan of Action (Programme Development) for Control of

Schistosomiasis in Kenya. 1989

2) Ouma, J. H., Waiyaki, E., Thiongo, F. W., Shimada, M. and Aoki, Y.: Distribution of *Schistosoma haematobium* infection in Kwale district of Coast Province, Kenya. Trop. Med., 39, 69–74, 1997

3) Shimada, M., Hirata, M., Ouma, J. H., Wambayi, E., Thiongo, F. W. and Aoki, Y.: Epidemiological study of *Schistosoma haematobium* infection in the Coastal Area of Kenya. Base-line study. Jpn. J. Trop. Med. Hyg., 15, 173–184, 1987

4) Shimada, M., Hirata, M., Ouma, J. H., Sato, K., Noda, S. and Aoki, Y.: Epidemiological Study of *Schistosoma haematobium* infection in a Coastal Area of Kenya. The importance of water contact patterns in relation to *S. haematobium* infection. Jpn. J. Trop. Med. Hyg., 17, 291–301, 1989

5) Noda, S., Shimada, M., Sato, K., Ouma, J. H., Thiongo, F. W., Muhoho, N. D., Sato, A. and Aoki, Y.: Effect of mass chemotherapy and piped water on number of *Schistosoma haematobium* and prevalence in *Bulinus globosus* in Kwale, Kenya. Am. J. Trop. Med. Hyg., 38, 487–495, 1988

6) Sato, K., Noda, S., Katsumata, T., Muhoho, N. D. and Aoki, Y.: Epidemiological studies on *Schistosoma haematobium* infection in Coastal Area of Kenya. Diurnal fluctuation of cercarial density in natural water and measurement of the risk of infection after control by cercariometry. Trop. Med., 29, 81–85, 1987

7) Muhoho, N. D., Katsumata, T., Kimura, E., Migwi, D. K., Mutua, W. R., Kiliku, F. M., Habe, S. and Aoki, Y.: Cercarial density in the river of an endemic area of *Schistosomiasis haematobia* in Kenya. Am. J. Trop. Med. Hyg., 57, 162–167, 1997

8) Sato, K., Shimada, M., Noda, S., Muhoho, N. D., Katsumata, T., Sato, A. and Aoki, Y.: Efficacy of metrifonate in a highly endemic area of urinary schistosomiasis in Kenya. Am. J. Trop. Med. Hyg., 38, 81–85, 1988

9) 長崎大学熱帯医学研究所研究集会報告書：発展途上国に於ける住血吸虫症対策，1992

10) Moji, K., Takemoto, T., Shimada, M., Aoki, Y., Karama, M., Kisingu, W. and Mascie-Taylor, C.G.N.: Review Article — Health education approaches to control urinary schistosomiasis in developing countries, Acta Medica Nagasaki, 43, 1–11, 1998

住血吸虫症と感染行動

安高雄治，金田英子，木須友子，門司和彦，嶋田雅曉

はじめに

　住血吸虫症研究では，流行地において住民の水接触行動を定量的に把握することが感染リスクを推定し，コントロールを計画する上で不可欠の作業である。水接触行動の定量的把握にはいくつかの目的があるが（Friedman et al., 2001），多くの研究が目的としているのは，年齢・性別・職業・文化的側面・社会経済的地位などを含めた様々な要因に基づいて各個人の感染リスクを明らかにすることである（Akogun and Akogun, 1996; Chandiwana, 1987; Chandiwana and Woolhouse, 1991; Chandiwana et al., 1991; Kloos et al., 1997; Kloos et al., 1990; Klumpp and Webbe, 1987; Kvalsvig and Schutte, 1986; Lima e Costa et al., 1987; Sama and Ratard, 1994; Wu et al., 1993）。一方，詳細な水接触観察データは住血吸虫症コントロールを行う上で不可欠であることから，介入方法を検討するために水接触行動を研究する場合もある（Kloos et al., 1997; Watts et al., 1998）。さらに，治療後の再感染時における免疫学的な検討を行うために，感染リスク水との接触行動に関する詳細な研究も行われてきた（Dunne et al., 1992; Rihet et al., 1991; Wilkins et al., 1987）。

　水接触行動の研究方法には複数の選択肢があるが，直接観察法はその中で最も正確に水接触を推定できるとこれまで考えられてきた。直接観察法では，対象者の水接触を直接観察するため，感染リスク水との接触時間だけではなく，その部位についても詳細で正確な記録が可能である。しかしながら，観察者の存在が対象者の行動に影響を及ぼす可能性が大きく，一方でコスト（マンパワー）や時間が非常にかかるという適用上の問題点も残されている（Friedman et al., 2001）。また，観察していない場所での水接触については一切の情報が得られないため，体系的にデータを収集することができない，つまり，感染リスク水との水接触の推定が低めに出る可能性も高い（Friedman et al., 2001）。

　近年では，水接触行動の把握において質問紙を用いた研究も多くなってきている（Ross et al., 1998; Viana et al., 1995）。水接触行動に関する正確さは低下しても，質問紙を使うことでコストや時間がかかるという直接観察法の欠点を補うことができるからである。つまり，現在の研究では，水接触に関する情報の正確さとコスト・時間という相容れない要因のどちらを優先するかというのが水接触行動における方法論上の大きな2つの選択肢となっている。これら2つ以外にも，日記法やインタビュー法などのデータの収集方法があるが，それらの性質は質問紙法に近いといえるだろう。直接観察法と簡易質問紙法を組み合わせた研究もあるが（Kvalsvig and Schutte, 1986; Wilkins et al., 1987），これらの研究にしてもいくつかの問題点は解消されていないままである。

　収集された情報の正確さよりもコスト・時間といった条件から質問紙法が用いられる研究が多いにもかかわらず，水接触行動に関する質問紙法の有効性について検討を行った研究はほとんど存在しない（Friedman et al., 2001; Gazzinelli et al., 2001）。このような比較を行った Friedman ら（2001）は，

直接観察による水接触と質問紙による水接触頻度の間には有意な関連は見られなかったけれども，質問紙法による水接触頻度に接触した体の面積や接触時間などを考慮に入れると有意な関連が見られたと報告した。確かに有意な関連は見られたものの，しかしその関連の程度は小さく，比較に用いられた方法論には未だに問題点が残されていると考えられた。

研究上の様々な制約を考えると，大きなサンプルを対象とした集団研究において，水接触行動に関する調査方法として直接観察法を用いるのは現実的ではない。つまり，分析に耐えうる情報を収集でき，これまでよりも高い信頼性でもって感染リスクを推定できる質問紙を用いた調査方法が望まれている。このような質問紙法の有効性が確認されれば，直接観察法では不可能な数の人々を対象とすることが可能であり，横断研究だけでなく，経時的な縦断研究も行いやすくなる。また，感染リスクへの暴露状況の推定が可能となることから，治療後の再感染時における免疫学的反応の検証や，ワクチンの有効性の検証などにおいても有効であるはずである。

本研究では，これまでの住血吸虫症研究で用いられてきた水接触行動に関する方法論を再検討し，そこに人類学研究の現場で用いられてきた方法論を応用することで，できる限り正確に感染リスク水との接触に関する直接観察調査を行った。また同時に，質問紙を用いたインタビュー(24時間思い出し法)によって各個人から水接触行動に関する情報を収集し，得られた2つのデータを比較検討し，質問紙法の有効性の検証を行った。この研究で収集した水接触行動とそのパターンに関する詳細なデータは，今後の住血吸虫症対策においても非常に有効な情報となるはずである。

1. 対象と方法

1) 調査地

調査対象地域は，タンザニア国モシ市 (図1) の南方に広がる灌漑地域(これ以降ロア・モシ地区)内に位置するマボギニ小学校への通学エリアである。この灌漑地域では，安定的な水田耕作を目的として1978年から日本政府の協力・援助が始まり，1987年に1,100haの大規模な灌漑施設が建設された。河川から水が水路によって引き込まれていることから，灌漑施設が完成することによってそれまでには存在しなかった水路が縦横に張り巡らされたため，住民にとっては水と接触する場所・機会が飛躍的に増大したことになる。主な水路はコンクリートで造られており，そこからさらに細い水路へと水を取り込めるようになっている。この灌漑施設の完成によって，住民は安定的な水田栽培が可能となり，それに伴って収入も増加した。

この地区で利用可能な水源としては，水道水・井戸水・河川水/灌漑水などがある。ただし，水道水には公共用と個人用とがあり，後者を利用するためには水道管を個人で施設しなければならず，かつ有料(年契約)であるため，利用している世帯は多くない。また，水道水には給水制限があり，常に利用できるわけではない。多くの世帯では，給水時間中に公共の水道水を使用し，かつ自宅に運んで備蓄し，それ以外の時間に，備蓄した水道水と井戸水・河川水/灌漑水をその使用目的に合わせて使い分けている。

2) 対象者

ロア・モシ地区住民の多くは，灌漑した水田における稲作や畑でのトウモロコシ栽培などを主な生業とする。水田での稲耕作時に水と接触する機会が多いことがこの地域の特徴であるが，これは

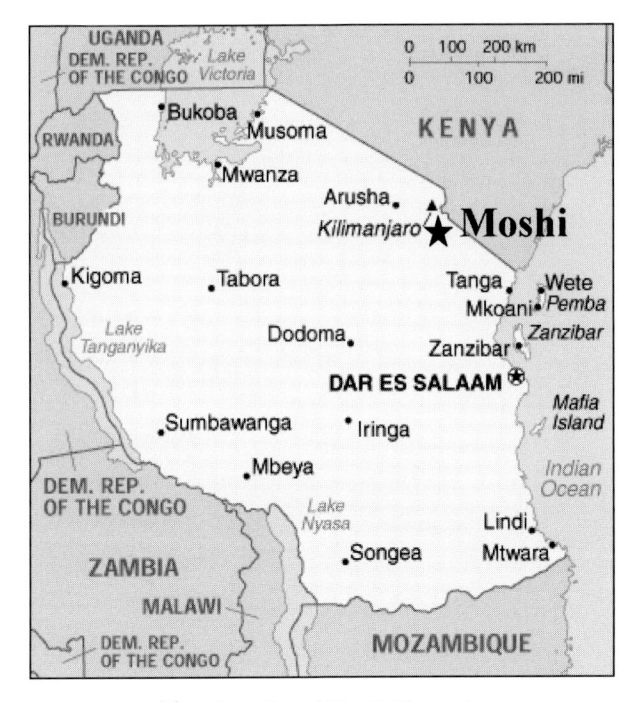

図 1　Location of Moshi, Tanzania.

成人だけに限ったことではない。子供は，特に母親とともに水田や畑に行って手伝いをすることが期待されており，この時に水と接触することが多い。

　我々は，ロア・モシ地区において1997年より調査活動を行っており，住民のほとんどは我々の研究の目的について理解している。この地区には4つの小学校があり，今回対象としたのは，その中のマボギニ小学校の4–5年生104名（男女各52名）である。対象者の年齢は平均11.5歳（男11.6歳，女11.3歳）であったが，比較的大きな幅があった（9–16歳）。対象者の選択では，男女対象者数をほぼ均等になるようにした以外はランダムに行い，選ばれた子供の両親及び本人から口頭でインフォームド・コンセントを得た翌日に直接観察を行った。

3）水接触行動調査

　2002年2月から3月にかけて，水接触に関して直接観察及び聞き取り調査（24時間思い出し法）を行った。これまでに行われた研究では，実際の水接触に関するデータ収集方法として直接観察が最も正確であると考えられ，定点観察が主要な水接触場所においてのみ行われてきた。しかし，この方法では，観察していない接触場所での行動を見落とすだけでなく，住民は被観察者となるのを嫌って通常とは異なった水接触行動（場所・時間とも）を起こす可能性が高い。そのため，本研究では，各個人の起床から就寝までのすべての水接触行動を逃さず観察し記録するために個人追跡法（Individual tracing method）を用いた（Suda, 1994）。本研究では，観察開始時に普段と同じような行動をするように依頼した。また，通常であれば観察者と被観察者との間の接触は極力排除し，遠くから観察する方法を用いるが，本研究の場合は対象が小学生であることから，ラポールを構築し，データの信頼性を高めるために必要に応じて被観察者との接触を行う場合があった。

予備調査の結果から，午前6時から午後8時まで直接観察を行えばほぼすべての水接触行動を把握できることが明らかとなったため，観察は，対象者の起床直後の時間に当たる午前6時前に開始し，水浴び等を終え就寝する準備が整う午後8時ころまで行った。記録は，すべての水接触行動においてそれぞれの接触開始・終了の時刻(分単位)，接触場所，接触行動の種類，接触した体の部位，接触した水の種類について行った。対象者一人一人を追跡してすべての水接触について記録するという調査方法の制限から，1日に5人の観察者が5人の対象者をそれぞれ観察した。観察を始めた後に体の不調を訴えた子供が1人いたので，分析には彼を除いた104人(男52人，女52人)の記録結果を用いた。観察は基本的に被観察者と同性のものが行ったので，観察者の性別による水接触行動への影響はないはずである。直接観察を始める前には十分な予備調査を行い，合計5名の観察者(著者 YA, EK と現地調査者3名)間の観察方法及び記録方法を統一し，データの均質化を図った。

一方，質問紙を用いた聞き取り調査(24時間思い出し法)は，直接観察を行った翌日に各個人に対するインタビューという形で行った。観察を行った翌日，マボギニ小学校の先生方の協力により授業を受けている途中，あるいは放課後に，周りの影響を排除できる場所に一人ずつ呼び出し，前日のすべての水接触において，接触時間(分)，接触場所，接触行動の種類，接触した体の部位，接触した水の種類に関して聞き取った。インタビュアーによるバイアスを排除するため，すべて1人の現地調査者が聞き取りを行った。

得られた水接触行動に関する情報は，それぞれの行動ごとにまとめ，水接触回数・平均接触時間等の計算を行った。

4) 比較分析

まず，聞き取り調査で収集した各水接触行動が，直接観察結果のどの水接触行動にそれぞれ該当するのかを確認するマッチング作業を行った。実際には断続的に水と接触する作業に関しては，思い出した結果では一つの水接触行動として認識されていることがあったが，その場合には，直接観察による断続的な複数の水接触行動を一つの水接触行動として考え，断続した水接触の時間を合計し，その行動の水接触時間(分)とした。直接観察による水接触では，水接触行動の開始時刻と終了時刻の差から接触時間(分)を計算したが，同時刻の場合は0.5分として分析を行った。水と接触した体の部位については，Lund and Browder の burn chart を用いて全表面積に対する割合(%)を計算し，接触時間(分)と接触部位の割合(%)をかけることで observed exposure index (OEI: %min) を計算した。一方，思い出しによる聞き取り調査の結果から得られた推定接触時間と，同様に計算した接触部位の割合(%)をかけることで recalled exposure index (REI: %min) を計算した。

直接観察と聞き取り調査の結果の比較は，まず水接触回数と接触時間との間で行った。また，小学生男女別にそれぞれの水接触行動とそのパターンについて検討した。その後，OEI と REI を比較検討し，詳細な聞き取りによる思い出し結果が，どの程度実際の水接触状況と関連があるのかを検証した。これらの比較は，水の種類に関係なく行った後，同様の分析を安全水(水道水・井戸水)とリスク水(河川水・灌漑水)とに分けて行った。

2. 結　果

ロア・モシ地区の小学生の1人1日当たりの水接触回数は，直接観察では平均6.4回 (SD = 3.7)，

思い出し法では平均4.5回（SD=1.7）であり，思い出し法による回数は直接観察に較べ有意に少なかった（$p<0.001$）（表1）。水接触時間の合計は，直接観察では一日平均24.6分（SD=20.1），思い出し法では平均29.7分（SD=24.4）であり，思い出しによる水接触時間の方が有意に長かった（$p<0.01$）。つまり，思い出しによる水接触では，実際（直接観察）よりも回数は少ないが，しかし1回あたりの水接触時間は長かったことになる。

表1 Number and total time of water contacts per day among schoolchildren in Lower Moshi

	Direct observation		24-hour Recall		
	Mean	S.D.	Mean	S.D.	
Number of contacts	6.4	3.7	4.5	1.7	$p<0.001$
Total time of contacts (min)	24.6	20.1	29.7	24.4	$p<0.01$

水との接触が多かった行動は，体の一部を洗う（手洗いなど）・水浴び・水遊び・食器洗い・水汲みなどであった（表2）。各水接触行動の平均水接触時間を見ると，男女ともに最も長く水と接触していたのは洗濯（男性: 8.9分，女性: 14.6分）であった。洗濯以外では，男性では水浴び（7.5分），食器洗い（6.4分），水遊び（5.5分）が5分以上と長かった。女性では，食器洗い（9.2分），水浴び（8.8分）が5分以上で長かった。単純に接触の回数と1回あたりの平均水接触時間（分）の積を男女別に計算すると（data not shown），男性では水遊びが193.0回分と最も大きく，つづいて体の一部を洗う（176.5回分），水浴び（158.0回分）の順であった。一方，女性では食器洗い（607.0回分），水浴び（247.0回分），体の一部を洗う（167.5回分），洗濯（116.5回分）であった。全体として，水と触れている合計時間（回分）は女性の方が長く，特にそれは食器洗い・水浴びといった行動で顕著であったが，体の一部を洗う行動においてはほとんど同じであった。

各水接触行動について1回あたりの水接触によるOEIを計算すると，水遊び（888），水浴び（816）が大きく，それにつづく洗濯（141）や食器洗い（96）とは大きな差があった（表3）。聞き取り調査に

表2 Number and mean duration of water contact among schoolchildren by contact behaviors and sex

Water contact behavior	Boy (N=52)			Girl (N=52)		
	N	Mean	S.D.	N	Mean	S.D.
Wash clothes	7	8.9	9.1	8	14.6	13.0
Bathe	21	7.5	3.4	28	8.8	4.3
Wash utensils/tools	7	6.4	7.4	66	9.2	12.4
Swim/Play	35	5.5	6.0	8	2.9	3.2
Brush teeth	3	2.0	1.0	16	2.3	2.4
Fetch water	12	1.7	1.3	47	2.1	3.4
Wash parts of body	144	1.2	1.5	113	1.5	2.7
Cross river/canal	10	1.0	0.6	3	0.7	0.3
Drink water	25	0.8	0.2	32	0.9	0.4
Cater animals	—	—	—	1	0.5	—
Mixed behavior	6	4.3	1.4	24	9.5	16.1
Others	23	5.4	9.0	23	7.2	8.5

基づく REI でも同じように，水遊び (2,273)，水浴び (1,000) が大きく，それにつづく水汲み (97) や歯磨き (81) とは大きく異なった。これらの結果を住血吸虫症の感染リスクのある水 (川や水路の水) との接触だけで計算すると，OEI と REI はそれぞれ，水遊び (888, 2,273)，水浴び (68, 175) であった。

表3 Mean Exposure Index (EI) per contact for direct observation (OEI) and recall (REI) and their percentages of risk/safe water by water contact activities

Water contact activity	Direct observation (OEI)			Recall (REI)		
	Overall	Risk %	Safe %	Overall	Risk %	Safe %
Swim/Play	888	100	0	2,273	100	0
Bathe	816	8	92	1,000	18	83
Wash parts of body	31	31	69	47	21	79
Wash clothes	141	5	95	37	10	90
Fetch water	10	8	92	97	31	69
Wash utensils/tools	96	0	100	27	10	90
Brush teeth	15	0	100	81	0	100
Drink	4	0	100	12	0	100

表4は，1日あたりの OEI と REI を男女別に計算し，比較した結果である。全体として，リスクの有無を問わず OEI よりも REI の方が有意に大きかった (水全体 768 vs. 1,296, $p < 0.001$; リスク水 258 vs. 654, $p < 0.001$; 安全水 510 vs. 642, $p < 0.01$)。しかしながら，この傾向はほとんどが男性に起因しており，女性では水全体で見られるだけだった (753 vs. 1,033, $p < 0.05$)。

表4 Mean EI for direct observation (OEI) and recall (REI) by water contact behavior and type of water

Exposure Index	Boy		Girl		All	
	Mean	S.D.	Mean	S.D.	Mean	S.D.
Direct observation						
Risk water***	430***	597	85	244	258***	486
Safe water***	352*	485	668	656	510**	596
Overall	783***	604	753*	648	768***	624
Recall						
Risk water***	1,115	2,073	193	571	654	1,582
Safe water**	444	557	840	609	642	614
Overall	1,559	1,992	1,033	671	1,296	1,503

*$p < 0.05$, **$p < 0.01$, ***$p < 0.001$

OEI と REI の間の相関は水全体・リスク水・安全水のいずれでも有意であり，相関係数は非常に高かった (水全体 Spearman's $\rho = 0.547$, $p < 0.01$; リスク水 $\rho = 0.885$, $p < 0.01$; 安全水 $\rho = 0.717$, $p < 0.01$) (表5)。これらの結果を男女別に見てみると，男女ともすべての水の種類で有意 ($p < 0.01$) であったが，相関係数に関しては男性で高かった。

表 5　Correlation between direct observation and recall methods by sex and type of water

Spearman's ρ	Boy	Girl	All
Observation vs. Recall			
Risk water	0.931**	0.750**	0.885**
Safe water	0.737**	0.508**	0.717**
Overall	0.667**	0.405**	0.547**

**Correlation is significant at the 0.01 level (2-tailed).

3. 考　　察

　住民がどの程度感染リスクのある水と接触しているかを把握することは，治療後の再感染時における免疫学的反応やワクチン・トライアルといった研究を行う上で不可欠のプロセスである。ただし，この場合，人の水接触行動にはそれぞれ違いがある（Chandiwana and Woolhouse, 1991; Friedman et al., 2001）ことを考慮に入れる必要があり，感染リスク水との接触を個人毎に定量的に把握することが求められる。本研究においても，同じような年齢の対象者であるにもかかわらず男女間差は大きく，個人によって（或いは世帯によって）も水との接触パターンは異なっていた。このような結果は，水接触行動についてコミュニティレベルではなく，個人レベルで情報を収集する必要があることを強く示唆している。個人レベルでの詳細な水接触観察データは，住血吸虫症コントロールを行う上でも不可欠であり，介入方法を検討するために重要な情報となるはずである（Kloos et al., 1997; Watts et al., 1998）。

　本研究では，個人レベルの水接触行動に関する研究方法を検証し，詳細な聞き取り調査を行えば実際の水接触を定量的に推定できる可能性が高いことを明らかにした。しかも，この相関関係は特に住血吸虫症の感染リスクのある水において高く（$\rho = 0.885, p < 0.01$），直接観察法の代替法として十分に検討することができると考えられた。前日の水接触について個人毎に聞き取りを行えば，直接観察法を用いた場合に必要なコストやそこでかかる時間を大幅に避けることができる可能性が高い。また，直接観察法では，コスト／マンパワーや時間などの制約から観察エリア（水接触観察場所）や対象者数が限られていたが，聞き取り調査であれば，工夫次第で大幅に対象者数を増やすことができる。例えば，これまで多くの研究で，学校をベースとした研究が行われてきたが（Ansell et al., 1997; Jemaneh et al., 1996; Lengeler et al., 1991; Mafe et al., 2000; Moestue et al., 2003; Montresor et al., 2001; Utzinger et al., 1998; Utzinger et al., 2000; Zhou et al., 1998），仮に学校の先生の協力を得ることができれば，直接観察に比べて小さなコストで，短期に，大きなサンプルを対象に，あるいはより広域を対象にした水接触行動に関する定量的データが収集可能となるだろう。

　感染リスク水を汲んで自宅まで持ち帰って使う場合にも，直接観察法（個人追跡を除く）より聞き取り調査の方が信頼性は高いと考えられる。水接触場所における観察だけでは，家に持ち帰られた水の使用者及び使用目的については全く分からない。しかし，個人毎に聞き取り調査を行うことで直接観察では収集できない情報を収集することが可能となるはずである。この場合，汲んだ水は他の世帯メンバーが使用する可能性も高いことから，世帯レベルで水接触について研究（Bethony et al., 2004）することも選択肢として考慮に入れることができるかもしれない。

　聞き取り調査を詳細に行えば直接観察の代替法として使える可能性が高いことをこれまで述べて

きたが，OEI と REI の値の比較では特に男性において有意な違いが見られ（$p<0.001$），REI 値の方が大きかった。男性・女性ともに 1 日当たりの REI は OEI の 2 倍以上であった。このような結果になったのは，水接触が断続的に行われた場合の記録と思い出し結果の間の違い，つまり実際は断続的な水接触行動であったのが，思い出す場合には断続的行動を一連の接触行動として思い出すという分析方法論上の問題に起因していると考えられる。しかしながら，相関関係そのものは非常に強いので，補正をかけることによって十分に分析に耐える指標となると考えられる。

　本研究では，直接観察法として個人追跡法を採用し，質問紙を用いた聞き取り調査では，個人毎にインタビューを行い，インタビュー前日の水接触について思い出してもらい，詳細に記録した。その結果，これまでに報告された研究結果よりも高い相関関係が観察された（例えば Friedman (2001) らでは，Exposure index (EI) と self reported frequencies with weighted exposure (SuppQI) の間の Spearman's ρ は 0.227（$p=0.05$）であった）。本研究で高い相関が得られたのは，明らかに採用した方法論によるところが大きいと考えられる。直接観察においては，これまでの研究ではそれぞれの水接触場所に観察者が張り付いてそこに来た住民の水接触行動について記録したが，この方法にはコミュニティ全体を対象にできるというメリットがあるものの，1) すべての水場に観察者を張り付けることは実際上困難なために観察場所の取捨選択が行われている（Chimbari et al., 2003），2) 被観察者が通常と異なる水接触行動を行う（観察場所に来ない）可能性がある，という問題点が残されていた。本研究で用いた個人追跡法では，一人の観察者が観察できるのは 1 日に 1 人と対象数は少ないものの，体系的・質的にそろったデータ収集が可能であり，全ての水接触行動についての分析が可能であった。一方，質問紙法では，前日の水接触を聞き取ることにし，個人間の記憶能力の違いや推定を極力廃した方法論がこのような高い相関に貢献したと考えられる。Friedman (2001) らは，11 の水接触活動に関して 1 週間当たりの頻度を合計して質問紙からの指標としているが，水接触の頻度だけでは有意な相関が見られなかったため，それぞれの接触活動毎の平均的な水接触情報を加味することで有意な相関を得ている。これらのことから考えても，水接触に関する情報を収集する手段として水接触の頻度を聞き取るだけでは十分な情報が得られないと考えられた。本研究で採用した思い出しによる聞き取り以外にも，日記法 (Activity diary) などの方法も今後検討する必要があるだろう。

参 考 文 献

Akogun OB, and Akogun MK (1996) Human behaviour, water usage and schistosomiasis transmission in a small settlement near Yola, Nigeria. *Ann Trop Med Parasitol* 90: 303–11.

Chandiwana SK (1987) Community water-contact patterns and the transmission of Schistosoma haematobium in the highveld region of Zimbabwe. *Soc Sci Med* 25: 495–505.

Chandiwana SK, and Woolhouse ME (1991) Heterogeneities in water contact patterns and the epidemiology of Schistosoma haematobium. *Parasitology* 103 Pt 3: 363–70.

Chandiwana SK, Woolhouse ME, and Bradley M (1991) Factors affecting the intensity of reinfection with Schistosoma haematobium following treatment with praziquantel. *Parasitology* 102 Pt 1: 73–83.

Kloos H, Fulford AJ, Butterworth AE, Sturrock RF, Ouma JH, Kariuki HC, Thiongo FW, Dalton PR, and Klumpp RK (1997) Spatial patterns of human water contact and Schistosoma mansoni transmission and infection in four rural areas in Machakos District, Kenya. *Soc Sci Med* 44: 949–68.

Kloos H, Higashi G, Schinski VD, Mansour NS, Murrell KD, and Miller FD (1990) Water contact and Schistosoma haematobium infection: a case study from an upper Egyptian village. *Int J Epidemiol* 19: 749–58.

Klumpp RK, and Webbe G (1987) Focal, seasonal and behavioural patterns of infection and transmission of

Schistosoma haematobium in a farming village at the Volta Lake, Ghana. *J Trop Med Hyg* 90: 265–81.

Kvalsvig JD, and Schutte CH (1986) The role of human water contact patterns in the transmission of schistosomiasis in an informal settlement near a major industrial area. *Ann Trop Med Parasitol* 80: 13–26.

Lima e Costa MF, Magalhaes MH, Rocha RS, Antunes CM, and Katz N (1987) Water-contact patterns and socioeconomic variables in the epidemiology of schistosomiasis mansoni in an endemic area in Brazil. *Bull World Health Organ* 65: 57–66.

Sama MT, and Ratard RC (1994) Water contact and schistosomiasis infection in Kumba, south-western Cameroon. *Ann Trop Med Parasitol* 88: 629–34.

Wu Z, Bu K, Yuan L, Yang G, Zhu J, and Liu Q (1993) Factors contributing to reinfection with schistosomiasis japonica after treatment in the lake region of China. *Acta Trop* 54: 83–8.

Watts S, Khallaayoune K, Bensefia R, Laamrani H, and Gryseels B (1998) The study of human behavior and schistosomiasis transmission in an irrigated area in Morocco. *Soc Sci Med* 46: 755–65.

Dunne DW, Butterworth AE, Fulford AJ, Kariuki HC, Langley JG, Ouma JH, Capron A, Pierce RJ, and Sturrock RF (1992) Immunity after treatment of human schistosomiasis: association between IgE antibodies to adult worm antigens and resistance to reinfection. *Eur J Immunol* 22: 1483–94.

Rihet P, Demeure CE, Bourgois A, Prata A, and Dessein A (1991) Evidence for an association between human resistance to Schistosoma mansoni and high anti-larval IgE levels. *Eur J Immunol* 21: 2679–2686.

Wilkins HA, Blumenthal UJ, Hagan P, Hayes RJ, and Tulloch S (1987) Resistance to reinfection after treatment of urinary schistosomiasis. *Trans R Soc Trop Med Hyg* 81: 29–35.

Friedman JF, Kurtis JD, McGarvey ST, Fraga AL, Silveira A, Pizziolo V, Gazzinelli G, LoVerde P, and Correa-Oliveira R (2001) Comparison of self-reported and observed water contact in an S. mansoni endemic village in Brazil. *Acta Trop* 78: 251–9.

Ross AG, Sleigh AC, Yuesheng L, Williams GM, Waine GJ, Forsyth SJ, Yi L, Hartel GF, and McManus DP (1998) Measuring exposure to S. japonicum in China. II. Activity diaries, pathways to infection and immunological correlates. *Acta Trop* 71: 229–36.

Viana IR, Correa-Oliveira R, Carvalho Odos S, Massara CL, Colosimo E, Colley DG, and Gazzinelli G (1995) Comparison of antibody isotype responses to Schistosoma mansoni antigens by infected and putative resistant individuals living in an endemic area. *Parasite Immunol* 17: 297–304.

Gazzinelli A, Bethony J, Fraga LA, LoVerde PT, Correa-Oliveira R, and Kloos H (2001) Exposure to Schistosoma mansoni infection in a rural area of Brazil. I: water contact. *Trop Med Int Health* 6: 126–35.

Suda K (1994) Methods and problems in time allocation studies. *Anthropol Sci* 102: 13–22.

Ansell J, Guyatt H, Hall A, Kihamia C, Kivugo J, Ntimbwa P, and Bundy D (1997) The reliability of self-reported blood in urine and schistosomiasis as indicators of Schistosoma haematobium infection in school children: a study in Muheza District, Tanzania. *Trop Med Int Health* 2: 1180–9.

Jemaneh L, Shewakena F, and Tedla S (1996) The use of questionnaires for the identification of high risk areas for urinary schistosomiasis: the Ethiopian experience. *Ethiop Med J* 34: 93–105.

Lengeler C, Kilima P, Mshinda H, Morona D, Hatz C, and Tanner M (1991) Rapid, low-cost, two-step method to screen for urinary schistosomiasis at the district level: the Kilosa experience. *Bull World Health Organ* 69: 179–89.

Mafe MA, von Stamm T, Utzinger J, and N'Goran EK (2000) Control of urinary schistosomiasis: an investigation into the effective use of questionnaires to identify high-risk communities and individuals in Niger State, Nigeria. *Trop Med Int Health* 5: 53–63.

Moestue H, Mahumane B, Zacher A, Issae W, Kihamia CM, Wen ST, Adjei S, Bundy DA, and Hall A (2003) Ill-health reported by schoolchildren during questionnaire surveys in Ghana, Mozambique and Tanzania. *Trop Med Int Health* 8: 967–74.

Montresor A, Ramsan M, Chwaya HM, Ameir H, Foum A, Albonico M, Gyorkos TW, and Savioli L (2001) Extending anthelminthic coverage to non-enrolled school-age children using a simple and low-cost method. *Trop Med Int Health* 6: 535–7.

Utzinger J, N'Goran EK, Esse Aya CM, Acka Adjoua C, Lohourignon KL, Tanner M, and Lengeler C (1998)

Schistosoma mansoni, intestinal parasites and perceived morbidity indicators in schoolchildren in a rural endemic area of western Cote d'Ivoire. *Trop Med Int Health* 3: 711–20.

Utzinger J, N'Goran EK, Tanner M, and Lengeler C (2000) Simple anamnestic questions and recalled water-contact patterns for self-diagnosis of Schistosoma mansoni infection among schoolchildren in western Cote d'Ivoire. *Am J Trop Med Hyg* 62: 649–55.

Zhou H, Ross AG, Hartel GF, Sleigh AC, Williams GM, McManus DP, Luo XS, He Y, and Li YS (1998) Diagnosis of schistosomiasis japonica in Chinese schoolchildren by administration of a questionnaire. *Trans R Soc Trop Med Hyg* 92: 245–50.

Bethony J, Williams JT, Brooker S, Gazzinelli A, Gazzinelli MF, LoVerde PT, Correa-Oliveira R, and Kloos H (2004) Exposure to Schistosoma mansoni infection in a rural area in Brazil. Part III: household aggregation of water-contact behaviour. *Trop Med Int Health* 9: 381–9.

Chimbari MJ, Dhlomo E, Mwadiwa E, and Mubila L (2003) Transmission of schistosomiasis in Kariba, Zimbabwe, and a cross-sectional comparison of schistosomiasis prevalences and intensities in the town with those in Siavonga in Zambia. *Ann Trop Med Parasitol* 97: 605–16.

中国における住血吸虫症

太　田　伸　生

はじめに

　住血吸虫症の歴史を訪ねてみると，今日残されている古代文明の遺産の中にヒトと住血吸虫症の関わりを見ることができる。中国大陸は人類の歴史が地球上で最も早い時期から残されてきた地域の一つであるが，私たちはその中にもこの病気の存在を見いだせるのである。中国にかつて蔓延していた日本住血吸虫症は，やがて近代医学の導入により，原因究明，診断・治療法の確立，予防対策の実施などを経て，ようやく 21 世紀になって制圧のゴールが見えてきた感がある。

　住血吸虫症は風土病であり，その流行を支える背景には社会的要因の関与が大きい。古来，中国大陸を舞台にして，多くの国家，政治体制が勃興したが，それぞれの時代背景によって住血吸虫症の流行にも少なからぬ影響が見られたであろう。感染症対策の成否に社会制度の関与が大きいことは広く認められる事実である。本稿は，中国の日本住血吸虫症の歴史から今日の問題点，さらに近い将来の情況予測まで含めて，筆者の知るところを概括的に論じてみたいと思う。

1. 歴史の中の住血吸虫症

　中国における住血吸虫症は悠久な揚子江の流れとともに興ったものである。揚子江流域は，黄河流域と並んで中国で最も早く人類文明が勃興した地域であるが，恐らくはこの地域への人類の定着の早い時期から住血吸虫症も共にあったものと思われる。中国国内の住血吸虫症流行地は揚子江中～下流域の低湿地に特徴的な湖沼型と四川省や雲南省など海抜 2,000 m 以上の高地まで広がる山丘型の 2 型に分けられるが，揚子江流域には湖沼型流行地が湖南省，湖北省，江西省，安徽省，江蘇省など広範囲にわたって点在している。この地域に古来，日本住血吸虫症が存在した確実な証拠としては湖南省長沙市にある馬王堆遺跡から 1972 年に出土した女性の遺体から得られたものがある。紀元前 200 年前後の西漢時代と推定されるその遺体は，まるで前日に亡くなったと言ってよいほどの保存状態で出土し，病理解剖の結果，夏期に心筋梗塞で死亡したことも判明している。そして，その女性の直腸粘膜から多数の日本住血吸虫卵が検出されたのである[1,2]。

　三国志のハイライトの一つ，赤壁の戦いは西暦 208 年の出来事とされ，湖北省と湖南省の境に位置する揚子江一帯がその古戦場跡である（写真 1）。曹操率いる魏の水軍が予想外の大敗を喫したことで知られるが，そこは近年まで日本住血吸虫症の濃厚流行地として知られた場所であった。当時もまた流行地であったと考えられている。諸葛孔明の策略もさることながら，史家の多くは，魏の兵士たちの大半が住血吸虫症とは無縁の北方出身者であって，免疫のない彼らが揚子江の水に接したために急性住血吸虫症を病み，その結果，戦力が大幅に低下したことが敗因の一つと論じている。

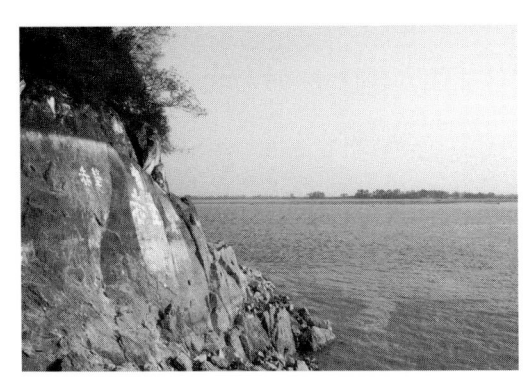

写真 1 赤壁の古戦場
三国志で知られる赤壁の闘いは湖南省，湖北省境界の揚子江を舞台とし，日本住血吸虫感染も大きく影響した。

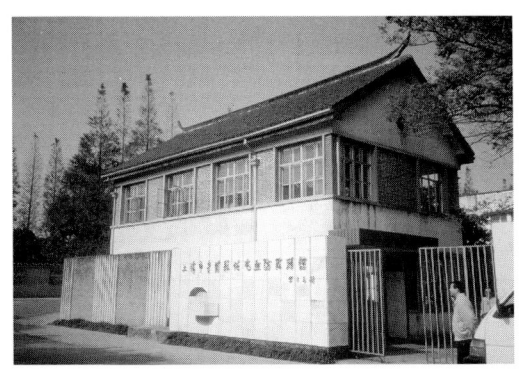

写真 2 青浦の住血吸虫制圧記念館
上海近郊の記念館であるが，近年上海市内でも流行再興が懸念されている。

　近年に眼を向けると，中国で日本住血吸虫が科学的に検証されたのは20世紀に入ってからであった。湖南省洞庭湖沿いの周家口の町で米国人 Logan が1905年にヒト患者から虫体を発見している[3]。これは日本における桂田，藤浪の発見に遅れることわずか1年であったが，もしも中国での発見が早ければ日本住血吸虫の学名はなかったことになる。前世紀の激動の中国史を飾るのは毛沢東による共産革命であろうが，毛沢東と住血吸虫症の戦いも歴史的な逸話になりつつある。毛沢東は湖南省韶山の出身で，青年時代は流行地である長沙市内の師範学校で学んだ。彼を一時支えた劉少奇も湖南省の出身であり，中国革命発祥の地，江西省南昌市も住血吸虫症の濃厚流行地であったことなど，毛沢東の青年期には住血吸虫症が常に身近にあったと思われる。その影響もあって住血吸虫症には関心が高かったらしく，革命直後の1955年には住血吸虫症制圧を党の重要政策に据えた。上海近郊の青浦にある住血吸虫制圧記念館(写真2)の資料によれば，この病気で全村壊滅の悲劇が中国国内各所で見られたことは事実である。恐怖の病気であった住血吸虫症に対する彼の想いが「送瘟神」という詩に謳われている。毛沢東はその中で古来人民を苦しめた住血吸虫症が今や制圧に至ったことを高らかに讃えているが，実際には彼の存命中に揚子江流域で，制圧はさほど成功していなかった。

2. 中国の日本住血吸虫症，疫学的な特徴

　中国の流行地は広大で多様である。そのことが本症の対策を困難にしている最大要因になっている。中国の流行地の各種指標を表1にまとめた[4,5]。患者数，中間宿主貝の生息面積，保虫宿主の種類と数など，わが国のかつての流行地と比較して，その規模の違いは歴然である。中国の住血吸虫症流行の特徴を知るために，いくつかの重要なポイントについて説明を加えてみよう。

1) 湖沼型流行地と山丘型流行地

　前述の通り，低湿地に広がる湖沼型(Marshland type)と比較的標高の高い地域に広がる山丘型(Hilly type)の2型に中国の流行地は分類されている(表2)。流行地の大半は湖沼型であり，揚子江や洞庭湖，鄱陽湖など河川，湖沼に沿って中間宿主貝が生息し，そこでヒトや家畜動物の感染がおこる。中

表1 中国の日本住血吸虫症流行の現状（2003年）

流行域		7省413行政区 （江蘇・安徽・江西・湖北・湖南・四川・雲南省）
感染者	総　数	843,007名
	急性患者	1,114名
	慢性患者	817,453名
	末期患者	24,440名
中間宿主貝生息域		31,321.5 ha

表2 中国の2つの流行地パターン

	湖沼型	山丘型
分布	江蘇，安徽 江西，湖南，湖北	四川，雲南
流行地居住人口	1,080万人	493万人
流行村落群	7,200	3,200
感染率	11.5%	7.6%
主な職業	農業，漁業，船員 商工業，軍人，学生など	農業，学生など
中間宿主貝分布	29,760 ha	1,380 ha

間宿主貝は *Oncomelania hupensis* であり，日本のミヤイリガイ（*O. nosophora*）よりもやや大型で殻も硬い。その生息面積はきわめて広く，感染者も小児，農民，漁民，河川敷で働く季節労働者，洪水対策や警備などに当たる軍人などハイリスク集団が多数を占める。自然環境による流行への影響がきわめて大きいが，その理由は揚子江の水位差が乾季と増水期とで10 m以上に及ぶためである。すなわち，乾季には広大な草地が広がることになり，そこで中間宿主貝が繁殖して感染の場となる。そこで貝の対策を実施しても，やがて増水期には冠水してしまい，対策の効果はまさに水泡に帰するのである。

一方，山丘型は分布が四川省や雲南省の山岳地域にあり，標高も海抜2,000 m以上に及ぶなど高く，かなり冷涼な地域である。中間宿主は *O. robertosoni* も含み，これは日本のミヤイリガイと形態的に類似している。山間の小河川に沿って貝が生息し，社会インフラが未整備なため，洗濯，炊事など家事労働の際に感染する（写真3）。かつてのわが国の流行地とも似通った印象を受ける光景である。経済的に恵まれない少数民族の居住地域にあることも対策を困難にしている。この型の流行地は面積としては多くないものの，中国でも辺境地域に広がり，社会インフラ整備の遅れもあって対策上困難な点が目立っている。

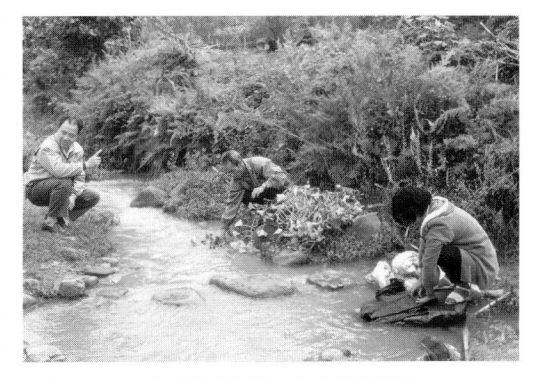

写真3 四川省西昌市郊外の山丘型流行地
小河川に生活用水を頼るため，日本住血吸虫感染を途絶することが困難である。

2）保虫宿主動物

　日本住血吸虫は人獣共通寄生虫で，ヒト以外にも多くのほ乳類動物が終宿主になりうることがマンソン住血吸虫やビルハルツ住血吸虫などとの大きな違いである．しかし，保虫宿主動物の構成はアジアの流行地間で異なり，地域ごとの特徴がある[6,7]．中国では水牛，ブタ，ヒツジなどが重要な保虫宿主であり，特に水牛は感染感受性が高い(表3)．野鼠も重要な保虫宿主であるが，中国ではそのデータが整理されていない．中国内陸部では水牛が依然として農業に活用され，それが農閑期である冬場の渇水期に揚子江河畔などに放牧される．そこで繁殖している中間宿主貝と接触することになる．同じ水牛でもフィリピンでは日本住血吸虫には抵抗性であるとされるが，その理由は生物学的に解明されていない．保虫宿主の多さのために，日本住血吸虫症は他の住血吸虫症に比べて対策が明らかに困難であり，中国でもヒトと水牛の両者の対策が重要であることが各種シミュレーションで明らかにされている．

表3　中国の保虫宿主動物

動物	陽性率	(湖沼型 / 山丘型)
黄　　牛	16.5%	(17.0% / 16.5%)
水　　牛	12.3%	(16.6% / 5.5%)
ブ　　タ	3.1%	(4.0% / 2.1%)
ヒ ツ ジ	10.4%	(43.6% / 0.4%)
イ　　ヌ	2.6%	(34.2% / 2.1%)

3. 中国における住血吸虫症制圧の試み

　前項で述べたとおり，中国の住血吸虫症制圧の取り組みは中国共産党による革命後に精力的に実施が図られるようになった．対策が緒についた1950年頃の日本住血吸虫症の流行域は揚子江流域以南に広く分布しており，感染者および *Oncomelania* 貝の生息域は中国全土12市・省にみられた．当時は検便以外に診断法はなく，また診断したとしても安全で効果的な治療薬はなかったため，疾病対策の方法としては中間宿主貝の駆除に主眼を置かざるを得なかった．もっとも初期の対策法は中間宿主貝を土中に埋めることで，小河川に沿った貝の生息地の場合，並行して新しく水路を作り，その土砂でもとの小河川を埋める手法が取られた．しかし効果は局所的なものにとどまったようである．その後，貝の対策としてはわが国でも取られたように，火炎放射器による焼却や殺貝剤の使用が始められた．殺貝剤の使用でもっとも問題となるのは魚毒性などの環境毒性で，その点では多くの殺貝剤の使用には制限が加えられた．1970年代から Na-PCP が使われるようになり，殺貝効果は高かったが，環境毒性が高く，2000年までに完全に使用が打ち切られた[8]．続いて使用されるようになったのは Niclosamid で，魚毒性がやや認められるものの，今日なお中国国内で使用される標準的な殺貝剤の地位を保っている．しかし，これら殺貝剤の使用によっても，中国の中間宿主貝の生息面積は広大であり，揚子江の水位差による薬効の不安定さもあって，殺貝の効果は限られたものに止まっている．

　中国の住血吸虫症対策として取られた方法は，基本的にはわが国と同様に mass-screening と mass-chemotherapy である．対策の国家計画にある組織を図1に示した．中国では住血吸虫のことを血吸

```
            ┌─────────────────┐
            │ 中央政府　衛生部 │──── WHO
            └─────────────────┘
              │           │
      ┌──────────┐  ┌──────────┐
      │ 各省 衛生庁│  │ 中国CDC  │
      └──────────┘  └──────────┘
                      │
                ┌──────────┐
                │ 医科大学 │
                └──────────┘
        │        │        │
      （各省　寄生虫病防治研究所）
        │        │        │
      （血防所）
```

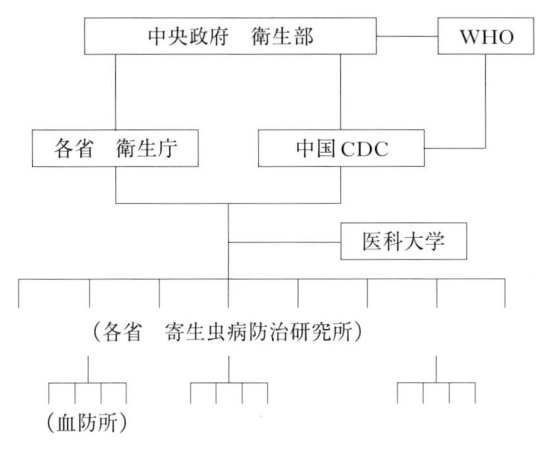

図1　中国の住血吸虫症対策組織図
中央政府，各省政府で政策を決定し，実施機関として省の寄生虫防治研究所が機能している。フロントラインには血防所が設置されている。

虫と呼ぶのにちなみ，流行地のフロントラインには「血防所」と称する住血吸虫症対策ステーションが設置されている(写真4)。そこでは規模の大小はあるものの，日本住血吸虫症の診断，外来及び入院治療を行うことになっている。すべてに医師が常駐しているものではないが，最低限の医療サービスを施すことができる。その上位病院は各地域の中核都市の市中病院ということになるが，流行地では一定規模以上の病院に住血吸虫症の専門医をおいていることが多い。さらに流行地の各省ごとに衛生庁直属機関として「寄生虫病防治研究所」が置かれている。日本の地方衛研を想起す

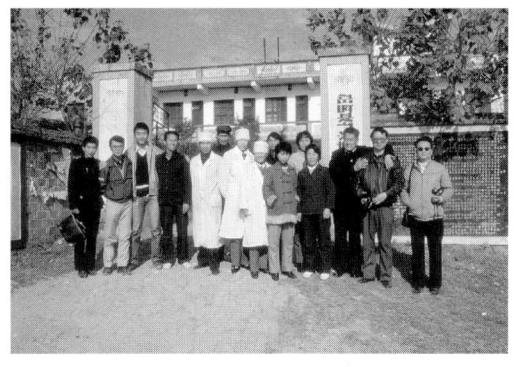

写真4　血防所風景
流行のフロントラインに設置された血防所が医療サービスの最前線を担っている。

ればよいが，診断のレファレンス，診断法開発や疫学サーベイ，殺貝剤研究，さらに住血吸虫症対策活動の実施主体にもなるなど，中国の住血吸虫症対策で最も重要な役割を担っている。それらの情報を整理して，北京政府への提言を行い，国家レベルの政策実施などに責任を負うのが上海の中国CDCである。近年，中国の国家体制の見直しが進んでおり，各地の「寄生虫病防治研究所」も整理統合の動きが盛んであるが，現在は湖南省，湖北省，江西省，江蘇省，四川省など住血吸虫症流行地を抱える地域では従来の形で組織が残されている。住血吸虫症対策が政治問題としても重要な意味を持つものだろう，と旧知の中国人研究者は述べているが，実際はどうであろうか。

4.　中国の日本住血吸虫症流行の現状

中国国内の日本住血吸虫症に関する全国レベルの疫学サーベイは過去2回実施されている。1989

年に第1回の全国サーベイが行われて，詳細な報告書が刊行された[7]。文化大革命による国家的疲弊から回復して，政治運営が安定しかけた時期的背景下の住血吸虫症流行実態である。この時期は寄生虫研究者の数は少なくないものの，流行地の大半は外国人の立ち入りを制限する地域に指定されていたこともあって，住血吸虫対策をめぐる国外の研究者との接点もごく限られたものに留まらざるを得なかった。研究面でも国際レベルの研究を推進するまでの国力回復には至っておらず，一部の大学を除いて研究成果の国際誌への投稿はほとんどなされていない。しかし，図1に示した組織は機能しており，定期的な住民検診と集団駆虫，地域の流行情況把握は整備されていた。住民検診ではKato-Katz法とミラシジウム遊出法による糞便検査，ELISAによる血清診断，触診などによる臨床的検査をセットにして行うのが通例であった。それにもかかわらず，社会インフラがかなり劣悪であったことから，対策の効果としては十分に上がっていなかった頃である。

　中国の住血吸虫症対策の実効が飛躍的に上がってきたのは1990年代以降である。1996年に第2回の全国サーベイが実施され，各種パラメータには大きな改善が見られている[4]。この時期の効果が上がった理由の一つは，世界銀行による住血吸虫症対策のための融資が1992年から10年間実施されたことである。それにより，流行地では住民の検診とプラジカンテル投与による治療が原則として無料で実施できるようになり，対策事業の住民コンプライアンスが向上した。各種社会インフラ整備も遅々とではあるが進んだことも影響しているであろう。この間，国家目標としてヒトと家畜の感染率を4割減らすこと，及び貝の生息域面積を半減させることを掲げている。中国全土のうち7省413地域に流行地が残っているが，流行地の情況は「流行継続（Transmission areas）」，「流行制圧（Transmission-controled areas）」および「流行途絶（Transmission-interrupted areas）」の3つに分けられ，そのうち「流行途絶」の地域は全体の60%を占めるようになった一方で，全体の25.4%が「流行継続」のまま残されている。現在，中国国内の63ヵ所が「流行制圧」になっており，さらに「流行途絶」に至ることを目指している。一般に「流行制圧」に持っていくだけならば中国の国力を以てすれば困難なことではないが，これを次に進めるためには多くの困難を伴う。日本住血吸虫やマンソン住血吸虫など intestinal schistsomiasis は不定愁訴が前面に出る病気であるため，感染者が早期に自らの病気を自覚することが少ない。従って，より正確な case detection 法を確立して水牛など保虫宿主をも網羅した感染宿主の治療が必要になる。流行が軽減するとともに住民のモチベーションは一般に低下することはやむを得ないことであり，今後の対策推進の継続が課題である。

　この数年の中国国内の状況にはいくつかの懸念材料が現れてきている。それは住血吸虫症の再興である。第1に指摘されているのは過去数年の揚子江の大洪水による影響である。わが国でも報道があったように，揚子江中流域で1990年代後半以降毎年のように大洪水が発生し，冠水地域の拡大が見られている。その結果，新たな中間宿主貝の分布域拡大が発見されており(表4)，急性患者の報

表4　湖南省内の洪水による貝生息域の変化

調査村落	1996年 洪水前		1996年 洪水後		1997年	
	貝の生息面積(万 m^2)	陽性率	貝の生息面積(万 m^2)	陽性率	貝の生息面積(万 m^2)	陽性率
A村	0	0%	305.0	0%	0	0%
B村	0	0	0.4	0	0.4	0
C村	19.7	0	244.2	0	44.2	0
D村	0	0	26.2	0	26.2	0
E村	0	0	38.0	0	38.0	0

告数も 2003 年度には 1,114 名を数え，前年度報告数を 22% 上回った．7 省 38 地区で住血吸虫症の再興が見られたほか，貝の生息分布にも変動が見られ，湖南省，湖北省を中心にかなり広域化している．上海市域でも感染貝が再び発見されたとの報告がある[5]．他方，新たな流行地の報告がこの 2-3 年増加してきた．湖南省では従来，無病地であった南東部の湘江流域地区で 2002 年になって *O. hupensis* と感染者が発見されている．その地域は洪水の影響があった地区とは離れた山間部にあり，なぜ中間宿主貝の生息が移行してきたのかわかっていない．

　中国における日本住血吸虫症の再興は一部で真剣に懸念されていたことである．その理由は前述の世界銀行融資が 2002 年で終了した結果，検診事業と感染者の治療薬投与が原則として受益者負担になったことにある．世界銀行融資で年間 2 億元の予算で行っていた対策が，融資終了後は 7,000 万元に激減したからである．湖南省の事例では 1 回のプラジカンテル処方代金を 20 元（日本円で約 300 円）に設定した結果，農民の自主的な受診が激減した．そのように，流行地での対策事業に対する住民のコンプライアンスは急激に低下している．さらに血防所の職員に対する給料遅配が日常化し，対策従事者のインセンティブの点でも大きな問題が生じたのである．さらに，揚子江中流域の夏期の酷暑は有名であるが，流行軽減に伴って住民や学校教師のモチベーションが低下した結果，学童が河川水で水泳をすることなどを地域が放置するようになったことも問題視されている．そのような事態を受けて，上海の中国 CDC では，急遽 2004 年に第 3 回の全国サーベイを実施することを決定し，2004 年 10 月から本格調査が実施されることになっている．さらに北京政府への提言を行い，その結果，2004 年度から住血吸虫症対策のための国家予算として世界銀行からの毎年の融資額に匹敵する 2 億元が決定された．対策システムの再構築を含む今後の改善が期待される．

5. 中国の住血吸虫症流行に影響する環境影響，特に三峡ダムの影響を中心にして

　揚子江中流域の観光資源として名高い三峡にダム建設の計画が正式に承認されたのは 1992 年のことである．中国の現政府樹立後最大の国家プロジェクトの一つであると言ってよい．ダム建設の主な目的は電力開発と揚子江中流域の治水で，2009 年の完成をめざして工事が進んでいる．三峡の一帯は日本住血吸虫症の流行地ではないが，上流と下流には流行地が存在している．そのために，ダム完成後の住血吸虫症流行情況に変化が生じることが案じられている[9]．ダムの建設に伴う住血吸虫症の流行拡大事例としては，エジプトのアスワンハイダムの経験が語られるが，三峡ダムに関する議論はそれとは異なっている．マンソン住血吸虫やビルハルツ住血吸虫の中間宿主貝である *Biomphalaria* 属や *Blinus* 属の貝は完全な水棲貝であるため，ダムによる広大な人造湖がそのまま貝の繁殖池になった．アスワンハイダム以外でも農業灌漑の整備事業に伴ってビルハルツ住血吸虫症の流行拡大が各所で報告されている．一方，*Oncomelania* 属は半水棲貝であり，好適な生息環境は湿潤な草地帯である．従って，ダム建設による水没面積の拡大が問題なのではなく，揚子江の特殊事情である大きな季節間水位差の解消が問題になると考えられるのである．当面の予想として，ダムの下流域には広大な草地帯が年間を通じて安定的に出現し，それが揚子江の増水によって冠水することがなくなるとされている．すなわち，*Oncomelania* 属貝の安定的な繁殖環境が通年的に確保されることになるとの予測である．多方面からの影響予測がなされているが，現時点では下流域の湖南省と湖北省とでは流行地が拡大し，一方で江西省では減少すると報告されている．三峡ダムが影響を及ぼすのはあくまでも揚子江本流であるので，複雑に入り組んだ支流域の影響についてはダ

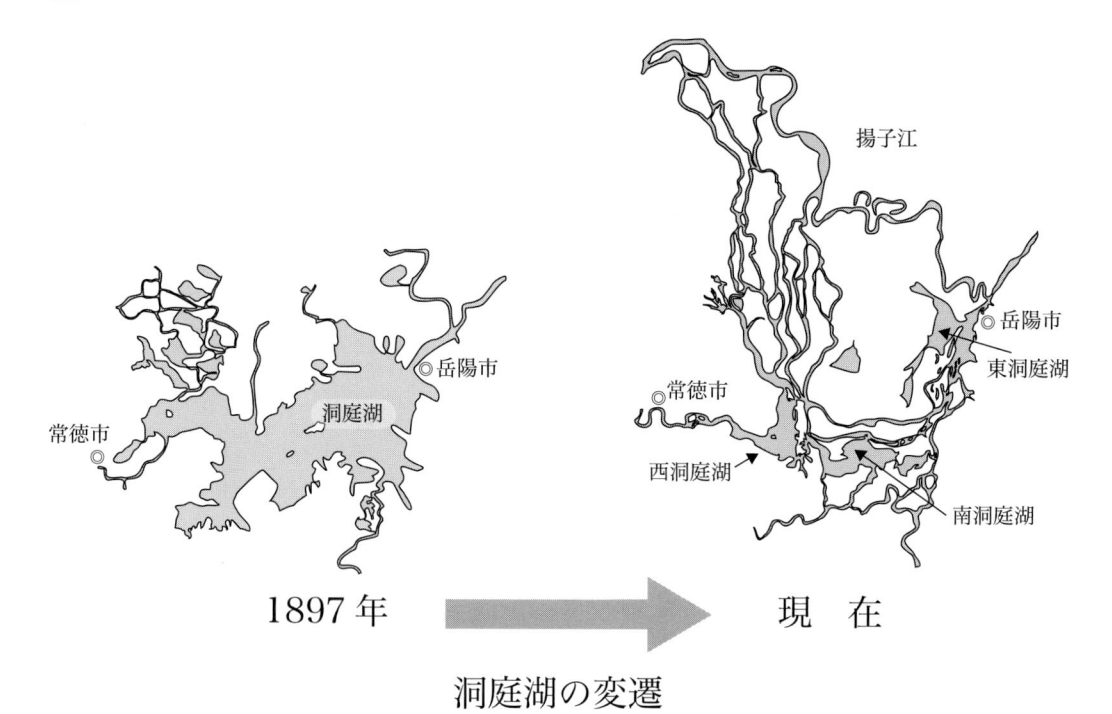

図2 過去100年間の洞庭湖の地勢変化
洞庭湖は揚子江から流入する大量の土砂により縮小してきたが，過去100年間の変化は急速で，単一の湖面を示さなくなっている。

ム完成を見ないと判らない。

　土地利用に関する巨大プロジェクトとしては，洞庭湖の浚渫事業がある。洞庭湖は永く，中国最大の淡水湖であった。しかし，20世紀に入ってから急速に面積が縮小し，現在では東，西，南洞庭湖に分割され（図2），現在の中国最大の淡水湖は鄱陽湖にとって代わられた。洞庭湖には揚子江本流から3本の流入路を経て導水されるほかに湖南省各地から多数の中小河川が流入している。洞庭湖からの流出は湖南省北部，岳陽市付近の1ヵ所だけで揚子江本流と交通している。そのような地理的な構造から，洞庭湖は揚子江の自然の「水位調節ダム」の役割を担ってきた。「百年河清を待つ」の諺にあるように，黄河のみならず揚子江も中流域以降は激しい濁り水であり，毎年大量の土砂を流している。その結果，揚子江の河川水が大量に流入してくる洞庭湖では毎年8,200万 m^3 の土砂が沈殿することになり，それが湖水面積の積年の減少に繋がった。湖岸の後退の結果，広大な草地が広がり，その多くは農業用地として利用されているが，草地として放置されているケースも多い（写真5）。そこが *Oncomelania* 属貝の好適繁殖地

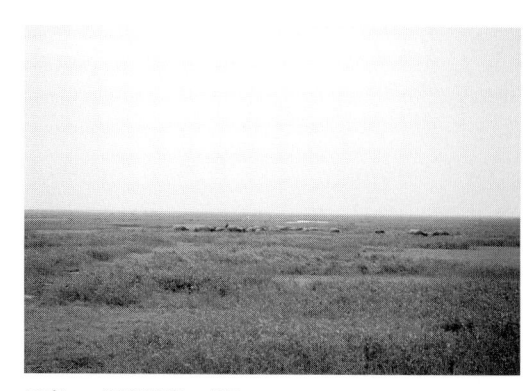

写真5　洞庭湖岸の草地
　湖岸でも低湿地は農業には適さず，放置されて草地になっており，中間宿主貝の繁殖地となっている。堤防から湖岸まで2–3 kmに及ぶ。

であることはすでにくり返して述べてきたことである。大規模浚渫工事によって洞庭湖を再び一つの湖面に戻す試みは，湖岸の土地利用変化を進めることになり，現在放置されて草地になっているところが水面下に没することになれば，中間宿主貝棲息面積の縮小という効果が期待されることになる。

揚子江の導水計画も検討されている。揚子江の豊富な水資源を山東半島や華北地方に導水して農業，工業ほか生活用水としても活用する国家計画であり，2001年に着工して今世紀中の完成を目指して準備が進行している。巨大水路を建設する計画であるが，それが Oncomelania 属貝の棲息分布の北進を促すことが一部で懸念されている。環境モニタリングの実施が必要になるが，一旦貝の生息拡大を導くと，そのコントロールは極めて困難なものになろう。

6. 中国の住血吸虫症流行の近未来予測

住血吸虫症の根絶を実現することは可能であるが，そのためには社会システムの総力をあげて，各構成単位が果たすべき役割を十分に実行することが求められる。中国の住血吸虫症は近い未来に根絶できるのであろうか。住血吸虫症根絶のために現在の中国に求められることは何であるのかを考えてみたい。

住血吸虫症対策のためのプロトコールはすでに確立している。すなわち，感染宿主の治療を主体に，水をめぐる生活インフラの整備と中間宿主貝の対策である。多くの途上国にとっては「根絶」は叶わぬことということで，morbidity control に主眼をおくことを WHO は宣言しているが，中国には国力にふさわしい「根絶」を目指すことが期待される。フィリピンやインドネシアの流行がほぼ終息に向かいつつあることから，中国での成功によって地球上から日本住血吸虫症を駆逐することになる。そのために重要なことは国際連携であり，東アジアでは Regional Network for Asian Schistosomiasis（RNAS）という組織が WHO の援助下に組織されており[10]，メコン住血吸虫症対策も視野に入れて，疫学，臨床，診断法開発，ワクチン開発など総括的な協力体制確立を進めている。日本住血吸虫症は今では中国とフィリピンだけの問題になっているが，日本，豪州，欧米をも巻き込んでの駆逐を進める努力を期待したい。

日本住血吸虫症が人獣共通寄生虫症である以上，ヒトだけの対策では駆逐に至ることはできない。補助的な対策技術ではあるが，ワクチン実用化を目指す作業も継続されている。これまで Paramyosin や Calpain を用いて水牛やブタなど大型動物での試験が日本や豪州との共同プロジェクトとして試みられている[11,12,13]。一方でヒトの対策としては近年になってマラリア治療薬である Arthemether / Artesunate が強力な住血吸虫予防効果を持つことが明らかになり[14,15,16]，ハイリスクグループの人たちの一時的な感染回避を目的にテストされた結果，ほぼ完全な予防効果が観察されている。日本住血吸虫ではまだ報告はないが，特効薬であるプラジカンテルの耐性出現も常に監視する必要がある。そのような意味で，新規薬剤開発，ワクチン開発などは今後とも精力的に進める必要がある。

有病率が低下した現在であるからこそ，中国の住血吸虫症対策は正念場を迎えている。流行地住民の感染率が 3% 未満の地域では selected mass-chemotherapy を行うことになっている。そのためには case-detection を正確に行わなくてはならない。現在は糞便検査が依然として golden standard であるが，その感度は決して高くない。スクリーニングとしては感度が高いこと，試料採取が容易

であることが求められるが，PCR 診断[17]，循環抗原検出法，非観血的免疫診断法[18]などの開発導入が今後必要になろう。

おわりに

住血吸虫症が全地球的にはいわゆる Neglected Disease に位置づけられるなかで，中国の住血吸虫症が依然として国家の重要課題として様々な施策の対象になっていることの意義は大きい。中国が国際的な影響力を大きくする中で，住血吸虫症対策に熱心に取り組む様を世界に示すことは，住血吸虫症流行を抱えた途上国の保健行政にも示唆を与えるからである。そのためにも，中国の住血吸虫症対策がサクセスストーリーとしてアピールできることが必要である。しかし，中国の社会経済発展の多様化に伴って国内の疾病構造が多様化してきている。住血吸虫症に関しては沿岸部の上海市，浙江省などでは根絶に至った一方で，内陸部の湖南省，湖北省などでの困難な情況，というように二分化してきた。今後，住血吸虫症対策をより強力に推進するのか，他の社会資本投資に埋もれてしまうかが注目される。中国の住血吸虫症根絶に向けた闘いは重要なターニングポイントを迎えている。

参 考 文 献

1) 馬継興，馬王堆古医書考釈，湖南科学術出版社，1992（本文中国文）
2) 何永康，西漢古死体内血吸虫的発現与研究，湖南省防治血吸虫病研究（方金城，呉昭武編），湖南人民出版社，2000, pp. 1-4（本文中国文）
3) Clinical Parasitology, P. C. Beaver, R. D. Jung, E. W. Cupp (eds), Lea & Febiger, 1984, p. 416.
4) Jiang, Q. W., Wang, L. Y., Guo, J. G., Chen, M. G., Zhou, X. N., Dirk, E. Morbidity control of schistosomiasis in China. In Proceedings of International Symposium on Schistosomiasis, Ministry of Health, China, 2001, pp. 1-11.
5) Zhou XN, Wang TP, Wang LY, Guo JG, Xu J, Wang PB, Chen Z, Jia TW. The current status of schistosomiasis epidemics in China. Zhonghua Liu Ving Bing Xue Za Zhi 25: 555-558, 2004 (Abstract in English).
6) Blas BL, Rosales MI, Lipayon IL, Yasuraoka K, Matsuda H, Hayashi M. The schistosomiasis problem in the Philippines: a review. Parasitol Int, 53: 127-134, 2004.
7) 中華人民共和国衛生部地方病防治司，中国血吸虫病流行状況——1989 年全国抽様調査，成都科技大学出版社，1993（本文中国文）
8) 周達人，湖南省寄生虫病防治研究所建所 40 周年研究資料選編，湖南省寄生虫病防治研究所，1990（本文中国文）
9) Zheng J, Gu XG, Xu YL, Ge JH, Yang XX, He CH, Tang C, Cai KP, Jiang QW, Liang YS, Wang TP, Xu XJ, Zhong JH, Yuan HC, Zhou XN. Relationship between the transmission of schistosomiasis japonica and the construction of the Three Gorge Reservoir. Acta Trop, 82: 147-156, 2002.
10) Feng, Z. Regional Network on Asian Schistosomiasis (RNAS), Proceedings of the Meeting, Jiangsu Institute of Parasitic Diseases, Wuxi, 2001.
11) MacManus D. P. A vaccine against Asian schistosomiasis. Int J Parasitol, 30: 265-271, 2000.
12) Chen H. G., Nara T, Zeng XJ, Satoh M, Wu GC, Jiang WS, Hirayama K. Vaccination of domestic pig with recombinant paramyosin against *Schistosoma japonicum* in China. Vaccine 18: 2142-2146, 2000.
13) Ohta N, Kumagai T, Maruyama H, Yoshida A, He YK, Zhang RL. Research on calpain of *Schistosoma japonicum* as a vaccine candidate. Parasitol Int, 53: 175-181, 2004.
14) 浙江省医学科学院寄生虫病研究所他，Artesunate，中国広西桂林製薬所，2000（一部中国文）

15) Utzinger J, Xiao S, N'Goran EK, Bergquist R, Tanner M. The potential of artemether for the control of schistosomiasis. J Parasitol. 2001 Dec; 31 (14): 1549–62.
16) Xiao S, Tanner M, N'Goran EK, Utzinger J, Chollet J, Bergquist R, Chen M, Zheng J. Recent investigations of artemether, a novel agent for the prevention of schistosomiasis japonica, mansoni and haematobia. Acta Trop. 82: 175–81, 2002.
17) Rabello A, Pontes LA, Dias-Neto E. Recent advances in the diagnosis of Schistosoma infection: the detection of parasite DNA. Mem Inst Oswaldo Cruz. 97 (Spl) 1: 171–2, 2002.
18) Itoh M, Ohta N, Kanazawa T, Nakajima Y, Sho M, Minai M, Zhou DR, Chen Y, He HB, He YK, Zhong ZA. Sensitized enzyme-linked immunosorbent assay with urine samples: a tool for surveillance of schistosomiasis japonica. Southeast Asian J Trop Med Pub Health, 34: 469–472, 2003.

メコン住血吸虫症

松 田　　肇
桐 木 雅 史

はじめに

　メコン川は中国・チベットに端を発し，インドシナ半島を縦断してベトナムから海に注ぐ全長 4,200 km にもおよぶ大河である。その下流域，ラオス南部の Champasak 省とカンボジアの Stung Treng 省および Kratie 省に分布が知られている人体寄生の住血吸虫症の病原体がメコン住血吸虫 (*Schistosoma mekongi*) である（図 1: 有病地の地図）。
　ヒトがメコン住血吸虫に感染すると，肝腫大，脾腫，肝硬変など日本住血吸虫症に類似の病害を

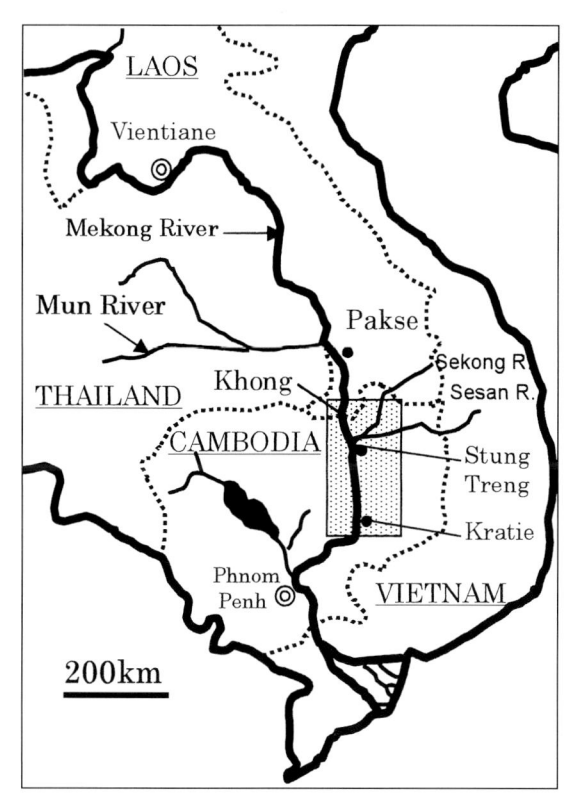

図 1　メコン川流域におけるメコン住血吸虫症の有病地（網掛け部分）。ラオス南部のコーン島およびその周辺地域からカンボジアの Kratie 省までのメコン川本流と，Stung Treng 省の 2 本の支流に流行がみられる。

来しやがて死に至る。治療薬として praziquantel が 1970 年代後半から用いられるようになり，現在では適切な治療さえ施されればもはや重篤な状態に陥ることはまずない。ラオス，カンボジアの有病地では，国際的な支援を受けて集団治療を中心としたメコン住血吸虫症対策が実施され成果をあげている。

しかし感染の危険は未だに継続しており，過去に治療の恩恵を受けていない重病者を抱える地域が多数存在することが，本症の流行地の特徴である。これには医療機関へのアクセスの悪さに加え医師不足，貧困，政府の資金不足，住民に根付いた生活習慣，安全水の供給がない，中間宿主貝の存在など様々な要因が住民への感染に繋がっている。

メコン住血吸虫症は公衆衛生上の問題であるばかりでなく，深刻な社会・経済的問題でもある。

1. 生活史

メコン住血吸虫の中間宿主貝 Neotricula aperta はメコン川本流および支流において，水底の岩場や石，木片などに付着して生息している(写真 1: 貝生息地，写真 2: 貝)。メコン住血吸虫症は N. aperta から水中に泳出した感染型幼虫(セルカリア)が経皮的にヒトに侵入して感染が成立する。

感染の場となるメコン川の様相は雨季と乾季では著しく変貌する。7 月から 10 月にわたるメコン川の増水期には濁流が押し寄せ，危険なためヒトが川の水に接する機会は少ない。時には洪水を引き起こすメコン川の水位の変動は 20 m 近くに達するという。一方 2 月から 6 月にかけて，乾季の低水位期には流れが緩やかになり，浅瀬も出現してヒトが水浴と排便，洗濯などで川の水に接する機会が増える(写真 3: 水遊び)。1 月には姿を見せなかった N. aperta が一斉に現れるのもこの時期である。この低水位期の数ヵ月間，メコン川はメコン住血吸虫症伝播の絶好の場となる[27, 28]。

中間宿主貝から出たセルカリアが川に入ったヒトの皮膚から体内に侵入すると，4–5 週間後には成虫にまで生育して門脈および腸間膜静脈に寄生する(写真 4: 成虫)。成虫は小腸壁の細血管に産卵する。産卵された虫卵は周辺組織に炎症を起こし，壊死した組織と共に腸管内に脱落することで糞便と共に外界に排出される(写真 5: 虫卵)。外界に出た虫卵が淡水に入ると，虫卵内に形成されてい

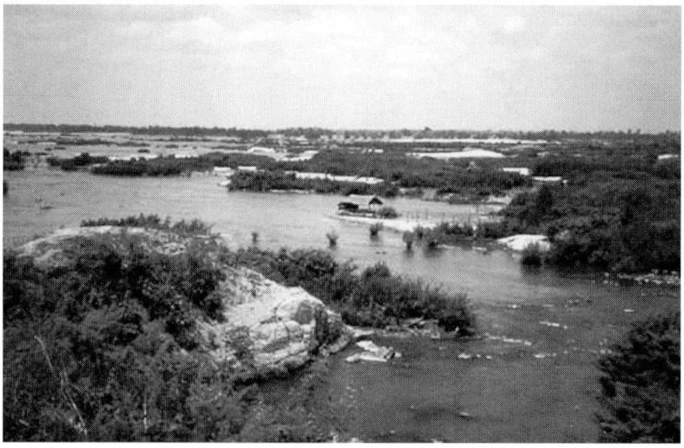

写真 1 低水位期のカンボジア・Kratie 省の Kampe にあるリクリエーションセンター。中間宿主貝の絶好の生息地。高水位期には全域が水没する。

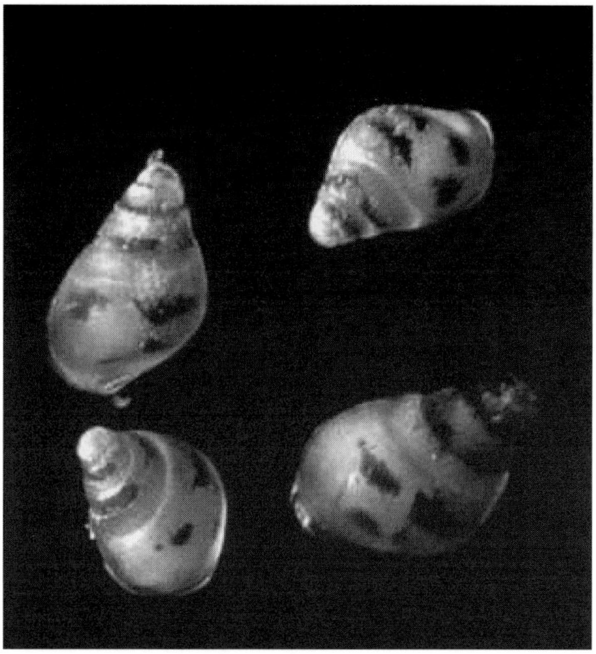

写真2 メコン住血吸虫の中間宿主貝 γ 株 *Neotricula aperta*（背部の黒色斑点が特徴的）殻長 1–2 mm

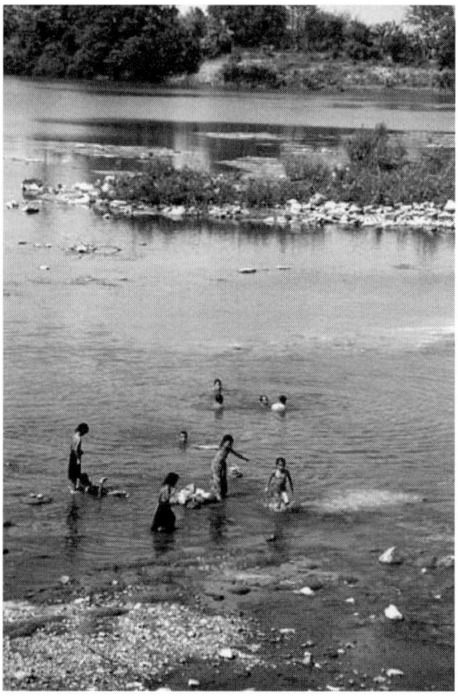

写真3 低水期(4月)にコーン島のメコン川岸で水遊びする子供たち

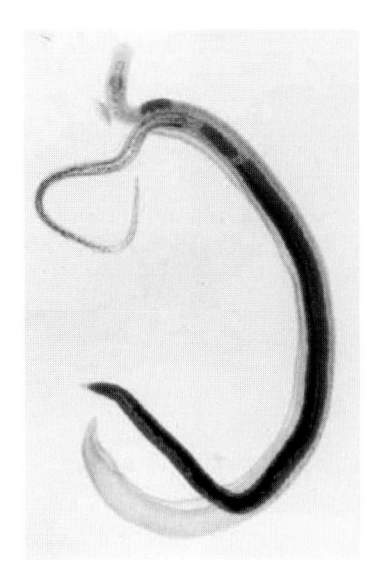

写真4　メコン住血吸虫 Schistosoma mekongi の雌雄抱合成虫。酢酸カーミン染色標本

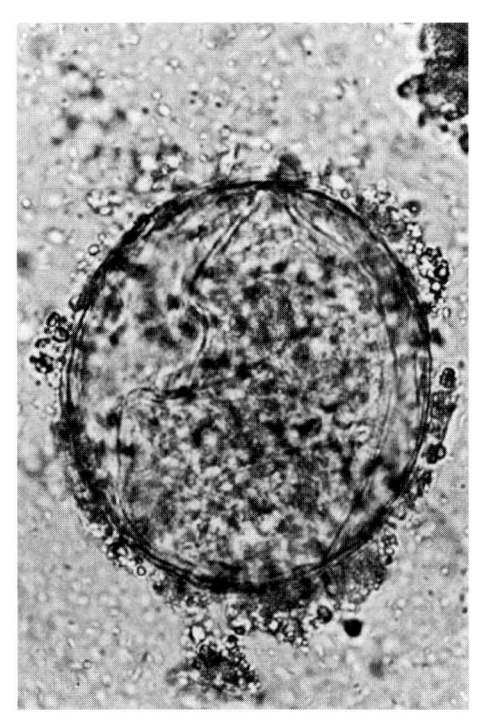

写真5　メコン住血吸虫の成熟虫卵。卵内には有毛幼虫(ミラシジウム)が形成されている

た幼虫(ミラシジウム)が泳ぎ出て中間宿主貝に経皮的に侵入する。一方，小腸壁の細血管内で産卵された虫卵の多くは門脈血流に乗って肝臓などの諸臓器に蓄積され，種々の病害の原因となる。

2. 中間宿主貝

　メコン住血吸虫の中間宿主貝 N. aperta には α, β および γ の 3 系統が知られている。β-race はタイ北東部を流れメコン川に注ぐ Mun 川に分布し，α-race および γ-race はメコン川本流に生息している[16]。Davis ら (1976)[16] はタイの Khemmarat 付近からカンボジアとの国境までのおよそ 320 km (川の長さとして)の区間で N. aperta の分布を確認している。その後 Khemmarat から 120 km 上流の地点でメコン川に注ぐ支流，Xe-Bang-Fai 川で新たな系統の N. aperta が発見された。この"XBF 系統"の生息地はカンボジアとの国境近くのコーン島から約 480 km 上流にあたる[29, 30]。

　Attwood ら (1997)[31] は，1995 年に Kratie で採集された γ-N. aperta からメコン住血吸虫を得て感染実験に供しており，これがカンボジアにおいても γ-N. aperta が住血吸虫の中間宿主となっていることを示した最初の論文である。Stung Treng 省に関しては Attwood ら (2004)[32] がメコン川の支流である Xe Kong 川 (Sekong 川)で採集した N. aperta の感染率が 0.14% であったと報告している。

　実験的にはすべての系統の N. aperta がメコン住血吸虫に感受性を持つが，自然感染の状況を調査した結果から，流行地で疫学的に重要なのは γ-race のみであると考えられている[30, 33]。

3. 保虫宿主

人体寄生虫の終宿主となるヒト以外の動物，すなわち保虫宿主は，寄生虫の生活環の成立や寄生虫症の伝播に寄与するため疫学上重要である．1968 年，ラオスのイヌから初めてメコン住血吸虫の成虫虫体が確認され，イヌが保虫宿主であることが判明した[8,10]．カンボジアにおいても 2000 年に初めてイヌから虫卵が検出されている[34]．その他の哺乳動物では野ネズミ[5]，水牛[35]，ウシ[36] およびネコ[10] が調査されたがすべて陰性であった．また Iijima（1970a）[8] の調査でブタへの感染は確認できなかったが，Strandgaard ら（2001）により 1999 年にラオスでブタ 98 頭中 12 頭から虫卵が検出された[37]．

4. メコン住血吸虫症の病理・病態

腸間膜静脈の細血管内で産卵された虫卵が血流に乗り諸臓器に蓄積すると，周囲に炎症などの病理変化を生じさせる．病状が進行すると肝腫大や脾腫が出現する．さらに肝硬変に至ると，側副循環の形成に伴う腹壁皮下静脈の怒張，腹水の貯留が見られるようになる[25,26]（写真 6: 患者）．適切な治療を受けることができなければやがて死に至る．この他，脳神経症状を呈する患者の脳からメコン住血吸虫の虫卵が摘出された，ラオス旅行歴のあるカナダ人の症例が最近報告された[38]．

メコン住血吸虫症は多くの点で日本住血吸虫症と類似するが，日本やフィリピンの日本住血吸虫症に比して巨大で硬い脾腫の出現率が多い[39]．日本住血吸虫症の腹部超音波検査で見られる典型的な肝臓のネットワークパターンが確認できない[40] などの相違点も報告されている．また実験感染においてメコン住血吸虫感染マウスの肝臓や脾臓では "vacuolocytic granuloma" が形成されることが

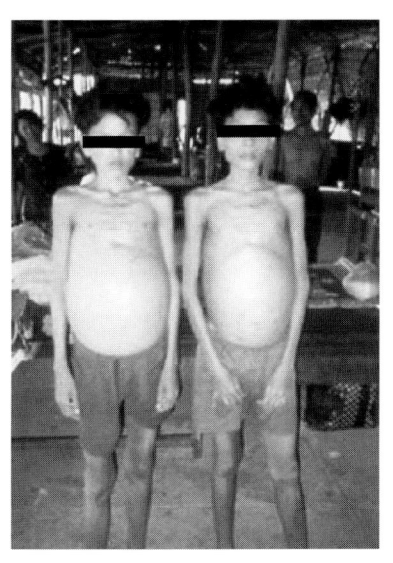

写真 6　カンボジア・Kratie 省 Sambok 村の病院内にて．入院中の晩期メコン住血吸虫症の患者（25 歳・左と 29 歳・右）．腹水の貯留と発育障害が著しい．

観察されている[41]。筆者らのグループによる最近の研究で特筆すべきは，メコン住血吸虫および日本住血吸虫感染マウスの肝臓や腸管組織内の虫卵肉芽腫を構成する細胞の中で，前者では好中球応答が優位に高く，後者では好酸球応答が高いという病理組織学的相違が見られたことである（未発表）。また，両種の虫卵抽出物について in vitro 実験で比較したところ，好中球遊走活性はメコン住血吸虫の方が2倍近く高く，逆に好酸球遊走活性は日本住血吸虫の方が高いという興味深い結果を得た（Owhashi et al. 投稿中）。いずれにせよ，こうした相違の病理学的および生物学的意義については今後の研究を待たねばならない。

5. 歴　　史

インドシナ半島における住血吸虫症の最初の症例は，1957年に報告されたフランス在住のラオス人留学生であった[1]。WHO / WPRO（WPRO: 西太平洋事務局）は日本人寄生虫学者を中心とした調査チームを派遣した。Ito and Jatanasen[2,3] は1960年にラオス南部の Pakse およびその周辺地域とカンボジアの Stung Treng, Kompong Cham, Siem Reap で皮内反応と糞便検査を実施したが，結果はすべて陰性であった。1966年，フランスで，ラオスのコーン（Khong）島出身の学生5人が住血吸虫症と診断された[4]。コーン島はカンボジアとの国境近くに位置するメコン川で最大の島である。1966年から1967年に実施したラオスにおける疫学調査で，Iijima and Garcia (1967)[5], Iijima ら (1973)[6] はコーン島において，日本住血吸虫抗原による皮内反応と検便を実施した結果，多数の住血吸虫卵保有者を検出し（11.9%），本症の流行地が存在することを初めて明らかにした。

カンボジアにおける住血吸虫症の最初の報告は，1968年に Kratie 在住の12歳のベトナム人少女が，プノンペンの病院で診断された例である[7]。1968年から1969年にかけて Iijima らが，ラオスおよびカンボジアで実施した疫学調査で，コーン島が糞便検査陽性率32.9%と高率で，本症の高度流行地であることを再確認した[6,8]。またこの調査では Pakse で3名から虫卵が検出されたが，彼らはいずれもコーン島出身者であった。さらにカンボジアの Kratie で，住民の33.6%が高い虫卵陽性率を示したことから，この地が本症の流行地であることが確認された。Stung Treng で 3.6%（2名），Bassac-Lower Mekong（プノンペン南部）で 0.6%（1名）の虫卵が検出されているが，前者2名は Kratie との往来があり，後者1名は他地域からの移住者であることから本症の伝播が同地域で起きているか否かは不明であった[9]。

飯島らは1968年，コーン島のイヌから検出した住血吸虫の成虫虫体を日本住血吸虫（*S. japonicum*）と比較し，体長がやや長い，卵巣が大きいなど種々の相違点があることから別種である可能性を示唆したが，新種と断定するには至らなかった[8,10]。

一方，中間宿主貝を明らかにすべく多くの研究がなされた。最初に日本住血吸虫の中間宿主貝である *Oncomelania* 属の貝が中間宿主の候補として挙げられた。しかし，タイおよびラオスで実施された貝学的調査では *Oncomelania* 属の貝は発見できなかった[2,3,5,11]。さらに Lo ら (1971)[11] は *Oncomelania* 属の貝にメコン川流域の住血吸虫を実験感染させた結果，感染は成立しなかったことから *Oncomelania* 属の貝が中間宿主であるとの想定は否定された。

1972年に至り，Harinasuta ら (1972)[12] は実験感染により *Lithoglyphopsis aperta* に感受性があることを報告した。翌年 *L. aperta* の自然感染がコーン島で確認されている[13,14]。*L. aperta* は Temcharoen (1971)[15] が記載した Hydrobiidae 科の淡水産巻貝であるが，その後属名が *Tricula* に

変更され[16]，更に生殖器官の解剖学的差異に基づいて *Neotricula* に変更された[17]。

Voge ら（1978）[18]はメコン川流域の住血吸虫と4地域の日本住血吸虫とを比較した。その結果，日本住血吸虫に比して成熟虫卵が小さいこと，終宿主に感染してから産卵するまでの期間が長いこと，中間宿主貝が異なることなどを根拠として，*S. mekongi* と命名し新種記載した。

ラオスおよびカンボジアの隣国であるタイにおける住血吸虫症の症例報告がある。タイにおける最初の報告はタイ南部マレー半島の Nakhon Srithammarat 省の症例であった[19]。これ以降1980年代までタイ北部[20]や，ラオス南部との関係が深いタイ東北部の Ubol Ratchathani 省[21]から日本住血吸虫様の虫卵を検出した報告がある。しかしながら，その後新たな感染がないため精査する機会がなく，これらタイの症例がメコン住血吸虫症であるか否かを現時点で判断することはできない。

上述したように1960年代後半にはラオスおよびカンボジアにおける住血吸虫症流行地の存在が明らかになっていた。しかし1970年代から1980年代にかけて，両国の歴史的状況の前に，更なる疫学調査および寄生虫症対策の遂行は休止せざるを得なかった。

ラオスでは1975年に王制から共和制へ移行することが決議され社会主義体制となった。このためタイや西側諸国との関係が疎遠になり，この状況は1986年まで続いた。カンボジアでは1970年に勃発したロン・ノル将軍による政権奪取以降，戦乱，クメール・ルージュによる支配が続き1980年代全般を通して内戦状態が続いた。

こうした政治状況から両国の住血吸虫症流行地に国際社会の目が届かない期間が生じた。この間，タイの難民収容センターにいたラオスおよびカンボジア難民の中に住血吸虫症患者が報告されている[22,23,24]。

カンボジアでは1991年，同国の包括的和平の実現を謳った「パリ和平協定」が調印されると，UNTAC（国連カンボジア暫定統治機構）の協力を得た暫定政権（SNC）の統治を経て，1993年新生「カンボジア王国」が誕生した。暫定政権下の1992年，マラリア対策の指揮を執るために Kratie を訪れた NGO 組織 AICF（Action International Cotre la Faim）の代表者が複数の深刻な病状の住血吸虫症患者に遭遇した。カンボジア保健省，国境なき医師団（MSF: Medecins Sans Frontieres），及びスイス熱帯医学研究所は共同調査を開始し，Biays らは20例の重症患者の臨床的記載を明らかにした[25]。Stich ら[26]は Kratie 近郊の Roka Kandal（調査の南限）からメコン川沿いに約50 km 上流の Achen（北限）までの広い範囲を調査した結果，Kato-Katz 法による1回の検査で，1,396名の住民のうち49.3%が虫卵陽性で，48.7%の住民に肝腫大を認め，26.8%に脾腫を認める濃厚な流行地であった。また小学校児童の糞便検査では調査した20校すべてで虫卵陽性者が見つかり，陽性率は7.7%から72.9%で，全体の陽性率は40%であることを報告した。年齢別の虫卵陽性率は10-14歳の間に感染のピークがあり，Kratie 省のこの流域一帯が激しい流行地であることを明らかにした。かくして，カンボジアにおけるメコン住血吸虫症問題が再認識され，20余年ぶりに国際社会に浮上したのである。

6. メコン住血吸虫症の疫学・対策・今後の展望

WHO はメコン住血吸虫症流行地を抱える2国に対し，国際的な諸組織の協力のもとに指導と援助をおこなった。ラオスでは German Pharma Health Fund が，カンボジアでは MSF（国境なき医師団），笹川記念保健協力財団（SMHF），Swiss Tropical Institute が疫学調査や本症対策活動に協力した[42]。

ラオス

1989年，寄生虫症対策の予備調査が実施され，感染の危険に曝されている住民は60,000人，そのうち感染者は11,000人であると推定された。調査に引き続き集団治療がコーン県で開始された。駆虫は praziquantel 40 mg/kg を頓用とし，1998年までの9年間に6回実施された。当初は選択的集団治療であったが，直後に非選択的集団治療に変更された。事前調査で感染率が50%以上であった集落については，2歳未満の幼児と妊婦を除くすべての住民に，50%に満たない村では2歳から14歳までの子供全員に駆虫を行った[42]。

1994年に Kimura（1994）[43] はコーン島および周辺地域の小学校において，集団治療後の評価を行うため糞便検査を実施した。コーン島の10地区の小学校について1984年の調査と比較したところ感染率が30.0%から0.4%へと激減しており，集団治療の成果によりメコン住血吸虫症を制圧できる段階にあると評価した（表1）。

最後の集団治療が1998年に実施され，すべての流行地が網羅された。1999年の事後調査でも学童の感染率は低く0.8%であった。

ラオスで実施された集団治療は感染率の大幅な低下に貢献した。ところが集団治療プログラムが1998年に終了してわずか6年で，コーン島および周辺地域のメコン住血吸虫症は再流行の懸念が生じている。

Attwood ら（2001）[44] はコーン島東側の対岸の村 Hat-Xai-Khoun で採集した *N. aperta* の感染率が0.22%であったと報告した。この数値は集団治療以前に報告された感染率0.3%[13] と大きな差はない。さらに2003年5月にラオス保健省と WHO がコーン県で実施した調査では，Kato-Katz 法による糞便検査で47%の陽性率を示す村落があった[45]。2004年，Nakamura ら（2004）[46] は2003年

表1 1989年から1994年に実施されたラオス・コーン島と周辺村落内小学校児童における集団駆虫後のメコン住血吸虫卵陽性者の推移（Kato-Katz 法による検便成績。Kimura（1994）[43]）

Commune and school	1989 % (No. exam)	1990 % (No. exam)	1993 % (No. exam)	1994 % (No. exam)
Khong Island				
Kang Khong				
Kang Khong	32.0 (172)	8.0 (112)	0.0 (97)	0.0 (152)
Xieng Vang	21.1 (57)	0.0 (49)	0.0 (100)	0.0 (99)
Dong	38.7 (106)	13.1 (107)	—	0.9 (117)
Sene Lam	39.3 (112)	2.7 (113)	0.0 (56)	0.0 (123)
Na	98.2 (55)	6.7 (60)	0.0 (98)	0.0 (54)
Houci				
Houci	40.3 (159)	3.3 (212)	0.0 (57)	0.8 (122)
Mouang Sene				
Sene Hat Gnay	20.4 (93)	6.1 (114)	1.9 (54)	1.6 (63)
Sene Hat Noy	20.0 (15)	0.0 (28)	0.0 (34)	0.0 (21)
Hin Siou	15.6 (135)	5.5 (110)	0.0 (64)	1.1 (87)
Sene Tai	8.2 (194)	0.0 (146)	0.0 (69)	0.0 (158)
Khong Is. Total	30.0 (1,098)	4.8 (1,051)	0.2 (629)	0.4 (996)

（Kimura 1994）

表1（つづき）

Outside of Khong Is.	1990 A	1990 B	1993	1994
DONE SOM				
Som Thavanock	76.9 （ 65)	15.4 （ 39)	19.3 （ 57)	0.0 （ 48)
Tha Kham	77.1 （118)	19.2 （ 78)	18.9 （ 53)	0.0 （ 77)
Thamakhep	93.9 （ 33)	44.4 （ 27)	36.0 （ 25)	0.0 （ 48)
Total	79.6 （216)	22.9 （144)	22.2 （135)	0.0 （173)
KA DANH				
Khi Nack	41.4 （ 58)	17.4 （298)	6.3 （ 63)	0.8 （321)
KHONE				
Khone Neua	—	—	43.8 （ 64)	0.0 （ 55)
Khone Tai	—	—	26.3 （ 57)	0.0 （113)
Done Det Ock	—	—	16.7 （ 60)	0.0 （ 14)
Total	—	—	29.3 （181)	0.0 （182)

（Kimura 1994）

表2　2004年3月に実施されたラオス・コーン島と周辺村落の住民におけるメコン住血吸虫卵検便成績（Formalin-detergent法）（Nakamuraら（2004）[46])）

Village name	Population	House hold	No. of exam	S. mekongi egg	
				No. of Positive	Positive rate %
Long Kham	446	79	43	12	27.9
Long Song	560	89	40	8	20.0
Thamakheb	684	109	65	7	10.8
Thakham	326	57	49	19	38.8
Khorn Thai	537	92	93	43	46.2
Khorn Neua	587	95	60	30	50.0
Had Xaykhoun	1,257	239	78	19	24.4
Total	4,397	760	428	138	32.2 （Mean)

（Nakamura et al., 2004）

の調査結果に基づき，高い陽性率を示した5村落と，未調査であった2村落について集卵法（Formalin-detergent法）による糞便検査を実施した．合計428名を検査した結果，各村落の虫卵陽性率は10.8%から50%，平均32.2%を示し，本症の再流行を確認した（表2）．

ラオスの住血吸虫症が分布するコーン島からカンボジア国境に至るメコン川流域には，その数4,000とも言われる島々が散在する．この中にはヒトの住む島も多い．川の流れは複雑で，乾季には岩盤が露出し，水流が緩やかな場所や川中の浅瀬など，感染が起こりうる箇所は川岸以外にも無数に存在する．こうしたラオス特有の状況が，寄生虫症の実態の把握や対策の遂行をより困難にしていると考えられる．一方で，コーン島周辺の島々や滝群は，最近観光地として開発が進み，海外からの旅行者も多くみられる．早急な実態調査と，本症の被害を拡大させないための対策を講じることが急務である．

カンボジア

　1994 年と 1995 年に国境なき医師団（MSF）が Kratie 省においてメコン住血吸虫症に関する疫学的基礎調査を実施した．その結果，同地域で 60,000 人が感染の危険に曝されており，そのうち約 17,000 人が感染していると推計された[47]．また，Kratie 省以外の住血吸虫症流行地を検索するため Tonle Sap 川および Tonle Sap 湖に面した省で糞便検査を実施したが，検査した学童（計 950 名）はすべて陰性であった[48]．メコン川本流および支流域で住血吸虫症感染が疑われる地域を検索するため，質問表と聞き取り，検便による調査が実施された．この調査によりメコン住血吸虫の有病地は Kratie 省の他，Stung Treng 省のメコン川本流とその支流である Sesan 川および Sekong 川に分布することが明らかになった．新たに有病地が加えられた結果，同国で感染の危険がある住民は約 80,000 人であると推定された[42]．

　メコン住血吸虫症の集団治療対策は 1995 年にカンボジア政府保健省，WHO および MSF により共同で開始された．1997 年から笹川記念保健協力財団がこの事業に参加した[49]．1995 年の対策活動は Kratie 省でのみ実施されたが，1996 年以降，Stung Treng 省にまで駆虫の範囲が拡大された．カンボジアにおける住血吸虫症対策は，このように MSF の支援によるところが大きい．しかし，2000 年になり，同国から完全に撤退したため，海外からの援助は笹川記念保健協力財団のみとなり，その後も集団治療と専門家派遣が毎年継続的に実施されている．

　1996 年の時点で治療を受けた住民は対象範囲の 64% であったが，この比率は徐々に上昇し，2001 年には 71% に達した[42]．カンボジアにおけるメコン住血吸虫症対策は，住血吸虫症の治療（Praziquantel 40 mg/kg）に加え，蛔虫，鉤虫，鞭虫などの土壌伝播寄生虫症の駆虫（Mebendazole 500 mg による），それに学童や教育者を含めた衛生教育を伴うものであった．

　集団治療対策事業の結果，同地域におけるメコン住血吸虫症の感染率は劇的に減少した．例えば，Kratie 省に設置した 4 ヵ村の監視対象小学校児童における糞便検査陽性率の年次推移を図に示した．1995 年当初，感染率は最高 70% 以上を示した（図 2）が，治療が進むにつれ，急速に陽性率は減少し，4% 以下に達した．

　以上のようにカンボジアにおけるメコン住血吸虫症は多くの組織や人々の多大な努力により制圧にむけて確実に進展している．本症のヒトへの感染が低水位期の数ヵ月間に限られていることも対策を効果的に導いていると考えられる．

　今後の課題としては，中間宿主貝対策が挙げられる．一般的に，中間宿主貝対策では殺貝剤による駆除が多く用いられる．しかし本症の中間宿主貝は住民の生活に密着した大きな河川に生息するため，殺貝剤使用の効果と環境に与えるインパクトを慎重に考慮する必要がある．そして，広大な流域に生息する *N. aperta* を人為的に根絶することは実際には不可能と考えざるを得ない．Attwood ら（1994）[50] は *N. aperta*（γ-race）が 90 匹 / m² / h の頻度で上流から流入することをタイ北東部のメコン川で観察している．また，Yasuraoka（1991）[51] は，コーン島において，初めて Nicrosamide による殺貝試験を実施した．川岸から 20 m の範囲に 20 kg を投入したが，殺貝効果は 4 日間で，5 日後には貝密度はほぼ完全に復旧し，上流からの貝による再構築が急速にみられた，と報告した．これらの結果は，メコン川流域に分布する *N. aperta* を殺滅することの困難さを裏付けるものである．

　さらなる課題は，低密度感染地域におけるモニタリング・システムの構築である．地域の感染率は糞便内虫卵密度と正の相関があり[26]，住血吸虫症対策の結果，被検者の糞便内虫卵密度が低下することは必然である．

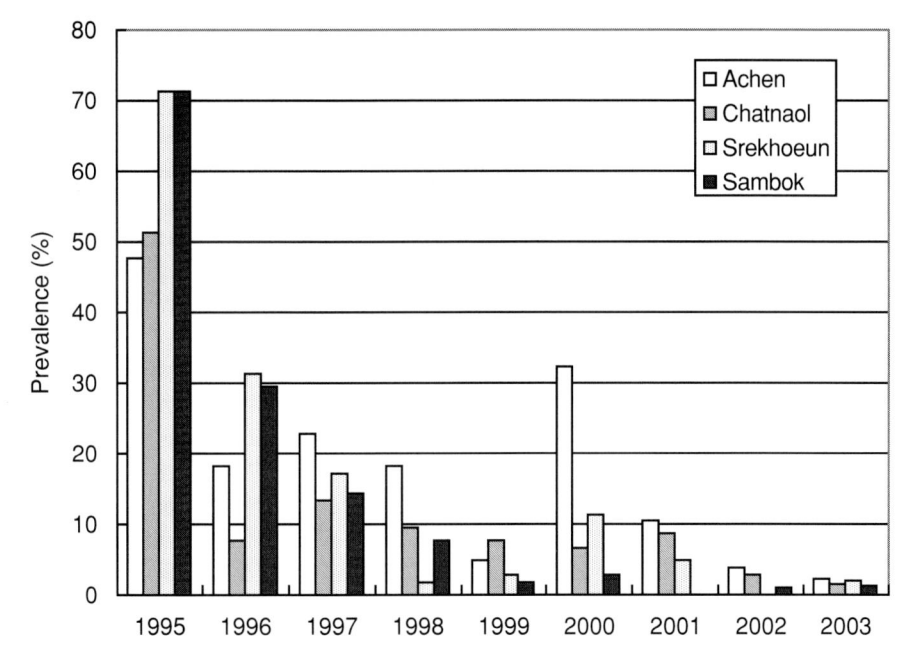

図2　1995年から2003年に実施されたカンボジア・Kratie省の監視対象小学校児童における集団駆虫後の検便成績の推移（National Malaria Centre, Phnom Penh, 2003による）

　これまでカンボジアで検査法として使用されてきた Kato-Katz 法による糞便検査の精度が問題になり始めた。筆者らは2003年，今まで見過ごされていた住血吸虫症対策対象外地域である Kratie 省下流域の一村落において，Kato-Katz 法で陰性であった101名の住民のうち，ELISA 法による抗メコン住血吸虫抗体陽性者20名について集卵法（Formalin-detergent 法）で精査したところ，2名に虫卵が確認された。このことは，感度の高い免疫検査法などによる一次スクリーニング法は，住血吸虫症の低密度感染地域における治療対象者，或いは精査対象者を抽出するための手段として有効であることを示している。
　一方，中間宿主貝が今なお生息していること，保虫宿主が存在すること，上流のラオスでは，コーン島以南からカンボジア国境までの島々に激しい感染が再興しはじめたことなどから，カンボジアにおいても再流行の懸念は拭い切れない。今後，ラオス・カンボジアの両国間で，連携した対策を立案し，実施すべきであると考える。
　1995年に開始された住血吸虫症対策事業は，その制圧に向けて国家を挙げて取り組み大きな進展を見せている。カンボジアにおける本症流行地住民の感染率は劇的に減少し，住民の健康状態が確実に改善されている。しかし，治療薬そのものを海外からの援助に頼っている現実をみると，将来支援が途絶えたときに再びラオスの轍を踏まないように，研究者間の交流を深め，流行地の実情に即した監視体制の確立と継続が必要であると考える。
　稿を終えるにあたり，アジアにおける住血吸虫症対策に情熱を傾けられ，現地でご指導を戴いた故安羅岡一男博士に対し，またメコン住血吸虫症対策に深いご理解とご支援を賜った笹川記念保健協力財団に深甚なる謝意を表するものである。

引用文献

1) Dupont, V., Soubrane, J., Halle, B. and Richir, C. Bilharziose à forme hépatosplenique revelee par une grande hématémèse. Bulletin Mémoires de la Société Médicale. Hôpitaux Paris 73, 933–941. (1957).

2) Ito, J. and Jatanasen, S. Preliminary survey of bilharziasis in South Laos and Cambodia. WHO Assignment Report, WHO/WPRO/80. (1960).

3) Ito, J. and Jatanasen, S. A brief survey of parasitic helminths in South Laos and Cambodia with a comparison to the state in Thailand. Japanese Journal of Medical Science & Biology 14, 257–262. (1961).

4) Barbier, M. Détermination d'un foyer de bilharziose artério-veineuse au Sud-Laos (Province de Sithandone). Bulletin Société Pathologie Exotique 6, 974–981. (1966).

5) Iijima, T. and Garcia, R. C. Preliminary Survey for Schistosomiasis in South Laos. WHO Assignment Report, WHO/BILH/67, 64. (1967).

6) Iijima, T., Garcia, R. C. and Lo, C.-T. Studies on schistosomiasis in the Mekong Basin III. Prevalence of schistosoma infection among the Inhabitants. Japanese Journal of Parasitology 22, 338–346. (1973).

7) Audebaud, G., Tournier-Lasserve, C., Brumpt, V., Jolly, M., Mazaud, R., Imbert, X. and Bazillo, R. Première cas de bilharziose humaine observé au Cambodge (région de Kracheh). Bulletin Société Pathologie Exotique 5, 778–784. (1968).

8) Iijima, T. Mekong Basin schistosomiasis survey (Laos). WHO Assignment Report, WHO/058/70. (1970a).

9) Iijima, T. Mekong Basin schistosomiasis survey (Cambodia). WHO Assignment Report, WHO/059/70. (1970b).

10) Iijima, T., Lo, C.-T. and Ito, Y. Studies on schistosomiasis in the Mekong basin. I. Morphological observation of the Schistosomes and detection of their reservoir host. *Japanese Journal of Parasitology* 20, 24–33. (1971).

11) Lo, C. T., Berry, E. G. and Iijima, T. Studies on schistosomiasis in the Mekong Basin. II. Malacological investigations on human *Schistosoma* from Laos. Chinese Journal of Microbiology 4, 168–181. (1971).

12) Harinasuta, C., Sornmani, S., Kitikoon, V., Schneider, C. R. and Pathammavong, O. Infection of aquatic hydrobiid snails and animals with *Schistosoma japonicum*-like parasites from Khong Island, Southern Laos. Transactions of the Royal Society of Tropical Medicine and Hygiene 66, 184–185. (1972).

13) Kitikoon, V., Schneider, C. R., Sornmani, S., Harinasuta, C. and Lanza, G. R. Mekong schistosomiasis: II. Evidence of the natural transmission of *Schistosoma japonicum*, Mekong strain, at Khong Island, Laos. Southeast Asian Journal of Tropical Medicine and Public Health, 4, 350–358. (1973).

14) Sornmani, S., Kitikoon, V., Schneider, C. R., Harinasuta, C. and Pathammavong, O. Mekong schistosomiasis. I. Life cycle of *Schistosoma japonicum*, Mekong strain, in the laboratory. Southeast Asian Journal of Tropical Medicine and Public Health 4, 218–225. (1973).

15) Temcharoen, P. New aquatic molluscs from Laos. Archiv für Molluskenkunde 101, 91–109. (1971).

16) Davis, G. M., Kitikoon, V. and Temcharoen, P. Monograph on "*Lithoglyphopsis*" *aperta*, the snail host of Mekong river schistosomiasis. Malacologia 15, 241–287. (1976).

17) Davis, G. M., Subba Rao, N. V. and Hoagland, K. E. In search of Tricula (Gastropoda: pomatiopsidae): Tricula defined, and a new genus described. Proceedings of the Academy of Natural Sciences of Philadelphia 138, 426–442. (1986).

18) Voge, M., Bruckner, D. and Bruce, J. I. *Schistosoma mekongi* sp. n. from man and animals, compared with four geographic strains of *Schistosoma japonicum*. Journal of Parasitology 64, 577–584. (1978).

19) Chaiyaporn, V., Koonvisal, L. and Dharumdhach, A. The first case of schistosomiasis japonica in Thailand. Journal of the Medical Association of Thailand 42, 438–441. (1959).

20) Bunnag, T., Impand, P. and Sornmani, S. *Schistosoma japonicum*-like infection in Phichit province, northern Thailand: a case report. Southeast Asian Journal of Tropical Medicine and Public Health 17, 189–193. (1986).

21) Lee, H. F., Wykoff, D. E. and Beaver, P. C. Two cases of human schistosomiasis in new localities in

Thailand. American Journal of Tropical Medicine and Hygiene 15, 303–306. (1966).

22) Temcharoen, P., Viboolyavatana, P., Tongkoom, B., Sumethnaurugkul, P., Keittivuti, B. and Wanaratana, L. A survey on intestinal parasitic infections in Laotian refugees at Ubon Province, Northeastern Thailand, with special reference to schistosomiasis. Southeast Asian Journal of Tropical Medicine and Public Health 4, 552–555. (1979).

23) Keittivuti, B., Keittivuti, A. and D'Agnes, T. Schistosomiasis in Cambodian refugees at Ban-Kaeng Holding Centre, Prachinburi province, Thailand. Southeast Asian Journal of Tropical Medicine and Public Health 13, 216–219. (1982).

24) Keittivuti, B., Keittivuti, A., and O'Rourke, T. F. Parasitic diseases with emphasis on schistosomiasis in Cambodian refugees, in Prachinburi Province Thailand. Southeast Asian Journal of Tropical Medicine and Public Health, 14, 491–494. (1983).

25) Biays, S., Stich, A.H.R., Odermatt, P., Long, C., Yersin, C., Men, C., Saem, C. and Lormand, J.-D. Foyer de bilharziose a *Schistosoma mekongi* redecouvert au Nord du Cambodge: I. Perception culturella de la maladie; description et suivi de 20 cas cliniques graves. Tropical Medicine and International Health 4, 662–673. (1999).

26) Stich, A.H.R., Biays, S., Odermatt, P., Men, C., Saem, C., Sokha, K., Seng Ly, C., Legros, P., Philips, M., Lormand, J.-D. and Tanner, M. Foci of Schistosomiasis mekongi, Northern Cambodia: II. Distribution of infection and morbidity. Tropical Medicine and International Health 4, 674–685. (1999).

27) Yasuraoka, K., Hata, H., Pholsena, K., Hongvanthong, B. and Sayaseng, B. Field studies on the bionomics of Neotricula aperta, the snail intermediate host of *Schistosoma mekongi* in Khong Island, South Laos. Japanese Journal of Parasitology 43, 11–17. (1994).

28) 安羅岡一男, 飯島利彦. メコン住血吸虫症.「日本における寄生虫学の研究 7巻」大鶴正満, 亀谷了, 林滋生 監修 目黒寄生虫館発行 109–118. (1999).

29) Lohachit, C. Snail-mediated diseases of Nam Theun 2 project in Khammouanne and Bolikhamxai Lao PDR. Bangkok, TEAM Consulting Engineers Co., Ltd. (1996).

30) Attwood, S. W. and Upatham, E. S. A new strain of *Neotricula aperta* found in Khammouanne Province, central Laos, and its compatibility with *Schistosoma mekongi*. Journal of Molluscan Studies 65, 371–374. (1999).

31) Attwood, S. W., Kitikoon, V. and Southagate, V. R. Infectivity of a Cambodian isolate of *Schistosoma mekongi* to *Neotricula aperta* from northeast Thailand. Journal of Helminthology 71, 183–187. (1997).

32) Attwood, S. W., Campbell, I., Upatham, E. S. and Rollinson, D. Schistosomes in the Xe Kong river of Cambodia: the detection of *Schistosoma mekongi* in a natural population of snails and observations on the intermediate host's distribution. Annals of Tropical Medicine and Parasitology 98, 221–230. (2004).

33) Upatham, E. S, Sornmani, S., Thirachantra, S. and Sitaputra, P. Field studies on the bionomics of alpha and gamma races of *Tricula aperta* in the Mekong River at Khemmarat, Ubol Ratchathani Province, Thailand. Malacological Review, suppl. 2, 239–261. (1980).

34) Matsumoto, J., Muth, S., Duong, S. and Matsuda, H. The first reported cases of canine schistosomiasis mekongi in Cambodia. Southeast Asian Journal of Tropical Medicine and Public Health 33, 458–461. (2002).

35) Schneider, C. R., Kitikoon, V., Sornmani, S. and Thirachantra, S. Mekong schistosomiasis. III: A parasitological survey of domestic water buffalo (*Bubalus bubalis*) on Khong Island, Laos. Annals of Tropical Medicine and Parasitology 69, 227–232. (1975).

36) Smithsonian Institution. Snail transmission of schistosomiasis in the Lower Mekong Basin, with observation on other water borne diseases. AID/ea-104, pp228. (1974).

37) Strandgaard, H., Johansen, M. V., Pholsena, K., Teixayavong, K. and Christensen, N. O. The pig as a host for *Schistosoma mekongi* in Laos. Journal of Parasitology 87, 708–709. (2001).

38) Houston, S., Kowalewska-Grochowska, K., Naik, S., McKean, J., Johnson, E. S. and Warren, K. First report of *Schistosoma mekongi* infection with brain involvement. Clinical Infectious Diseases 38, e1-e6.

(2004).

39) Chigusa, Y., Otake, H., Kirinoki, M., Ohmae, H., Doung, S., Muth, S., Suon, S., Cheam., S., Seng Ly, C. and Matsuda, H. Splenomegaly of schistosomiasis mekongi patients in Kratie, Cambodia. Clinical Parasitology 12, 63–65. (2001).

40) Chigusa, Y., Ohmae, H., Otake, H., Matsumoto, J., Kirinoki, M., Muth, S., Doung, S., Ilagan, E. J., Barzaga, N. G., Kawabata, M., Hayashi, M. and Matsuda, H. Comparison of ultrasonography and liver function tests of *Schistosoma mekongi* and *S. japonicum* infection. The 3rd meeting of the Regional Network on Asian Schistosomiasis, Phnom Penh, Cambodia. (2002).

41) Byram, J. E. and Von Lichtenberg, F. Experimental infection with *Schistosoma mekongi* in laboratory animals: parasitological and pathological findings. Malacological Review, suppl. 2, 125–159. (1980).

42) Urbani, C., Sinuon, M., Socheat, D., Pholsena, K., Strandgaard, H., Odermatt, P. and Hatz, C. Epidemiology and control of mekongi schistosomiasis. Acta Tropica, 82, 157–168. (2002).

43) Kimura, E. Evaluation of schistosomiasis control in Khong Island. WHO Mission Report. RS/93/0503. (1994).

44) Attwood, S. W., Upatham, E. S. and Southgate, V. R. The detection of *Schistosoma mekongi* infections in a natural population of *Neotricula aperta* at Khong Island, Laos, and the control of Mekong schistosomiasis. Journal of Molluscan Studies, 67, 400–405. (2001).

45) Vongsouvan, S. Presentation: Update status of schistosomiasis mekongi in Laos. The 4th RNAS Workshop, Vientiane, Lao PDR. (2003).

46) Nakamura, S., Matsuda, H., Kirinoki, M., Habe, S., Kitikoon, V., Watanabe, T., Nihei, N., Phrommala, S., Boupha, B. and Boutta, N. Reconfirmation on high prevalence of *Schistosoma mekongi* infection in southern part of Khong district, Champasack province, Lao PDR. The 2nd Vietnam-Laos-Cambodia Symposium on the Prevention and Control of Emerging and Re-emerging Communicable Diseases, Hanoi, Vietnam. (2004).

47) Attwood, S. W. Schistosomiasis in the Mekong region: Epidemiology and Phylogeography. Advances in Parasitology. 50, 87–152. (2001).

48) Urbani, C. and Socheat, D. Schistosomiasis control project: activity report. Phnom Penh. Medecins Sans Frontières report. (1997).

49) Ohmae, H., Muth, S., Kirinoki, M., Matsumoto, J., Chigusa, Y., Duong, S. and Matsuda, H. Schistosomiasis mekongi: from discovery to control. Parasitology International 53, 135–142. (2004).

50) Attwood, S. W. Rates of recruitment among populations of the freshwater snail *Neotricula aperta* (Temcharoen) in North East Thailand. Journal of Molluscan Studies 60, 197–200. (1994).

51) Yasuraoka, K. Snail control in Khong District. WHO Mission Report, RS/91/0244. (1991).

フィリピンの日本住血吸虫症・脳症型，肝脾腫型の臨床と同症に対する挑戦

林　　正　高

はじめに

　慢性日本住血吸虫（日虫）症の病型は，1）日虫に感染し自他覚的に所見のない無症候型，2）自覚症状のみを示す自覚症候型，3）自・他覚所見に主として肝障害を示す肝疾患型，4）自・他覚症候に主として中枢神経所見を示す脳症型の4型がある[1]。

　本稿ではフィリピン共和国（以後フィリピン）の日虫症の撲滅運動への組織体制，日虫症，特に脳症型および肝疾患型のうち肝脾腫型の臨床像と治療の結果，更にはレイテ島での本症撲滅への著者らによるボランティア活動につき触れる。

1. フィリピンにおける日虫症撲滅運動への体制づくり

　フィリピンでの日虫は1906年，Paul G. Wooley によりマニラ市内で発見され，また，中間宿主の宮入貝は1932年にレイテ島パロ地区で Marcos Tubangui により発見された。これは，日本での日虫発見後2年及び宮入貝発見後19年のことである[2]。フィリピンでの日虫症が国際的に知られたのは1949年にレイテ島に上陸した連合軍の将兵約1,200名が日虫症に感染したことによる[2]。1949年には T. P. Pesigan 教授により国内各地に有病地の広がりのあることが判明した。1951年に政府は WHO に依頼してレイテ島に日虫撲滅研究所（SCRP）を設立し，1961年にはサマール，ラナオ，ダバオ，およびオリエンタルミンドロの4有病地に日虫諮問チーム（RSAT）を設立した。1964年には全国日虫撲滅委員会（NSCC）は包括的撲滅運動と政府各機関での友好的取り組みをはじめた[2]。この組織系統でフィリピンの日虫症のコントロールは体制化した。保健大臣のもと NSCC が全国の有病地で実務的な仕事をする RSAT を管理指導し，RSAT で実務的に活動する職員を派遣するためレイテ島にある SCRP で専門家を養成する一大プロジェクトが成立した。保健省住血吸虫局局長が各部署を責任監督する組織である。

2. 日虫脳症型の臨床と治療効果

　著者がフィリピンの日虫症と関わりを持つ動機は日本[3,4,5]やアメリカの医学専門誌には脳症型の報告はあるが[6,7]フィリピンからの報告はないので調査をするようにとの指示を1975年に日米医学協力会議寄生虫部会から与えられたことである。調査の結果，脳症型の患者の多数を同会に報告した。これを聴聞した JICA の医療専門家の責任者は1973年から始めていたフィリピンの日虫症撲

減事業の技術援助（ODA）の中に日虫脳症型の診断，治療およびその効果の追跡調査を SCRP の医療スタッフに指導することを著者に委嘱した。ここに記す内容は 1975 年から 1985 年までの SCRP での仕事の一部である。

対象と方法

レイテ島パロ地区住民 2 万 6 千人のうち SCRP の患者リストで日虫に感染し，中枢神経症状の合併者は 307 名いた。このうち 148 名を無選択的に抽出し，その全員に身体・神経学的検査，寄生虫学的検査，脳波検査，また，一部のものには脳脊髄液検査，頭部 CT 検査を行なった。このうち，脳症型のほぼ確診例に抗日虫剤等で治療し，さらに 1-2 年間の経過観察からてんかん，脳腫瘍，脳血管障害，頭部外傷，変性疾患等の疑診例を除外し，日虫脳症型と確診し得たものは 127 名であり，これを追跡調査の対象とした。男女比は 86 対 41，年齢構成は 14 歳から 54 歳，平均 34 歳で，神経症状の初発平均年齢は 30 歳であった。

ここで代表的な脳症型の 2 症例を示す。

症例 1　22 歳，男，工具

診断；急性脳日虫症（髄膜脳炎型）。主訴；頭痛，嘔吐，右半身から始まる全身痙攣，右上肢麻痺。生活歴；レイテ島パロ地区に生育。現病歴；18 歳時の 10 月中旬，粘血便をみとめる。11 月初め，37.6°C の発熱と激しい頭痛，頻回の嘔吐，更に右半身の痙攣に続発する全身痙攣を日に 1-2 回みとめた。発症 2 週間後に SCRP を受診した。初診時所見；苦悩様顔貌を示し，意識は清明，項部硬直，右上肢の筋力低下を示した。検査所見；血液像は好酸球 17%，検便で日虫卵陽性，脳脊髄液検査で初圧は 300 mm H_2O，細胞数 3/3，蛋白量 80 mg/dl，糖 45 mg/dl。脳波所見は高振幅 3-5 Hz が主律動で左側側頭，中心部優位に徐波の左右差をみとめ，発作波を認めない著明な異常パターンであった（図 1）。臨床経過；抗日虫剤ニリダゾールを 5 日間，副腎皮質ホルモンを 3 日間，抗痙攣剤を 2 週間投与した。痙攣発作は翌日から消失，頭痛，嘔吐は 3 日後から改善，右上肢の単麻痺は 1 年後に改善した。検便で虫卵は終始陰性を示し，脳波所見は 1.5 年後には正常化した。同時に検査した頭部 CT は正常であった。

症例 2　38 歳，男，漁夫

診断；慢性脳日虫症（虫卵栓塞型）。主訴；意識消失発作，運動性失語，右上肢麻痺。生活歴；パロ地区に生育。現病歴；33 歳時 12 月，誘因なく季肋部痛，口自動症と意識を失う側頭葉発作が 10-20 分の持続で，日に三十数回も起きた。初発作のあと運動性失語と右上肢の麻痺を合併したが放置していた。発症 3.5 年後に SCRP を受診時には発作頻度は週に数回になっていた。初診時所見；理学的には著変をみとめず，神経学的には運動性失語と右上肢の不全麻痺をみとめた。検査所見；血液像は好酸球 3%。検便で虫卵多数，脳波所見は 10-11 Hz の α 波が右半球優位に出現し，左側頭部，中心部には 5-7 Hz の徐波や lazy activity や左中側頭部に焦点性棘波をみとめる中等度異常パターンであった（図 2）。臨床経過；抗日虫剤フアヂン注射で虫卵数と発作頻度は月に数回に減少した。その後，抗痙攣剤で発作は消失し，以後認めていない。一方，1978 年以後はプラジカンテル（PZQ）で虫卵は陰陽転を繰り返し，その都度 PZQ を服用した。9 年間，脳波所見は不変である。頭部 CT 所見は左半球皮質に多発する低吸収域と半球性の脳萎縮，脳室の著明な拡大をみとめる異常所見は 6 年間，不変であった（図 3）。

以上，2 症例の提示を終わり，127 名の対象者の治療効果につき 9 年間の追跡調査の本論に戻る。

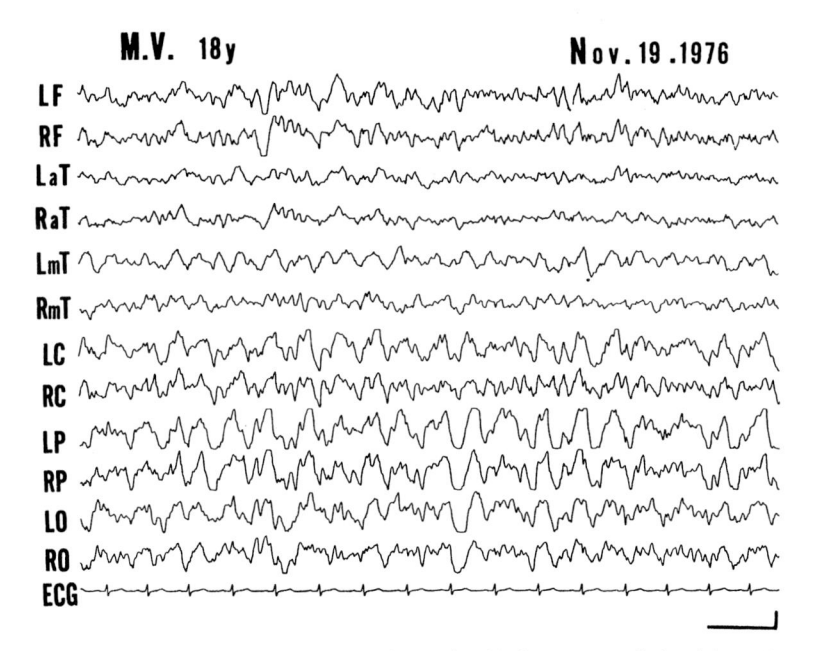

図1 18歳，男，急性脳日虫症の脳波(症例1)：高振幅 3-5 Hz の徐波が左側側頭，中心，頭頂部優位に出現し，発作波を認めない異常パタンである。

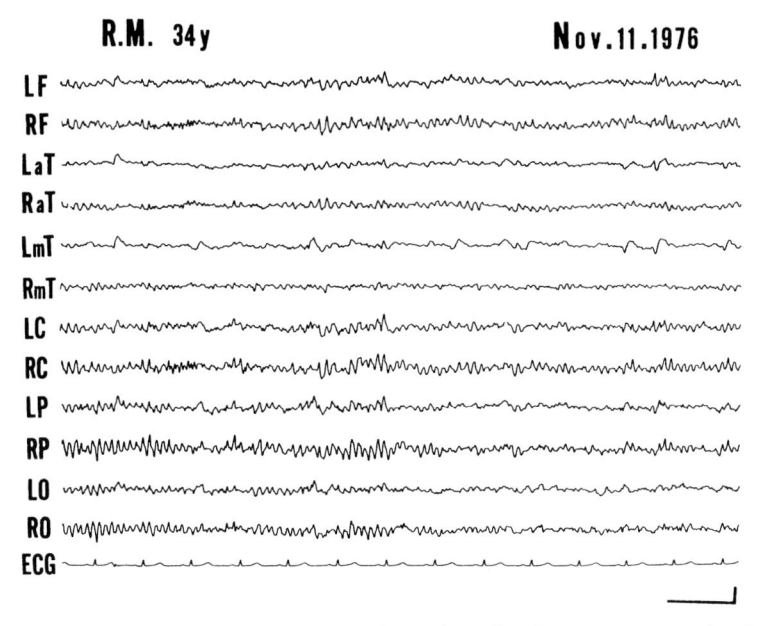

図2 34歳，男，慢性脳日虫症の脳波(症例2)：中等電位 10-11 Hz の α 波が右半球優位に出現し，左側頭部，中心部には 5-7 Hz の徐波や lazy activity をみとめ，左中側頭部には焦点性棘波を認める異常パタン。

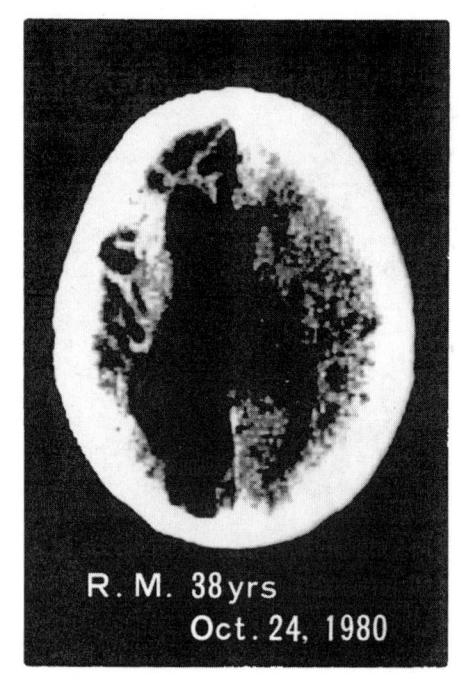

図 3 38歳, 男, 症例 2 の 3 回目の頭部 CT: 左半球の皮質に多発する低吸収域と同側の脳萎縮, 脳室の拡大を認める異常型。

　1984 年に施行した治療の 9 年後の対象者数は 50 名である。残りの 52 名は健康となり, 職を求め転地し, 9 名は未受診, 16 名が死亡した。対象 50 名の男女比は 34 対 16, 年齢構成は 23 歳から 63 歳で, 平均年齢は 40 歳, 中枢神経症状の初発平均年齢は 34.5 歳であった。治療効果の指標は全例に発作症状を示したことから, 発作頻度の変化で示す。

結　果

1) 治療内容

　50 名の治療内容は 1975 年から 76 年まではフアヂン筋注の 7–10 本を 1 クールとし, 治療効果が不十分なものには 1976 年から 77 年は主としてニリダゾール 20 mg/kg を 3 日間追加した。1978 年以後には PZQ 50–60 mg/kg を分 2, 1 日だけ投与した。この PZQ の投薬により駆虫効果と症状の安定改善が見られた。一方, 抗日虫剤で発作の改善が不十分なものには抗発作剤を追加し, 少数例には当初から併用した例もあった。また, 当初から抗発作剤のみを用いたものは日虫排卵数が著しく少なく, 3 連続検便で 1 個を認めた程度で, 脳波所見は徐波成分の多い異常性が高く, 発作頻度は 1–6 ヵ月に 1 回程度と少なく, 初発から治療開始までが 2–4 年と長いものである。

2) 臨床症状と治療後の変化

　治療前の 127 名の臨床症状は全例に発作症状をみとめ, 合併症として単・片麻痺は 23 名, 失語症は 4 名, 視野障害は 2 名であった。発作型として大発作は 25 名 (20%), ジャクソン痙攣は 59 名 (46%), 側頭葉発作は 40 名 (32%), 自律神経発作は 3 名 (2%) であり, 脳局在性障害が想定されたも

のは102名（80%）であった。発作の初発年齢は20歳以上のいわゆる遅発性発作群は99名，78%であった。一方，治療9年後の対象50名の発作型は大発作は10名（20%），ジャクソン痙攣は23名（46%）および側頭葉発作は17名（34%）であった。

脳日虫症の発作頻度は初発当初が多く，日に2回以上～三十数回と多い。初発作後に合併する単・片麻痺は早期治療によっても半年～1.5年後に改善するものが多く，片麻痺を示す者の方がより難治性で，発作症状は消失しても麻痺は残存することが多い。失語症や視野障害も片麻痺と同様な経過をみる。

ここで50名の発作頻度の変化を示す。治療前に日，週，月に1回以上のいわゆる発作頻発群はそれぞれ11名，23名，13名と多く，全体の94%を示した。治療9年後の成績では発作頻発群は僅かに6名，12%に減少し，しかも全員が月に1-2回であり，半年に1回のものは5名（10%），2-3年間に無発作のものは39名（79%）と多かった。

次に治療内容と臨床症状の変化の関係について検討する。抗日虫剤（AS）だけのもの40名，ASと抗発作剤（AC）の併用によるもの9名，ACのみの1名である。ASのみの40名のうち39名は発作消失，残りの1名は改善である。AS+ACの9名では7名が改善，2名が不変で，ACのみの1名は不変であった。発作頻度の改善は，治療後50%以上の減少，不変は±50%以内，悪化は50%以上とした。

3) 脳波所見と治療後の変化

治療9年後の脳波判定結果は，正常は23名（46%）から38名（76%）と増え，境界は4名（8%）から1名（2%），異常は23名（46%）から11名（22%）へと共に減少した。脳波所見の内容を治療前後で比較すると治療前に異常脳波を示した23名のうち改善したものは13名，不変のものは10名である。異常所見のうち目立つ所見は左右差を示す徐波で，他には8 Hzの汎性α波パターンに徐波の左右差を示す5例であった。低振幅徐波の異常1名は左右差所見を重複していた。このように全例に左右差所見を認めたことや，臨床的に発作頻発群が94%と多いのにもかかわらず，脳波所見に発作波をみとめなかったことが特徴的といえる。

一方，境界脳波の内容は主律動の8-(9) Hzの汎性α波パターンであり，他の異常所見と重複したものは皆無であった。

4) 臨床症状と脳波所見の変化の関係

治療により臨床症状が著しく改善され，脳波正常率が高まったので臨床症状と脳波所見の関係につき検討してみる。脳波改善群は16名おり，そのうち発作消失群は13名，発作改善群は2名，発作不変群は1名である。一方，脳波不変群は33名おり，そのうち発作消失群は25名おり，大多数の21名は治療前後に共に脳波正常群であった。一方，治療前後とも脳波異常であった10名では発作消失群は僅かに3名，発作改善群は5名，発作数の不変群は2名であった。後2者の7名はいずれも抗日虫剤のみでは臨床症状を十分に抑制できず抗発作剤が併用された。脳波悪化群の1名については抗日虫剤の初回使用の翌年から発作頻度は改善し，3年後に抗日虫剤の再投与で発作は完全に抑制されたが脳波所見は2年目から悪化した症例である。

この結果から脳波所見の改善と臨床症状の改善は互いに関連があるといえる。特に治療前の脳波が正常域の症例では治療効果は著しく高い。このことは日虫感染により脳障害が器質化していないか，あるいは治療により脳の障害が可変性の病態下では臨床症状は改善されやすく，また，脳波所見に異常性を示さない程度の日虫感染の脳障害であれば臨床症状は激しくても治療により改善する

ものと思われる。

5) 過去6年間の縦断的な治療成績の変化

ここまでは治療後の横断的な治療成績について触れたが，ここでは治療後9年目の1985年から過去6年間の縦断的な成績を治療前と対比してみる。対象数は1983年の1年だけを除き，それぞれ85名，73名，70名，60名および50名である。そこで脳波判定結果を各年で比較すると脳波正常率は治療前の39%がそれぞれ51%，59%，67%，69%，76%となり，治療5年目から正常率が高くなり，横ばい状態を示している。

次に臨床症状の過去6年間の推移を検討してみる。発作頻発群で日に1回以上で治療前に26%を示したものは治療4年目からは11%，4%で6年後からは0%が続いている。同様に週1回以上の頻発群で治療前の41%は18%，7%，6%，2%および0%と改善した。さらに月1回以上の頻発群で治療前の24%は4年後から24%，11%，9%，8%，および12%となっている。このように日，週，月に1回以上の発作頻発群は治療後5–6年からほぼ同様な改善成績を示し，横ばい状態であるといえる。

一方，発作消失群について検討すると治療前には0%であったが治療4年後からは43%，71%，75%，75%および78%となり，5年以後からは飛躍的な改善を示し，しかも横ばい状態を示している。発作頻発群と発作消失群以外の6ヵ月，1年に1回位の頻度を持つ群についてみると前者の群では治療前の5%は治療以後4年目から2%，4%，7%，8%および10%と変化した。一方，後者では治療前の4%は2%，3%，3%，7%および0%に変化している。

以上，過去6年間の発作頻度の変化を見ると日，週に1回以上の発作頻発群の発作消失は治療5年以後から好成績を安定して示していることが分かる。

6) 治療後のELISA抗体価の変化について

日虫症の治療効果を検討するため日虫卵抗原を用いた酵素抗体法 Enzyme Linked Isosorbent Assay（ELISA）を用いて治療4年後の1979年から追検している。1983年を除き過去6年間に5回の検査を施行し得た41名につき検討してみた。1979年と84年の抗体価を比較して抗体価が1/8倍以下に低下した著減群は8名で対象の19%である。また，抗体価が1/2から1/4倍に低下した減少群は9名（22%），更に，1/2倍から2倍の不変群は24名（59%）を示し，2倍以上の増加群は1名も認めなかった。

上記3群と駆虫効果との関係を見る。駆虫剤により検便で終始陰性を示したものを著効群，一旦は日虫卵の陰転を認めたがその後陽転し，再度，更には再々度の駆虫剤を投与した効果群に分けるとELISA抗体価の著減群8名のうち駆虫著効群は7名，効果群は1名である。また，抗体価減少群9名のうち駆虫著効群は8名，効果群は1名と両群とも駆虫著効群が有意に多いことが分かる。一方，ELISA抗体価の不変群24名のうち駆虫著効群は18名，効果群は6名であり，不変群の中に効果群は多い。

一方，41名で各年度の平均ELISA抗体価数の変化を示すと532倍，190倍，180倍，160倍と着実に減少している。

以上をまとめると，治療9年後のELISAの抗体価は20%の者のみが確実に低下を示したと言え，治療効果の臨床応用にはELISA法は適さないと思われた。

7) 死亡原因の検討

脳日虫症127名の治療後9年間に16名が死亡した。そのうち11名は痙攣重積症による死因で最

も多い。その内容は数年間を無発作で過ごしたあと粘血便をみとめ数週後に突然，痙攣発作が日に10数回，多いものでは34回も頻発して，2–3日間の経過で死亡したものである。残り5名のうち各2名は脳圧亢進様症状と肺炎，1名は黄疸である。脳圧亢進様症状の2名は頭痛，嘔吐，意識昏睡状態で死亡している。

3. 日虫肝脾腫型の臨床と治療成績

日虫肝脾腫型を対象としたのは本症のなかに中枢神経症状を示す肝性脳症の症例が日本では多い[8,9,10,11]ことからフィリピンでの状態を比較すること，他には1977年に開発された新薬PZQの治験の対象としたからである。

対象と方法

対象はSCRPの患者リストのうち検便で日虫卵の多数をみとめ，日虫感染後の初発症状が肝腫，肝脾腫，または脾腫（これらを肝脾腫型とする）を示したもの120名の中から10歳以下の幼少児，栄養状態の著しく悪いものを除外した78名である。男女比は75対3で，初診時の平均年齢は17歳，肝脾腫の出現平均年齢は14歳であり，対象の81%が19歳以下である。

全例に身体検査と神経学的診察を行ったが身長は短く，貧血と腹満は全例にみとめ，下肢の浮腫，頻脈，腹壁静脈の怒張，男性で女性化乳房を認めるものが目立った。神経学的には中枢神経症状を示したものはなく，その後の経過の中でも肝性脳症に発展したものはいなかった。

対象78名の肝脾腫の出現は微熱と粘血便のあと早いもので3ヵ月，大多数のものでは1年以内にみとめた。対象者の初診時における肝脾腫の経過年数が3年以内のものは60名，77%を示し，7年以上の比較的長いものは僅かに10名，13%を示したことからこの肝脾腫型は生命予後の悪いことが分かる。この78名の対象者のうち虫卵数がとくに多い31名を選出し，1977年にPZQを50–60 mg/kg，分2法で1日のみ投与した。

追跡調査の方法は経皮的触診法による肝脾腫の大きさ，検便結果，臨床症状として貧血，頻脈，腹囲，下肢の浮腫および腹壁静脈の怒張の変化を年次毎に対比した。

治療4年後の追跡調査の対象者は19名である。性別は男女比18対1，年齢構成は13歳から40歳，平均年齢は18.5歳である。肝脾腫出現後の経過年数は平均6.5年である。治療効果の判定基準のうち肝脾腫消失とは肝腫，肝脾腫，脾腫の触知不能のもので，部分消失とは肝脾腫のうち肝腫か脾腫の一方が消失し，他方の大きさが不変か縮小したものである。また，縮小および増大とは肝脾腫の大きさが治療前と比較して50%以上に縮小あるいは増大したもので，その中間を不変とした。更に，保留とは肝脾腫の一方が縮小，他方が増大したものを示す。5項目の臨床症状がすべて消失したもの，3項目以上の改善をみたものを著効，2項目を改善例，1項目を軽度改善例，0項目を不変例とした。

まず，肝脾腫型の代表的な2症例を提示する。

症例1　11歳，男，小学生

診断名；日虫因性肝脾腫症。主訴；食欲不振，倦怠感，腹満。家族歴；同胞11名のうち兄と弟に腹満を認める。生活歴；パロ地区に生育。農業を手伝いつつ通学。現病歴；9歳の初め，粘血便を認め，その10ヵ月後頃から腹満を認め，漸次増大し，10歳の2月にSCRPを受診。初診時所見；身

長 118 cm，体重 23 kg，眼瞼結膜に貧血，下肢に浮腫，腹壁静脈の怒張，異栄養状態を認める。脈拍 114 / 分，血圧 100/70 mmHg，腹囲 65 cm，腹部触診にて肝 5 横指，脾腫 3 横指触知。検査所見；血液，WBC 11300, RBC 249 万, Plt 26 万, Hgb 6.3 g%, Hct 22%。血液生化学はすべて正常。検便で日虫卵は 181/EPG。脳波所見は正常。臨床経過；抗日虫剤 PZQ 60 mg/kg，分 2 で 1 日投与。2ヵ月後の検便で日虫卵は陰性，以後 3.5 年間は終始陰性。9ヵ月後には脈拍 74 / 分，眼瞼結膜に貧血なし，腹囲 60cm，腹壁静脈怒張消失，肝脾腫は触知できず。血液検査で貧血は改善。

症例 2　15 歳，男，農夫

診断名；日虫因性肝脾腫症。主訴；食欲不振，倦怠感，腹痛，腹満。家族歴；同胞 7 人中，兄 1 人，弟 2 人が腹満。現病歴；13 歳時に粘血便を認め，その半年後に腹満が出現し，漸次増大する。15 歳時に SCRP を受診。初診時所見；身長 93 cm，体重 20 kg，脈拍 120 / 分，血圧 80/50 mmHg，眼瞼結膜に貧血，下肢に浮腫，腹壁静脈怒張，異栄養状態を認める。腹囲 69 cm，腹部触診で肝 6 横指，脾 8 横指触知。検査所見；血液，WBC 2300, RBC 186 万, PLT 42000, Hgb 5.5g%, Hct 20%，血液生化学は総蛋白 5.5, Alb 4.0, A/G2.0, GOT 44 以外は正常。検便で日虫卵 64/EPG，脳波所見は正常。臨床経過；抗日虫剤 PZQ 60 mg/kg，分 2 を 1 日投与。3ヵ月後の検便で虫卵は陰転した。肝腫大は 4 横指に減少，脾腫は 10 横指に増大，全身衰弱状態が進行，肺炎を併発し，肝脾腫出現，2 年後に死亡した。

ここで肝脾腫型の治療結果を提示する。

結　果

1) 肝脾腫の大きさ及び臨床症状の変化

治療 4 年後の対象者は 19 名であり，うち 5 名は死亡し，7 名は健康体となり職を求めて転地した。19 名のうち肝脾腫消失群は 9 名，部分消失は 2 名，縮小は 1 名，不変は 7 名であった。

消失群 9 名のうち 4 名は再度 PZQ で治療した再治療者である。部分消失群の 2 名のうち 2 名は再治療者であり，縮小群の 1 名も再治療者である。不変群 7 名のうち 5 名は再治療者である。さて，貧血，頻脈等の臨床症状の変化をみると著効群は 15 名，改善群は 4 名，不変群はいなかった。すなわち，臨床症状は肝脾腫の消長に関係なく，全例に改善が認められた。

2) 日虫駆虫効果と肝脾腫の大きさの変化との関係

治療後 4 年間の検便ですべて陰性を示した有効群は 10 名おり，そのうち 9 名は肝脾腫消失で，残り 1 名は不変であった。一方，治療後の検便で一過性に陰性化したが，その後，陽性化した一過性有効群は 8 名おり，肝脾腫の部分消失は 2 名，縮小は 1 名，不変は 5 名であった。また，駆虫無効群 1 名は肝脾腫不変であった。このことから肝脾腫の大きさの改善は駆虫効果と相関するように思われた。

ここで，非治療群につき触れる。対象の 47 名のうち 1 年後に 23 名が受診した。23 名のうち肝脾腫消失，部分消失，縮小は各 1 名ずつであり，12 名は不変，8 名は増大であった。検便の結果は陰性が 3 名であった。非受診群の 24 名のうち 6 名は死亡，他の 18 名は病床についていた。

3) 肝脾腫型の死因

1977 年以後，4 年間で治療群 31 名と非治療群 47 名のうち死亡者は前者で 5 名，後者で 21 名の計 26 名である。死因の第 1 位は全身衰弱 19 名で，このうち吐血やそれにより窒息した者 10 名が含まれている。残りの 7 名は衰弱後の肺炎により死亡した。

考　察

　脳日虫症の臨床症状は発作症状とこれに続発する単・片麻痺，失語症，視野障害，等である。このことから，てんかん，脳腫瘍，脳血管障害等が先ず鑑別疾患となる。一般に真性てんかんは20歳以下の若年者に初発し，Lennox[12]は4,000例のてんかん患者で20歳以後の遅発例は16.6%，Wadaら[13]はてんかん1,200例のうち20歳以後に発病したものは19%に過ぎないとしている。本対象群127名の平均初発年齢は30歳であり，遅発群は対象の78%である。

　一般にてんかん患者の初回脳波記録で発作波の出現率は福島ら[14]の報告では56%である。本対象の127名のうち何年かに亘る多数回の脳波記録のうち発作波出現率は僅かに6名(4.7%)であり，これらの点からもてんかん群とは異なる対象であるといえる。次に脳腫瘍の臨床症状はその性状，局在性により異なるが最終的には脳圧亢進症状をきたす。9年間の経過の中で脳圧亢進症状を示したものは死亡した2名にみるが，この2名は抗日虫剤で初期の激しい症状は一旦は消失し，その後，数年の経過の中で死亡したものである。脳血管障害の鑑別として平均年齢が30歳であり，高血圧，脳動脈硬化，高脂血症，糖尿病等の脳血管障害の危険因子を認めない対象者である。合併症状の単・片麻痺，失語症，視野障害は初発の発作のあとに併発していることから否定的である。

　脳腫瘍の脳波所見に特異的なものはない。一般に脳腫瘍で見られる脳波パターンは主律動の主周波数，振幅および徐波の出現様式の左右差および限局性所見，更にはlazy activityを示す[15,16]。これらの所見は脳日虫症の異常脳波所見と酷似するが脳日虫症ではその背景律動に汎性α波パターンを示すものが多く[17]，抗日虫剤での治療後に改善例が多いことが脳腫瘍の異常所見とは異なる特徴といえる。

　さて，脳日虫症に対する治療効果につき触れてみる。脳日虫症に対して抗日虫剤の使用は急性のみならず慢性脳日虫症においても治療効果は高いことから濃厚有病地では再感染の影響が関係するものと思われる。何故ならば肉芽腫類似の腫瘍塊には化学療法の効果は及ばないが，日虫卵塞栓による軟化巣の周辺組織における異常活動性を抑制する効果はあるものと思われる。また，日虫の感染による脳内血管系の非特異的な炎症性所見が再感染により更なる抗原抗体反応を生じることが推測できる[18,19,20]。

　脳日虫症に対する治療9年後の調査対象者50名のなかで，抗日虫剤のみの治療者40名のうち39名(97.5%)が症状の消失をみる著効成績を挙げている。抗日虫剤のみでは著効が得られず，抗発作剤を併用した9名で症状の改善を示したものは7名と不変2名であった。両者の相違を検討してみると，著効群は発症後から治療開始までに6ヵ月以内のものが多く，臨床症状も発作頻度が日，週に2回以上の頻発群に多く，また脳波の左右差所見が広範囲に及ばず，しかも徐波の周波数もあまり遅くなく，徐波の混入量も少なく，脳波異常の程度が軽度のものであった。これに反して少数例の抗日虫剤と抗発作剤の併用群は治療開始までが2-3年と遅れ，発作頻度は1-6ヵ月に1回と少なく，日虫卵数も少ないものであった。また，脳波検査で左右差の目立つ徐波の混入量が多く，しかも広範性に及び，異常性の強いものであった。

　最後に過去6年間の縦断的な治療成績につき触れてみる。抗日虫剤の治療は1回だけのものは少なく，3-6ヵ月に1回ずつの検便で日虫卵の陽転例には異なった種類の抗日虫剤が与えられ，経過をみたものが多かった。その中で1978年以後，PZQの使用後は駆虫効果が高まり，その結果が日虫の中間宿主である宮入貝の感染率を著しく低下させ，再，再々感染の機会が著しく減少したことが大きな理由と考えられる。

日虫因性肝脾腫症についてふれる。肝脾腫が日虫感染によることは対象者が日虫濃厚感染地に生育し，検便で虫卵陽性であり，粘血便のあと1年以内に肝脾腫が出現し，駆虫効果により消失，縮小するものが多いことから明らかである。対象者に少年が多いことは特徴的である。脳症型では男女比に特徴はなく成人に多かったことから感染の機会の多寡ではなく，肝脾腫出現前から低身長で，二次性徴の発育に乏しいこと，家族の中で肝脾腫を認めるものだけが低身長であること等からは遺伝学的，免疫学的，内分泌学的な要因も考えられる[21,22]。肝脾腫成因は肝内門脈での日虫卵の塞栓，門脈静脈の血栓性静脈炎，静脈の狭窄・閉塞，虫卵結節形成による portal fibrosis，門脈圧亢進症等による[23,24,25]。本症の予後が悪いことは肝脾腫の出現後3年以上のものは対象者の23%しかいないことからも明らかである。それは重症の貧血，腹満，腹痛，食思不振，低蛋白血症等から全身衰弱，易感染症のためである。

　フィリピンの日虫因性肝脾腫症に中枢神経症状の合併，とくに肝性脳症の合併がないのは肝脾腫出現後の経過年数が短く，門脈・下大静脈との吻合が十分に発達していないこと，主食が低蛋白食のため肝性脳症の誘因となるアンモニア，低級脂肪酸の産生が少ないためとも考えられる[26,27]。

　肝脾腫症で抗日虫剤により55%の多くに肝脾腫の消失，縮小をみとめたものは肝脾腫出現後の経過が短く，治療により可変的であったと思われる。同胞の3名が対象の中に2組おり，同時に治療を開始したが長兄のみが部分消失を示し，他の2名の弟は消失群であった。長兄は経過2.5年であったことから1.5年以下が治療著効に望ましい印象である。この限られた1.5–2.5年が肝脾腫の治療効果を期待できる境界とも思われ，今後は肝脾腫組織の病態を知る必要から腹部超音波所見等を参考にしたい。

4.「地方病に挑む会」の活動について

　これまでに触れたように，1975–85年の11年間をフィリピン，レイテ島で日虫症の撲滅事業に政府援助（ODA）の立場で従事してきたが日・比政府間協力のJICAプロジェクトが終了した時，それまでの仕事を即座に中止することは仕事の性格上出来ず，また，SCRPの責任者や仲間から指導の継続の依頼もあり，立場は民間協力（NGO）として従来の仕事を続けることになった。当然のこと，ODAとは無関係のため，治療薬，医療機器の維持等には自腹を切ることになるが，それもボランティアとして細々と約2年間を続けた。1987年9月，NHK甲府放送局からレイテ島での日虫症の蔓延状況と著者の仕事内容につき取材の申し出があった。そこで，10月に現地で取材があり，同年12月，NHK全国放映と県内放映が現地の悲惨さを伝えた。有病地の小学校に入学した生徒の1/3が本症で死亡するか，腹満や病弱のため卒業できない状況や住民の5人に1人が本症の急性患者であること，ODAとしての日・比協同の著者らの仕事振りは多くの視聴者に反響を与えた。全国の多くの視聴者からNHK放送局に海外助け合い募金としての申し込みがあり，これを契機に全国的な募金活動を通してPZQをフィリピン全土の日虫症の患者に投与し，患者の生命を救い，患者からの排卵を抑制することで本症の撲滅に挑む目的を掲げ，1987年12月に「地方病に挑む会」を設立した。

　この「地方病に挑む会」の発起人の一人，作家の大岡昇平氏はこの年の中央公論1月号に「レイテ戦記・補遺」を執筆した。この記事は同氏の2回にわたる小生への取材をもとに物したのである。「地方病に挑む会」の発足にあたり，大岡氏が発起人になったこと，中央公論の執筆代金の全てを当

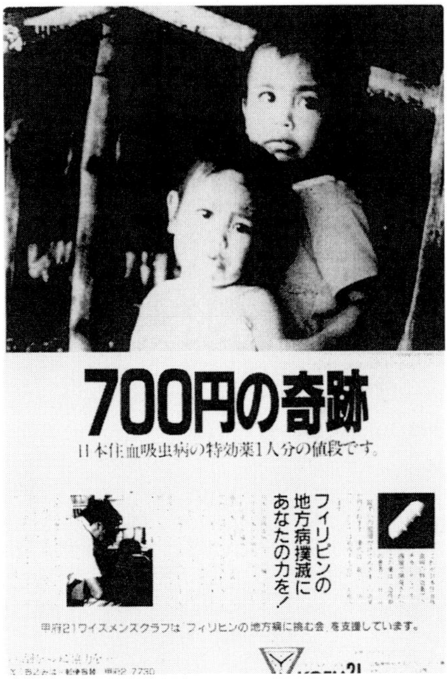

フィリピンの日本住血吸虫症・脳症型，肝脾腫型の臨床と同症に対する挑戦　　　167

図 4　フィリピンの日虫症の患者に抗日虫剤を送り，患者の生命を救い，同病の撲滅に挑む「地方病に挑む会」（別名 700 円募金）の活動ポスター。

会の募金第 1 号にしたことを 2 大全国紙が大きく報じたことで，当会の募金活動に弾みがついた。特効薬 1 人分の代金が当時 700 円であったことから別名，「700 円募金」とも呼ばれた（図 4）。小さな規模の NGO 活動ではあったが，15 年間に亘り多くの理解者に支援され，募金総額は 89,195 千余円が集まった。その浄財で当初は UNICEF，その後は WHO を通じて毎年，特効薬を効率よく購入し，フィリピン保健省住血吸虫局に寄贈し，その使用途を著者らが追跡調査もした。当会の毎年の寄贈錠剤数は政府年度購入量の 20% を占めていた。そこで，保健省副大臣らに特効薬の購入予算の増額獲得を要請したりもした。一方，日虫症撲滅のためには有病地での集団検査・治療の徹底が重要であることから地域のローラー作戦をおこなった。その効果もあがり，1975 年度のパロ地区住民 26,000 人の排卵陽性率 26% は着実に下降し，2000 年には 1.3% に達した。当会の活動は順調に維持されたが 2001 年から日本の大きな健康記念財団がフィリピン政府に PZQ の大量を寄贈し続けることとなったため，当会は 2002 年まで PZQ 以外の抗寄生虫剤，抗発作剤，ビタミン剤等を寄贈した。本来，当会の目的が PZQ の購入募金活動であったことから 2002 年 11 月をもって 15 年間の活動を閉じた。当会の活動が長期間継続したのは慈悲心に富む日本人が当会を支援してくれたことが第 1 の要因である。一方，当会の募金全額が特効薬，抗寄生虫剤，抗痙攣剤，顕微鏡，自動車等の購入に使われ，人件費は全てボランティア，交通費，通信費，事務費等の必要経費は会の代表が会への募金の代わりとして支出し，あわせて寄贈品の用途の追跡，活動の効果の提示等が潔癖症の日本人に受け入れられた，とも考えられる。

最後に，当会からの寄贈品の種類，数量と保健大臣から当会に宛てた2回の感謝状の内容を示す．PZQ; 2,259,000錠（602,400人分），抗蠕虫剤; 317,850錠（33,000人分），抗痙攣剤; 90,000錠（30人，2年間分），顕微鏡; 10台（集団検診用），車両; 3台（機材，患者搬送用），草刈機; 3機（宮入貝制御用）．

感　謝　状

住血吸虫症の撲滅のためには医療，薬剤，医療機器等は必要不可欠のものです．フィリピン政府に対してこれら必要物品等を寄贈する日本人がいて大いに助かります．わが国の有病地住民の困窮を救うため募金運動を続けている民間団体のなかに林 正高医師を代表とする日本のNGOがあります．本病撲滅のため我が政府とこのNGOが共同して当たり，その結果，本病の有病率を1981–85年の10.4%から現在の約5%に低下させることに成功しました．

住血吸虫症の撲滅運動機関を代表して，林 正高医師のアジア的人間愛による貢献に深く感謝いたします

1995年5月3日

フィリピン共和国　保健大臣　ジェイム Z. ガルベズーダン

感　謝　状

フィリピン共和国保健省大臣局は，林 正高医師に本表彰楯を贈呈します．表彰は1972年4月から1981年3月の期間，日本国際協力事業団が設立したフィリピン，レイテ島パロ地区の住血吸虫症にかかわる技術協力の基礎的研究事業の成功に貴殿の大いなる貢献に対してであり，また募金活動によりフィリピンの住血吸虫症の抑制と撲滅のためプラジカンテルや他の薬剤を贈呈する継続的な努力により日比関係をより親密に，より友好的にしたことに多大な感謝の意を表するものです．

2000年1月1日

前保健省住血吸虫局局長　バヤニ L. ブラス

保健大臣　アルベルト G. ロマルデス

引　用　文　献

1) Hayasi M.: Clinical features of schistosomiasis, especially in cerebral and hepatosplenomegalic type. Parasit Intntl. 52: 375–383, 2003
2) Blas L.B.: Guide to Health Education on the Prevention and control of Schistosomiasis in the Philippines. Blas B. L. Published with Financial Assistance from Sasakawa Memorial Health Foundation of Japan, 1995, pp. 2–4
3) 嶋村俊一, 他: 所謂片山地方病の病理解剖．脳動脈エムボリー及び「ジャクソン」氏癲癇原因の追加．京都医誌, 2; 149–175, 1905
4) 有泉信: 脳日本住血吸虫症50例の臨床．脳神経, 7: 72–76, 1955
5) 林正高, 他: 日本住血吸虫症の脳波——脳症型の症例における観察——．脳神経, 26: 657–662, 1974
6) Kane C. A. and Most H.: Schistosomiasis of the central nervous system. Arch Neurol Psychiat, 59: 141–183, 1948
7) Hunt C. W. E., Aranson W., et al: Cerebral Schistosomiasis. JAMA, 136: 686–689, 1948
8) 有泉信: 山梨県の日本住血吸虫有病地帯に於ける肝脳疾患について．山梨県医会報, 5: 1–3, 1952
9) Scherlock S., Summerskill W. H. J., et al.: Portal-systemic Encephalopathy; neurological complication of liver disease. Lancet, 2: 358–362, 1954
10) 萩原一晃: 肝脳疾患の研究——慢性日本住血吸虫症に認められる門脈側副路性脳症について——．精神

経誌 64: 293–305, 1962
11) 林正高，福沢等，他: 日本住血吸虫症の脳波——門脈圧亢進群における観察．脳神経，27: 611–619, 1975
12) Lennox W. G.: Epilepsy and related disorders. Little Brown Co, 1960, pp. 501–503
13) Wada T.: The so-called epileptic EEG and its clinical correlation. Folia Psychiat neurol Jap, 18: 168–174, 1964
14) 福島裕，斎藤文雄，他: 脳神経，29: 81–85, 1977
15) 大熊輝雄: 脳腫瘍．臨床脳波学，医学書院，1983, pp. 219–221
16) 市川忠雄: Lazy phenomenon. 誤りやすい異常脳波，医学書院，1989, pp. 90–93
17) 林正高，福沢等，他: 日本住血吸虫症の脳波——自覚症状群における観察——．臨床神経，12: 1–8, 1972
18) Ishizaki T.: Studies on IgE Level among patients with schistosomiasis japonica in Japan. Southeast Asian J Trop Med Pub Hlth, 7: 301–305, 1976
19) 有泉信: 日本住血吸虫病の脳障害——7種類の脳合併症の紹介——．脳神経，18: 553–560, 1983
20) 林正高: 脳日本住血吸虫の臨床とその病因に関する実験的研究．山梨医学，13: 16–22, 1985
21) 斎藤南: 日本住血吸虫症に関する知見補遺，第一編．日本住血吸虫の小学児童の体格，知能に及ぼす影響について．実験医学，22: 85–121, 1938
22) 藤井高明: 脾臓と内分泌．ホルモンと臨床，11: 735–744, 1963
23) 中島敏郎，荒川正弘，他: 日本住血吸虫性肝硬変 (1) 人体例について．肝臓，11: 485–500, 1969
24) 中島敏郎，荒川正弘，他: 門脈圧亢進症の病理——ヒト日本住血吸虫症について (1)——．久留米医誌，48: 836–847, 1985
25) 木谷威男: 肝不全．日内会誌，49: 341–373, 1960
26) 築山一夫: 肝性脳症の診断と治療に関する 2, 3 の知見．臨床神経，3: 358–365, 1963
27) 高橋善弥太: 肝性昏睡と低級脂酸．臨床神経，3: 344–351, 1963

ミヤイリガイの生物学

岩　永　襄

1. 分類学上の位置

ミヤイリガイの分類学上の位置は，
　　門（Phylum）：　軟体動物門
　　網（Class）：　腹足網
　　目（Order）：　中腹足目
　　科（Family）：　いつまでがい科
　　属（Genus）：　*Oncomelania* 属
　　種（Species）：　*Oncomelania*（*hupensis*）*nosophora*, Robson, 1915. である。

　Oncomelania 属には以前，*O. hupensis, O. nosophora, O. quadrasi, O. formosana, O. chiui, O. lindoensis* 及び *O. minima* の7種が存在すると言われていたが，*O. minima* はいつまでがい科の特徴を備えているけれど，他の6種に比べ，陰茎基部で輸精管は大きく，また内縁歯の歯尖が多く，かつ日本住血吸虫に対して感受性がない，などの点（Davis, 1969[1]）から他の6種（亜種）と区別し，*Oncomelania* 属とは独立した属として扱われている。しかし他の6種については独立種（*O. hupensis, O. nosophora, O. quadrasi, O. formosana, O. chiui, O. lindoensis*）または亜種（*O. hupensis hupensis, O. h. nosophora, O. h. quadrasi, O. h. formosana, O. h. chiui, O. h. lindoensis*）にすべきかについては研究者によって賛否両論がある。6種（亜種）*Oncomelania*（*hupensis*）*hupensis* の殻長は4–10 mm で，中でも *O.*(*h*)*. hupensis* が最も大きく（9–10 mm），次いで *O.*(*h*)*. nosophora*（7–8 mm），*O.*(*h*)*. formosana*（5–7 mm），*O.*(*h*)*. lindoensis*（5–6 mm），*O.*(*h*)*. quadrasi*（4–5 mm）となり *O.*(*h*)*. chiui*（4 mm）が最も小さい。また *O.*(*h*)*. hupensis* は殻に縦肋を有している。生殖器系では，6種（亜種）共に貯精嚢はこぶ状，輸卵管はコイル状を呈し，他の生殖腺でも構造上に明らかな差異は認められないものの，各臓器の大きさでは貝相互間で多少の差が見られる。一方，*O.*(*h*)*. lindoensis* の陰茎先端は *O.*(*h*)*. hupensis, O.*(*h*)*. nosophora* などに見られるミオグロビンによるピンク～赤色を呈しているとは限らないし，外套の顆粒についても *O.*(*h*)*. lindoensis* では，外套腔の背面方向に散在的に顆粒が見られるが，他の5種（亜種）には見られない。また内臓神経節の形状にも貝相互間に多少の差が見られる。これら貝間の形態学的差異について，Davis（1968[2], 1980[3]）は地方的変異の多型種であると報じている。彼によると，*Oncomelania* 属貝は中新世の間に起こったインド大陸プレートの変動により，アジア地域の造山作用の間，*Oncomelania* 属貝は揚子江へ侵入し，中国の太平洋側に棲みついた。その後，同貝の一部はプレートの移動により日本，台湾，フィリピン，セレベスに移行したと想定している。即ち，*O. h. hupensis* Gredler, 1881: 中国大陸，*O. h. quadrasi* Mollendorff, 1895: フィリピン，*O. h. formosana* Pilsbry & Hirase, 1905: 台湾，*O. h. chiui* Habe & Miyazaki, 1962: 台湾，*O. h. nosophora* Robson, 1915:

日本，及び O. h. lindoensis Davis & Carney, 1973: セレベスに分類し，セレベス島の貝は，フィリピンに棲息する貝が二次的に変化したものであると報告している。また Burch (1960[4], 1964[5]) は，4種 Oncomelania (O. hupensis, O. formosana, O. quadrasi, O. nosophora) は，すべて同じ染色体数 n = 17, 2n = 34 を持つと述べ，かつ O. nosophora, O. formosana, O. quadrasi 及び O. hupensis の相互交配実験にも容易に成功した報告 (Wagner and Chi, 1959[6]; Chi et al, 1971[7]) がある事実から，Oncomelania 属貝は，亜種としての意見が多い。また，近年生化学的，遺伝子学的見地からも貝間の蛋白構成成分，遺伝子群の差異についての検討が，多くの研究者によってなされているが(後述)，独立種か亜種かについては，未だに確定していない。著者は，今後記載する Oncomelania 属貝は，亜種として述べることにする(図1.A)。

2. ミヤイリガイの分布

以前，日本での棲息地は，大別して以下の河川流域を中心に分布していた。

① 筑後川流域 (福岡・佐賀県)
② 芦田川流域 (広島・岡山県)
③ 富士川流域 (山梨・静岡県)
④ 利根川・荒川流域 (千葉・茨城・埼玉県及び東京都)

しかし，貝の撲滅対策により上記河川流域のうち山梨県甲府盆地を除き，貝は徐々に消滅し，1983 (昭和58) 年福岡県久留米市(塘普, 1988[8])で貝が2個見られたのを最後に，完全に絶滅した。しかし，以前貝が棲息していた利根川水系とは全く異なった水系の小櫃川流域(千葉県木更津市)から新しい棲息地が発見された (Kojima et al, 1985[9])。従って，現在の日本でのミヤイリガイの分布地域は山梨県甲府盆地及び千葉県木更津市を中心とする範囲に限られている。

3. 形　　態

1) 外部形態

ミヤイリガイ (図1. B–E) の成貝は殻長 7–8 mm，殻径 2–3 mm を有する高円錐形の巻貝で，殻表は平滑，栗褐色を呈し光沢がある。累層は7–9層で，累頂の1–2層は欠損していることが多い。各層の縫合部位は明瞭に区別が出来，強靱である。殻は卵型で，外唇は厚い。蓋(ヘタ)は革質様で少旋型，臍孔は軸唇の外側で裂状となるが，不顕著である。ミヤイリガイには棲息地の環境の差による地方変異貝が見られる。菊地 (1951)[10] によると，山梨県甲府盆地及び利根川流域に見られた貝は，殻型が短太型に対して，筑後川及び芦田川流域に見られた貝は，むしろ細長型で，また殻の色彩が前者では濃黒色であるのに対して，後者では黒褐色であると報告している。

2) 内部形態

内部形態は，Itagaki (1955)[11] 及び Davis and Carney (1973)[12] の記載に従ったところが多い。
① 消化器系 (図2. A)
　a. 口球：口球は口，歯舌嚢，食道及び唾腺起始部等が付属し，これらの周囲には口球神経節，

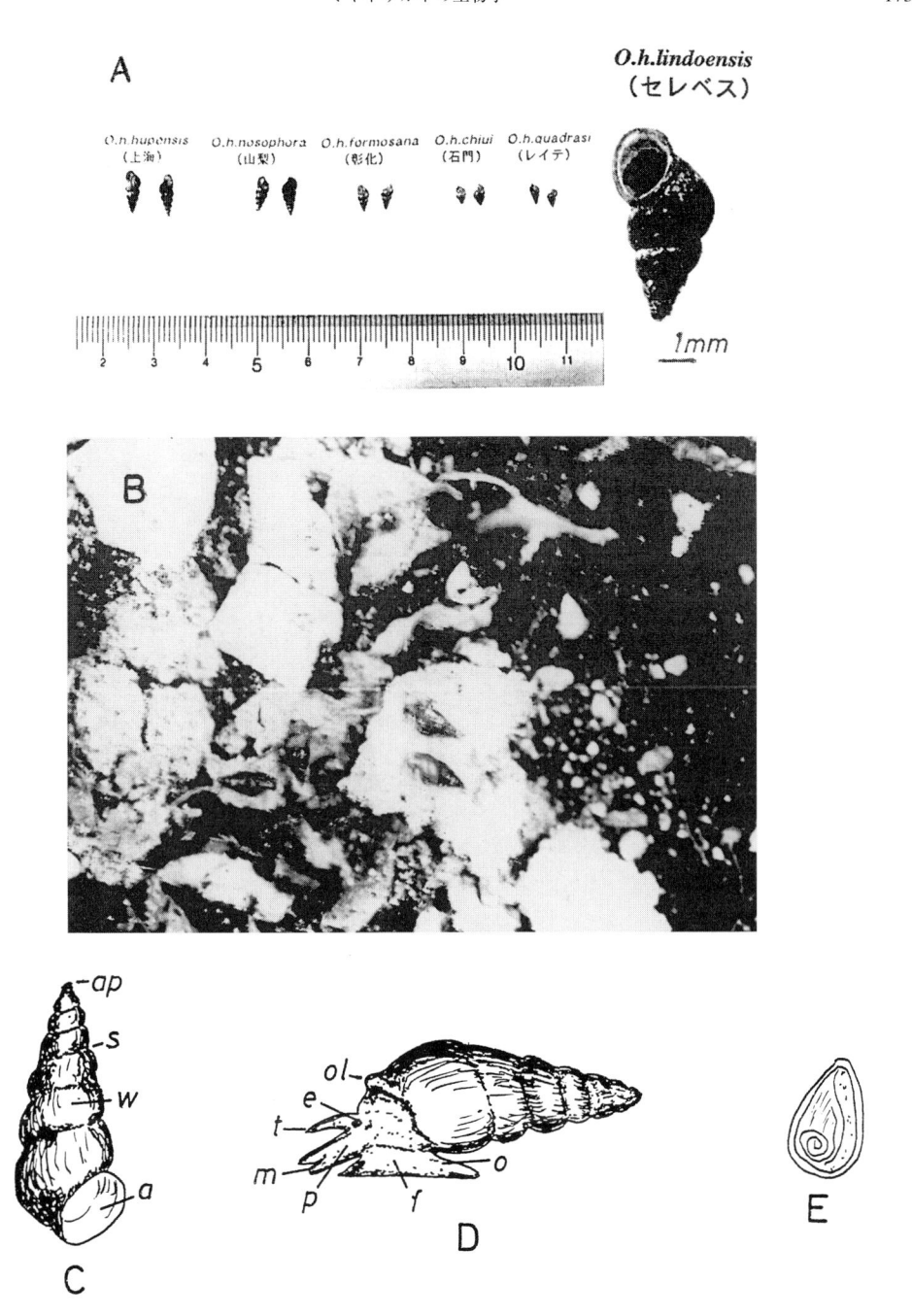

図1 6亜種 *Oncomelania hupensis* とミヤイリガイ

A. 6亜種 *Oncomelania hupensis*　B. 棲息地でのミヤイリガイ（*O. h. nosophora*）　C, D. ミヤイリガイの外部形態　E. ヘタ
a: 殻口　ap: 螺頂　e: 眼　f: 足　m: 口　o: ヘタ　ol: 外唇　p: 吻　s: 縫合部　t: 触角　w: 螺層
（*O. h. lindoensis*: Davis and Carney, 1973 より転写，C–E: Itagaki, 1955 の原版）

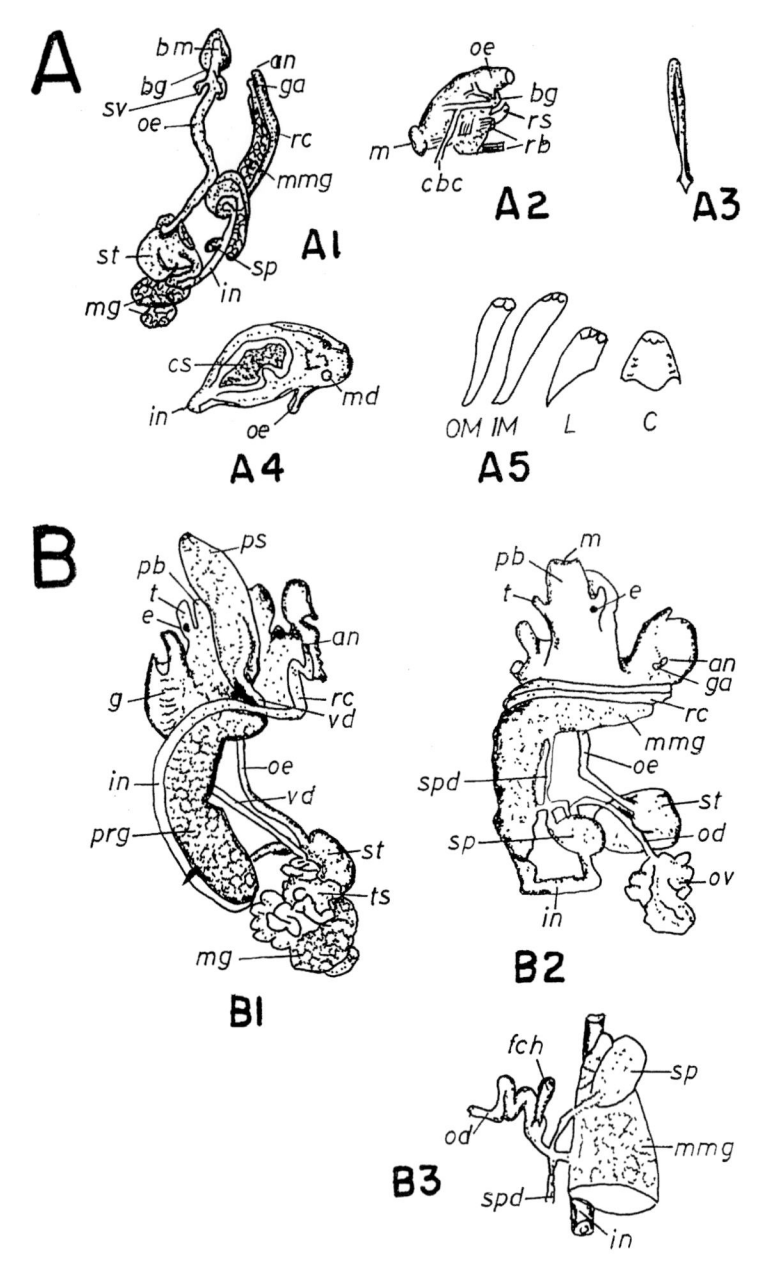

図2 ミヤイリガイの内部構造（1）

A. 消化器系　　B. 生殖器系
A1. 全形（雌貝）　　A2. 口球　　A3. 桿晶体　　A4. 胃部　　A5. 歯舌
B1. 雄性生殖器　　B2. 雌性生殖器　　B3. 受精嚢・輸卵管附近

an: 肛門　bg: 口球神経節　bm: 口球　cbc: 脳-口球連合　cs: 桿晶体嚢　e: 眼　fch: 受精室　g: 鰓　ga: 生殖口　in: 腸　m: 口　md: 中腸腺開口　mg: 中腸腺　mmg: 包膜管　od: 輸卵管　oe: 食道　ov: 卵巣　pb: 吻　prg: 前立腺　ps: 陰茎　rb: 口球牽引筋　rc: 直腸　rs: 歯舌嚢　sp: 受精嚢　spd: 受精嚢管　st: 胃　sv: 唾腺　t: 触角　ts: 精巣　vd: 輸精管
OM: 外縁歯　IM: 内縁歯　L: 側歯　C: 中歯
　（原版: Itagaki, 1955）

脳-口球連合が分布している。口腔は筋肉質で口球を形成し，その内部に歯舌がある。歯舌は紐舌型で，Itagaki (1955)[11] はその歯式は中歯：1 + 1 + 1 + (1) / 3-3，側歯：3 + 1 + 3，内縁歯：9，外縁歯：6 と報告している。しかし，福田 (1938)[13] 及び Davis and Carney (1973)[12] の報告では，内縁歯及び外縁歯数がそれぞれ 7-8, 5-7 と 7-8, 5-6 であると述べていることから，縁歯数には個体によって，その数に差が見られる。

　b．胃部：胃部は食道末端に連結し，腸管へ続いている。食道末端部付近には中腸腺が開口する。また，胃内部には桿晶体嚢が存在し，その内部に桿晶体と呼ばれる消化を助ける各酵素(アミラーゼ，セルラーゼ，オキシターゼ，エステラーゼ等)が含まれている。胃壁は淡褐色で，これに開口している中腸腺は褐色を呈している。

　c．腸管：桿晶体付近から始まり，包膜管に沿って肛門へと開口している。

② 生殖器系 (図 2. B)

　a．雄性生殖器：精巣から始まり貯精嚢，輸精管，前立腺へ開口しているものと，輸精管を経て陰茎に続くものがある。精巣は中腸腺部内に存在し，精子を充満している場合は薄紅色，包含していない場合は透明を呈する(橋本，1959[14])。前立腺は長楕円型で白色，陰茎は葉状，白色～淡ピンク色を呈している。

　b．雌性生殖器：卵巣から始まり輸卵管，受精嚢，受精嚢管，包膜管へと連なる。包膜管は，更に生殖門に達し，その上端は盲管となり，下端は産卵門に開口する。卵巣は1個で多葉状を呈し，色は淡黄色～黄色である。また包膜管は白色である。雌生殖器の構造及び名称について，中本 (1923)[15]，Itagaki (1955)[11] が記載した包膜管は，王ら(1956)[16] の報告した副腺に相当し，中本(1923)[15] の卵膜腺及び交接腔は，それぞれ Itagaki (1955)[11] 及び Davis and Carney (1973)[12] の記載した受精嚢及び受精嚢管に相当するなど，報告者によって各部位の名称が異なっている。

③ 循環器・呼吸器・排泄器系(図 3. A)

　循環器の心臓は1心耳1心室からなる。心臓からは血管が2分岐し，それぞれ軟体部前方と後方へと向かう。血液の血リンパ内には変形細胞を含む。呼吸器は，約60葉からなる鰓を有し，外套膜の内側に存在する。排泄器系の腎臓は白色小葉を呈し，心臓と腸管の間に存在している。

④ 神経系(図 3. B)

　大別して中枢神経系と足神経系に分けられる。中枢神経系は食道付近にあり，脳神経節，腔壁神経節(または，側神経節)，食道神経節，内臓神経節等に連繋している。脳神経節は一対あり，脳交連によって連絡している。左右脳神経節から上端に向かって視神経，触角神経，吻部前神経，吻部側壁神経，吻部側神経等が発している。また，一対の口球神経節が脳-口球神経節連合によって接続されている(図2.A)。腔壁神経節は左右からなり，左腔壁神経節は食道上神経節と，右腔壁神経節は食道下神経節と連繋している。一方，内臓神経節は食道上・下神経節に連繋しており，中腸腺へ数本の神経を発している。その他，左腔壁神経節及び食道下神経節は外套膜神経へ連繋している。足神経節は食道下方に位置し，脳及び腔壁神経節と連繋し，この神経節から多くの神経が発し，後方へ伸びている。また，淡褐色様の円形～類卵円形をした平衡胞と呼ばれるものが足神経節の前端に一対見られる。

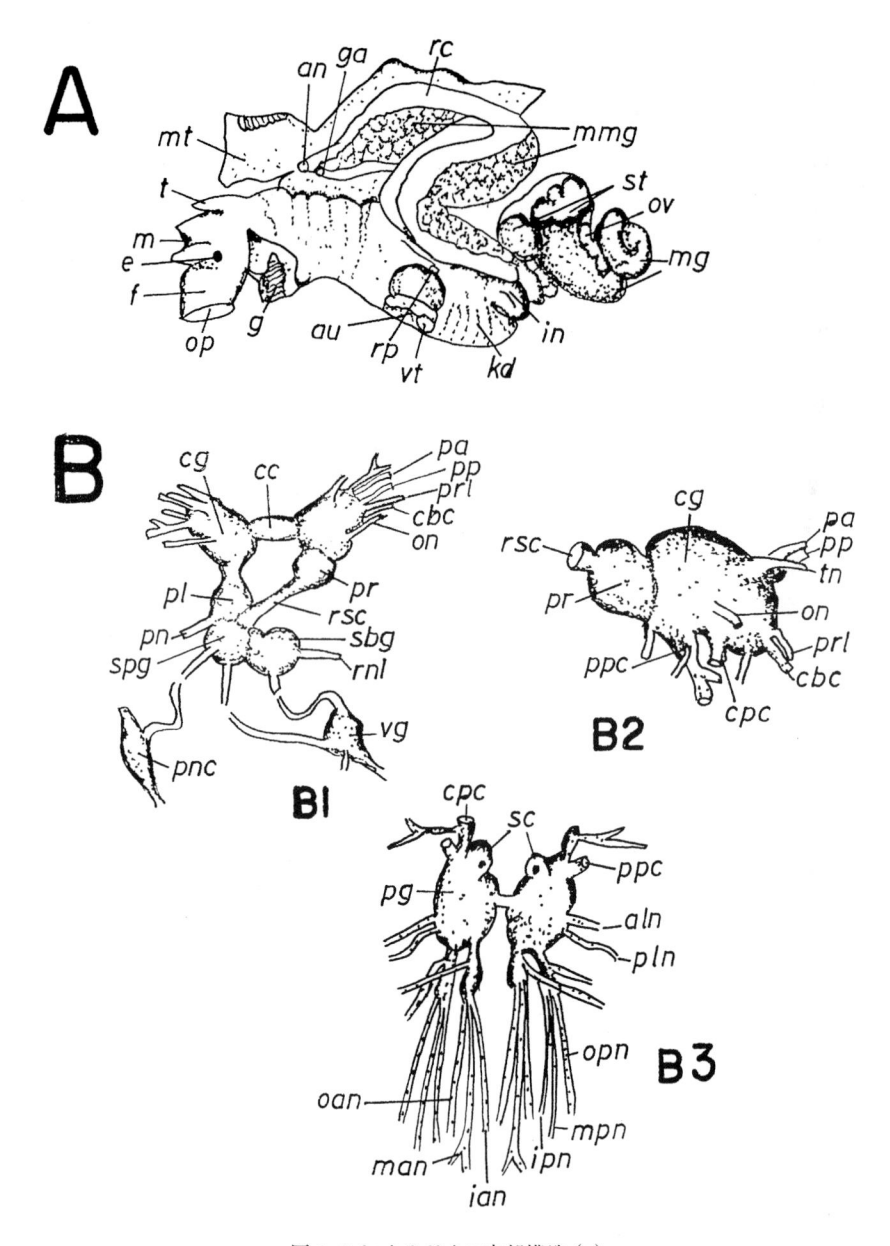

図3 ミヤイリガイの内部構造（2）
A. 循環器, 呼吸器, 排泄器系　B. 神経系　B1. 中枢神経系　B2. 脳・腔壁神経節　B3. 足神経系

aln: 前-側足神経　an: 肛門　au: 心耳　cbc: 脳-口球神経連合　cc: 脳接続神経　cg: 脳神経節　cpc: 脳-足神経節連合　e: 眼　f: 足　g: 鰓　ga: 生殖口　ian: 内-前足神経　in: 腸　ipn: 内-後足神経　kd: 腎臓　m: 口　man: 中-前足神経　mg: 中腸腺　mmg: 包膜管　mpn: 中-後足神経　mt: 外套　oan: 外-前足神経　on: 視神経　op: ヘタ　opn: 外-後足神経　ov: 卵巣　pg: 足神経節　pa: 吻部前神経　pl: 左腔壁神経節　pln: 後-側足神経　pn: 腔壁神経　pnc: 腔壁神経中枢　pp: 吻部側壁神経　ppc: 腔壁-足神経節連合　pr: 右腔壁神経節　prl: 吻部側神経　rc: 直腸　rnl: 左腔壁神経　rp: 腎臓細孔　rsc: 腔壁-食道上神経節連合　sbg: 食道下神経節　sc: 平衡胞　spg: 食道上神経節　st: 胃　t: 触角　tn: 触角神経　vg: 内臓神経節　vt: 心室

（原版: Itagaki, 1955）

4. 発生と発育

1) 卵子と精子
① 卵子の形態 (図 4. A)

Sugiura (1933)[17] によってミヤイリガイは卵生であることが報告された。それによると，卵子は無色透明で球形～楕円形を呈し，卵内容は卵細胞から胚子で，成熟卵の大きさは 0.4–0.6 mm に対し，Chi and Wagner (1957)[18] は平均 0.6 mm であったと報じている。

② 精子の形態 (図 4. B)

大きさは頭部 8–10 μm，尾部 75–95 μm で，頭部には螺旋状の構造が認められる。

③ 卵子の発育と孵化 (図 4. C)

土壌に産み付けられた直後の卵子は数時間で 2 分割，4 分割が進み，桑実期に達する。Sugiura (1933)[17] によると 4 分割までは，産卵直後から 5–6 時間，更に桑実期に至るまでの時間は 3 日間を要したと報告している。その後，桑実期に至った卵子は胞胚，原腸胚期を経て担輪子幼生となる。この時期では眼点及び殻が形成される。更に，被面子幼生へと発育すると殻は明瞭になり，内臓の分化が認められてくる。被面子幼生～孵化直後になると消化器，循環器，生殖器及び各神経系の分化が行われるが，いずれも未熟，未分化のままである。孵化は，産卵後 11–13 日目に起り，孵化直後の螺層は 1.5–2 層である。孵化要因について，飯島 (1965)[19] は孵化の最適温度は 20–30°C であり，35°C 以上，5°C 以下では孵化率は低下する。また，卵外に付着している泥皮の存否及び厚さも，孵化を支配する 1 つの要因であると述べ，同時に乾燥も大きな制限要因となり，完全乾燥状態下では数時間で卵子は死滅したと報告している。その他，岩永 (1975)[20]，Iwanaga and Tsuji (1976)[21] は，実験室内における同貝の孵化，稚貝生産に及ぼす各種物理的，化学的要因について検討した結果，飼育槽内の光源刺激，トリプトファン及びブドウ糖の添加によって，稚貝を大量に得ることが出来たことから，孵化は，飼育環境の諸要因(王ら，1956[16]; 飯島，1959[22])によって左右される。

2) 稚貝の成長

孵化直後の稚貝の大きさは 0.5–1 mm，内臓諸器官は未完成で，完成するまでには更に数週間を要する。生殖器の成熟状況について橋本 (1959)[23] の報告がある。これによると雄貝で殻長 5 mm 以上，雌貝で 7 mm 以上になると性的に成熟すると述べている。自然棲息地での稚貝の発育速度は，一般的に春～夏期に発育速度が早く，秋～冬期にはその速度は遅くなる。飯島 (1959)[22] は，春～夏期に月平均，1.0–1.5 mm，秋～春期に 0.5–1 mm，川本 (1954)[24] は夏～秋期に 1.2 mm の速度で成長していることから，自然棲息地での稚貝の成長速度は春～夏期の好適条件の下で，月平均 1 mm 以上成長するものと考えられる。しかし McMullen et al (1951)[25] 及び Chi and Wagner (1957)[18] によると，観察期間中の食餌，水質などの諸要因によって成長率に差異が認められる，と述べていることから，稚貝の成長速度は棲息地の立地条件によって差が見られる。

3) 寿命

ミヤイリガイの寿命について，自然棲息地での観察では，2–3 年生存出来ることが報されている (Sugiura, 1933[17]; McMullen et al, 1951[25]; 川本，1954[24])。実験室内での飼育の場合について飯島 (1965)[19]

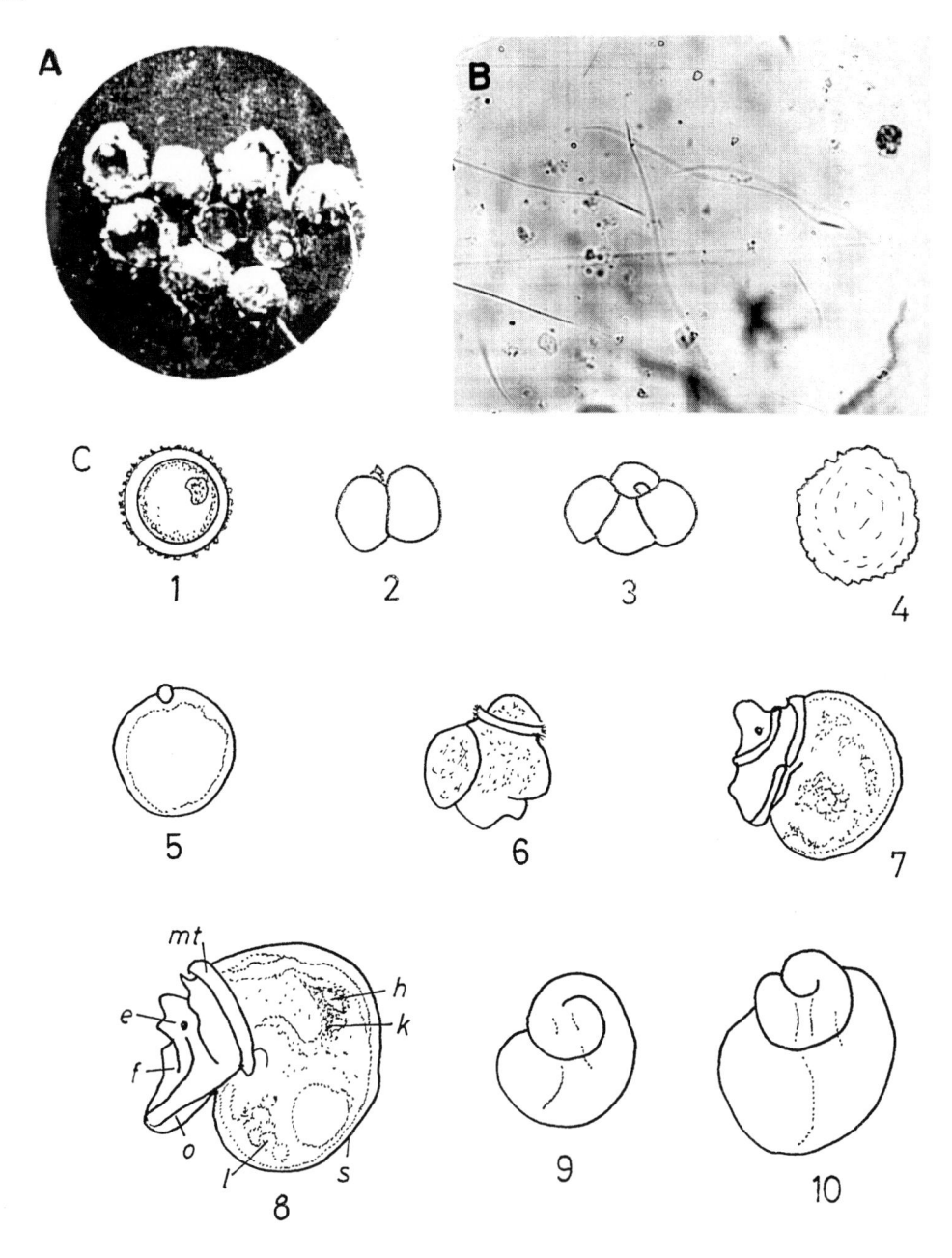

図4　ミヤイリガイの卵子・精子と卵子の発育
A. 成熟卵子（産卵後の泥被卵子）　　B. 精子　　C. 卵子の発育

1. 卵子の断面図　2. 2分割　3. 4分割　4.胞胚期　5.原腸胚期　6.担輪子幼生　7.被面子幼生　8.孵化直前の幼貝
9.孵化後3日目の稚貝　10.孵化後7日目の稚貝

e: 眼　f: 足　h: 心臓　k: 腎臓　l: 肝臓　mt: 外套　o: ヘタ　s: 殻
（*A, C: Sugiura, 1933 の原版）

は，約4年間生存可能であったと報じており，岩永らの室内飼育によって得られた累代飼育貝でも，4–5年間の生存が可能であったことから，最大限5年間は生存可能である。

5. 生　　　態

1）日本におけるミヤイリガイの棲息地

主に水田，畑作地での灌漑用水路で，他に河川堤防内外の湿地及び沼地に多く棲息する。山梨県甲府盆地では桑園，果樹園の他，海抜400–450 mの高地の湿地帯にも棲息している。

2）物理学的要因

① 温度：外界温度は貝の発育，行動の大きな制限要因になる。斎藤・安部（1951）[26]は，活発な運動が見られるのは水温20–28°Cで，飯島，杉浦（1961）[27]は，生存制限要因での温度の限界は，高温で35°C，低温で–5°Cと報じ，その他川本（1954）[24]，岩永，辻（1972）[28]の報告などを含めて判断すると，貝の活動のための適温は15–28°Cで，35°C以上，–5°C以下では貝の行動を大きく制限する要因となる。

② 水分：ミヤイリガイは水陸両棲貝で，成貝より稚貝の方が水中での生活時間が長い（中山，1959[29]）。産卵，孵化は勿論のこと，孵化直後の稚貝にとっては摂食，呼吸及び運動はすべて水分の存在下で行われる。成貝でも摂食に際して行われるヘタの開閉には，一定の水分が必要であり，摂食には食物を包んだ水膜が必要である（小宮・小島，1959[30]）。呼吸は鰓呼吸であるため，鰓葉の表層には水膜があり，一定量の水分が保たれている。また，貝の運動は，足部から分泌物を放出することによって滑らかな移動が出来ることなどから，水分は貝の生活活動に不可欠な要因である。反面，乾燥に対する抵抗性をも持っている。川本（1954）[24]は成貝の場合，夏期では乾燥状態が45日間，冬期では同じく129日間，継続しても生存可能であった，と述べており，また小宮・橋本（1958）[31]は，貝体内の水分消失率が35–40%になると生存出来ないと報じていることから，35–40%の殻内貯留水をも含めた水分消失は，貝にとって致命的である。

③ 土質：ミヤイリガイの棲息地は，沖積，または洪積地であることは多くの研究者によって報告されている。二瓶・浅海（1972）[32]は，土壌が貝の分布を規定する要因であると報じている。貝の産卵に及ぼす土質の影響について，van der Schalie and Davis（1965）[33]は砂壌土，Davis and Iwamoto（1969）[34]は細い沈泥，二瓶（1978a, b[35, 36]）は，中粒質（特に砂壌土）の土性と腐植物を含む土壌が飼育に良好であったと述べている。しかし，Ishii and Tsuda（1951）[37]及び小宮ら（1959）[38]は，土性と産卵との相関は認められなかったとしている。一方，稚貝の成長速度についても保坂ら（1959）[39]は礫土，砂土が良好であった，と述べているが，小宮ら（1959）[38]は，土質の構成粒子が均一に大きすぎない限り，貝は充分棲息出来ると報告している。岩永，岩永・辻ら（1972[28], 1973[40], 1975[20]）は，実験室内での産卵及び稚貝の発育の飼育土壌として広島市街地の人工的に作られた非水田土で，かつ土壌粒子が中粒質の土壌を用いて貝の飼育を試みたところ，貝の産卵数及び稚貝の成長に良好な成績が得られ，かつ長期間の貝飼育にも成功した。これらのことから，土質は種類によっては貝の産卵，稚貝の発育に多少，影響が見られるものの，貝の棲息を制限するような重要な要因ではない。

④ 光：ミヤイリガイは，光刺激に対して走光性を示すと言われているが，必ずしも正の走光性を示すとは限らない。温度と走光性との関係について津田（1951）[41]は，20–30°Cの時，最も強い正の

走光性を示し，川本(1954)[24]は，10°C以下では走光性は認められなかった，と報告している。また，斎藤・安部(1951)[26]及び中尾・田中(1958)[42]は，貝の行動は夜間活動性で，光刺激と走性行動との相関関係は必ずしも認められないと報じている。岩永(1975)[20]の明暗交互刺激を与えた場合の貝の行動範囲は，何ら刺激を与えなかった場合と明らかな差異は見られなかったことから判断すると，貝の行動は温度，水分及び食餌などの諸要因によって先行され，光刺激は付随的要因と考えるべきである。

⑤ その他の要因：ミヤイリガイの棲息地は，時として洪水による河川氾濫によって，従前の棲息地から離れた地域に新しい棲息地が見られることがしばしばある。また，山梨県甲府盆地では，断崖の中腹に貝の棲息地が認められている。これらのことから，ミヤイリガイは水流に対する走水性，或いは傾斜に対する走地性を持つのではないかと考えられる。走水性について，溝渠内の流速が10–30 cm/秒で，貝は水流に対して遡行する正の走水性が認められた(川本，1954[24]；太田・佐藤，1959[43]；飯島・中川，1959[44])。しかし正の走水性を示す流速については，貝が流速に耐えて固着し得る固着面の状況に左右されるため，必ずしも一定していない。一方，傾斜に対する走地性については陰性の走地性を示すことが報告されている。川本(1954)[24]は傾斜が2度，安羅岡(1954)[45]は傾斜が7度になると陰性の走地性を示した，と報告している。このように比較的傾斜の小さい所では，陰性の走地性を示す趨性を持っているかもしれないが，時として貝は柳の幹によじ登ったり，灌漑用溝渠の側溝に生育している草木に見られたりする。即ち，陰性の走地性はミヤイリガイの本質的なものではなく，行動そのものが模索的である結果見られる運動軌跡である。

3) 化学的要因

水質：ミヤイリガイの棲息地は水田，沢地などの他，泥地帯にも棲息している。これらの地域ではコケ植物，沈水植物及び原生動物，腹毛類などの小形動物も多数棲息している。従って，有機質成分の含有量が多いことが示唆される。杉原ら(1953)[46]はミヤイリガイ棲息地の河川水質の調査を行った結果，Ca及び$KMnO_4$消費量が多いことを報告している。しかし，貝の棲息地は上述の調査場所よりも更に，水質汚染度が高い場所，即ち共棲する動植物の汚染による$KMnO_4$消費量，アンモニア態窒素，亜硝酸態窒素等の含有量が高い地域に棲息していると考えられる。岩永(1973)[40]は，実験室内において緑藻類，藍藻類の存在下で貝の飼育を試みたところ，亜硝酸態窒素量$50\gamma/L$以上，アンモニア態窒素量$130\gamma/L$以上の水質汚染の下でも生育出来たことから，貝はかなりの水質汚染にも耐えることが出来る。一方，NaClの濃度は貝の棲息に重要な制限要因になる。武藤・宇佐美(1915)[47]は，実験室内で海水に侵漬した場合の貝の致死時間を検討したところ，3–4日で100%致死したと報告しているが，NaClの濃度による貝の行動，致死率についての詳細な検討の報告はない。一方，水の水素イオンと貝の行動との関係について安羅岡(1959)[48]は，pH 3.9–9.3の範囲内では開ヘタ反応を示し，貝の死亡率はpH 2.7以下，pH 10.4以上の場合，高くなったと報告していることから，ミヤイリガイはかなり広いpH範囲内で生存可能である。

4) 生物学的要因

① 植物相：ミヤイリガイの棲息地には多種多様な植物群が見られるが，貝の棲息地に特有な草木は見られない。従って，貝の行動を促進，制限する要因はない。しかし，夏期の高温期には草木付近，また冬期の厳寒期には草木の根幹付近に棲息していることが多い。これらの事実から草木は，

貝にとって高温, 低温での温度調節, 直射日光の遮断による貝体内の水分蒸発の防御として, 有利な要因であることは推測できるが, 確実な植物相との相関についての証拠はない。

②動物相：ミヤイリガイは水陸両棲貝であるため, 水棲及び陸棲貝との共存も十分に考えられる。杉浦ら (1961)[49] は, カワニナとは完全に棲み分けをおこなっているが, ヒラマキミズマイマイ及びヒメモノアラガイとでは, かなり強い同所性を示すと報告している。カワニナは水棲貝で河川, 小川, 灌漑用の溝などの砂底, 転石等に見られ, ミヤイリガイとは水深が異なった場所に棲息するため, 原則的に棲み分けが行われている。ヒラマキミズマイマイ及びヒメモノアラガイは岸辺の水草や杭及び湿地などに見いだされ, ミヤイリガイの棲息地とほぼ一致する。岩永は, 千葉県木更津市高柳地区の休耕田で, ミヤイリガイと陸棲貝であるコハクガイ, オナジマイマイが同所していることを見いだしていることから, ミヤイリガイは実際にはかなり広範囲の水棲及び陸棲貝と同所性が高いものと考える。一方, ミヤイリガイの繁殖を防御する試みとして, 同貝の天敵を用いる方法が古くから行われてきた。宮島ら (1917)[50] は, 実験室内において蛍 (*Luciola* spp.)の幼虫がミヤイリガイを捕食する状況から, この蛍を天敵とした。その他コイ(結城, 1919[51]), アメリカザリガニ(太田, 1959[52]), 及びツグミ, タシギ(飯島ら, 1963[53])がミヤイリガイを捕食すると報告されている。しかし, これらミヤイリガイの天敵と考えられる生物によって, 実際にミヤイリガイの繁殖と個体群の減少が見られたという実証はない。また, 実験室内, 野外での観察でこれらの生物が, ミヤイリガイを優先して捕食した事実についての確証もないことから判断すると, これらの生物がミヤイリガイの天敵であると決めつけるには, 更なる確証が必要である。

③食性：ミヤイリガイの主食が何であるかについては, 未だ解明されていないが, 貝腸管の内容物にはデトリタスを始め, 動植物プランクトン, 土泥などが含まれていることから, 摂食は模索的に色々な物を取り入れ, その中で栄養となる物を吸収し, 他は排泄してしまうものと推定される。以前から稚貝の成長に有効な餌料についての試みは, 多くの研究者によって報告されている。試みられた餌料は米粒, 腐朽した葉及び人工的に合成された餌料などであり, いずれの餌料も貝の長期飼育には至らなかった。しかし Davis and Werner (1970)[54] は, 硅藻類を用いて飼育したところ, かなり良い成績が得られ, また岩永・辻 (1972)[28], 岩永 (1973)[40] は, 硅藻類 (*Fragillaria* sp., *Melosira* sp.), 緑藻類 (*Scenedesmus* sp., *Spirogyra* sp.) 及び藍藻類 (*Oscillatoria* sp.) を用いて稚貝の成長速度を試みたところ, 硅藻類餌料群で, 飯島 (1965)[19] が報告した自然棲息地での最好適な条件下で月平均殻長 1.50 mm 成長すると報じた結果とほぼ一致した。一方, 緑藻類及び藍藻類を餌料とした場合, 月平均殻長 0.2–0.5 mm の成長しか見られなかった。このことから, 自然棲息地での特に, 稚貝成長の栄養源は, 硅藻類が主であると考えられる。また, 成貝については陸棲生活が長いため, 硅藻類の摂食は乏しい。硅藻類以外の主たる栄養源は腐朽した木の葉, 土泥内の有機成分を食餌しているものと推定される。現に岩永らは, 実験室内での成貝の飼育に人工離乳食を主に, 硅藻類を随時, 餌料として与えることにより, 数十年間累代飼育に成功している。以上のことから, ミヤイリガイの食性の範囲は広く, 特に定まった主食は存在しないが, 少なくとも硅藻類餌料は同貝の食餌に欠かせないものである。

6. ミヤイリガイに見られる寄生虫体

各種貝類は, 他種動物と宿主・寄生虫相互関係を持つものが多く, 中には人間へ寄生虫を伝播す

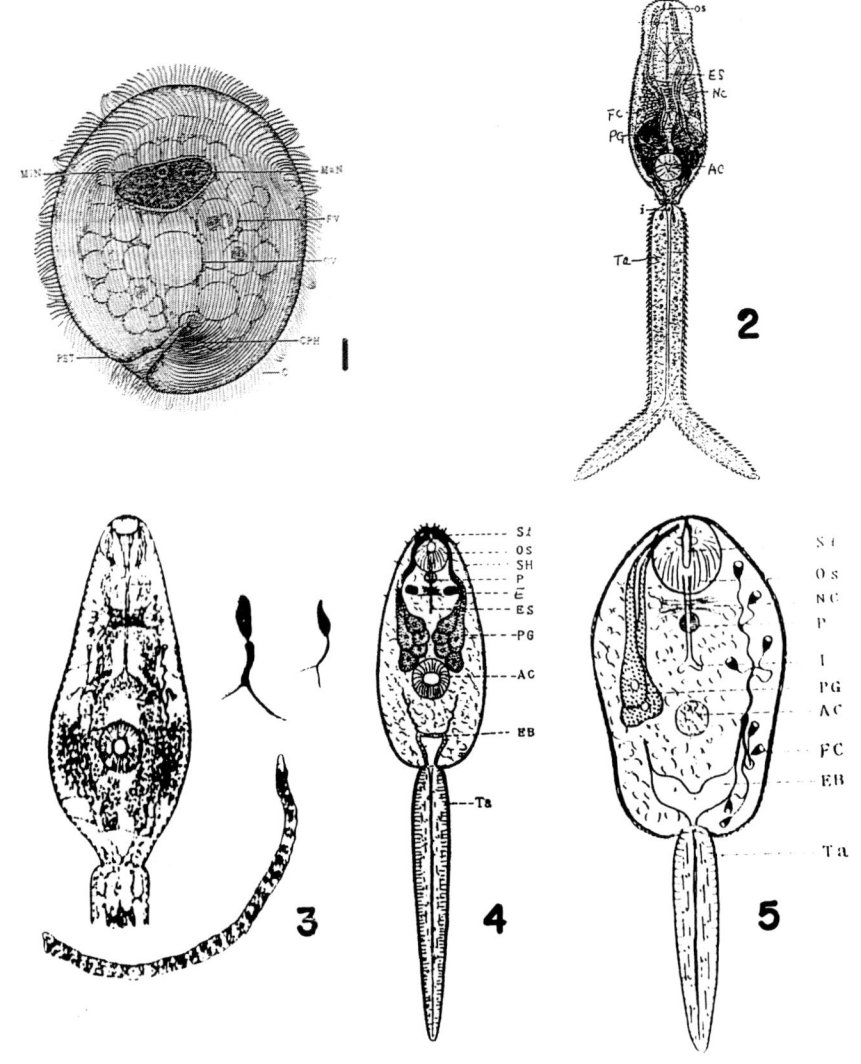

図5 ミヤイリガイの寄生虫

1. *Conchophthirus katayamae* 2. Cercaria of *Schistosoma japonicum* 3. *Cercaria longissima* 4. *Cercaria okabei* 5. Cercaria of *Maritrema caridinae*

AC: 腹吸盤 C: 繊毛 CV: 収縮胞 CPH: 咽頭 E: 点眼 EB: 排泄嚢 ES: 食道 FC: 焔細胞 FV: 食胞 I: 腸管 i: コート島 MaN: 大核 MiN: 小核 NC: 神経連合 OS: 口吸盤 P: 咽頭 PG: 侵入腺細胞 PST: 開口部 SH: 感覚毛 St: 穿刺棘 Ta: 尾部

(*尾崎, 1960: Ito, 1980 より転写)

る種類も多い。ミヤイリガイでは, 人に日本住血吸虫を伝播する中間宿主の役目をすることはよく知られている。ここでは, 同貝に寄生する動物群について列挙する。

1) 原虫類 (図5.1)

① *Conchophthirus katayamae* Ozaki, 1954

尾崎 (1960)[55] によると, 平坦な円盤状の繊毛虫で, 大きさ $72 \times 60\,\mu m$, 鰓部に寄生する。

2) 吸虫類（図5.2-5）

Ito（1980）[56]によると，検出された吸虫類セルカリアは，次の如くである。

① Cercaria of *Schistosoma japonicum* Katsurada, 1904

岐尾セルカリアで，大きさは体部 160–198×53–65 μm，尾幹部 137–182×23–30 μm，尾岐部 76–99×6.4–8.0 μm を有する。終宿主は人を含む哺乳動物である。

② *Cercaria longissima*（Suzuki et Nishio, 1914）Faust, 1924

岐尾セルカリアで，大きさ及び発育史は不詳であるが，母虫は Strigeidae と推定されている。

③ *Cercaria okabei* Ito, 1949

有剣セルカリアで，大きさは体部 235–308×103–132 μm，尾部 264–308×43–46 μm を有する。発育史は十分に解明されていないが，母虫は Allocreadiidae と推定されている。

④ Cercaria of *Maritrema caridinae* Yamaguchi et Nishimura, 1944

有剣セルカリアで，大きさは体部 85–101×34–53 μm，尾部 45–79×11–15 μm を有する。第2中間宿主はミナミヌカエビ，終宿主はマウス，タマシギである。

7. *Oncomelania* 属貝と日本住血吸虫間における宿主・寄生虫関係

1) *Oncomelania* 属貝に対する各産地日本住血吸虫の感染性

Oncomelania 属貝に対する日本住血吸虫の感染性についての報告は多いが，岩永，岩永ら（1976ab, 1977, 1979ab, 1982ab, 1984, 1995）[57-65]が報告した5亜種 *Oncomelania* 属貝（*O.h. nosophora, O.h. hupensis, O.h. formosana, O. h. chiui, O. h. quadrasi*）に対する4産地日本住血吸虫（日本産，中国産，台湾産，フィリピン産）の感染性を表1に示す。その結果，*Oncomelania* 属貝は各産地日本住血吸虫に対して，その親和性は一様でない。しかし，宿主貝は貝と同じ地理的分布を示す日本住血吸虫に対して高い親和性を示し，他産地 *Oncomelania* 属貝では，その親和性は低い傾向が見られる。

2) *Oncomelania* 属貝体内における各産地日本住血吸虫スポロシストの発育状況

岩永ら（1994, 1996, 2000）[66,67,68]は，5亜種 *Oncomelania* 属貝を用いて3産地日本住血吸虫（日本産，

表1 *Oncomelania hupensis* 属貝に対する4産地日本住血吸虫の感染性*

Oncomelania hupensis	日本住血吸虫の産地			
	日本産	中国産	台湾産	フィリピン産
O. h. nosophora	70 – 80 (72.5) +	42 – 46 (43.7)	27 – 35 (30.3)	31 – 34 (32.3)
O. h. hupensis	30 – 32 (31.5)	59 – 68 (62.2)	23 – 35 (30.8)	26 – 32 (27.2)
O. h. formosana	0 – 0.8	0	64 – 70 (68.4)	0
O. h. chiui	28 – 38 (26.7)	34 – 38 (36.2)	35 – 57 (51.3)	15 – 16 (15.6)
O. h. quadrasi	34 – 39 (37.4)	0	0 – 5 (3.7)	41 – 45 (42.8)

*岩永，岩永ら（1976ab, 1977, 1979ab, 1982ab, 1984, 1995）から抜粋　　　　（+: 平均(%)）

中国産，台湾産)スポロシストの発育状況を観察した結果，未熟スポロシストはミラシジウム感染後 4-8 週目には貝軟体部のほぼ全域に見られ，また各産地日本住血吸虫に最好適宿主貝ほど，早い時期に全軟体部へ移行する傾向が見られた。この成績は Jourdane and Xia (1987)[69] の日本産日本住血吸虫を用いた *O. h. nosophora* 及び *O. h. chiui* 体内における幼虫の発育状況とほぼ一致した結果が見られた。一方，成熟スポロシスト，即ちセルカリアの形成時期について，Chiu (1967)[70] は台湾産日本住血吸虫に好適宿主である *O. h. chiui* でミラシジウム感染後 13-14 週目，太田 (1957)[71] 及び Okamoto (1963)[72] は，日本産日本住血吸虫に最好適宿主貝である *O. h. nosophora* でそれぞれ 13, 18 週目であったと，報告している。Iwanaga *et al* (1998)[73] の報告では，台湾産及び日本産日本住血吸虫に対して，それぞれ好適，最好適宿主である *O. h. chiui* 及び *O. h. nosophora* の形成時期はそれぞれ 9, 10 週目であり，彼らの報告とは異なった結果が得られた。これは実験期間中の貝の飼育条件等の差によるものである。また，同時に行った中国産日本住血吸虫に最好適宿主貝である *O. h. hupensis* では，10 週目にセルカリアが形成された。以上，5 亜種 *Oncomelania* 属貝に対する各産地日本住血吸虫セルカリアの形成時期を見ると，それぞれの産地に最好適宿主貝ほど，他の宿主貝に比べ早い傾向を示した。また，台湾産日本住血吸虫は日本産，中国産のそれに比べて，中間宿主体内でのセルカリア形成がより早い時期に見られた。

8. 5 亜種 *Oncomelania* 属貝間に見られる蛋白構成成分の比較と遺伝子レベルでの解析

現在見いだされている *Oncomelania* 属貝が独立種，または亜種であるか否か，解明する 1 つの手掛かりとして同貝の蛋白質構成成分の差についての検討が多くの研究者により報告されている。Tsukamoto *et al* (1988)[74] は *O. h. nosophora*, *O. h. formosana* 及び *O. h. quadrasi* の各酵素群を電気泳動の移動度の差によって検討したところ，3 亜種貝とも非常に類似したパターンを示したと，報告している。Iwanaga (1997)[75] は，5 亜種 *Oncomelania* 属貝について免疫電気泳動法による蛋白質構成成分のパターンの差異を検討したところ，*O. h. hupensis*, *O. h. nosophora* 間には，多くの類似した蛋白質構成成分がみられ，他の *O. h. formosana*, *O. h. chiui* 及び *O. h. quadrasi* とでは，異なった多くの蛋白質構成成分を有した。また，遺伝子レベルでの解析も多くの研究者によって検討されており，Woodruff *et al* (1988)[76] は *O. hupensis* と *O. quadrasi* との間に見られる 21 の集団遺伝子群を調べたところ，両貝は非常に類似していたと述べている。しかし，未だに 5 亜種 *Oncomelania* 属貝相互間の蛋白質構成成分，及び遺伝子群の差異等について満足した結果は得られていない。

参 考 文 献

1) Davis, G. M.: Reproductive, neural and other anatomical aspects of *Oncomelania minima* (Prosobranchia: Hydrobiidae). Jpn. J. Malacology. 28: 1-36. 1969.
2) Davis, G. M.: A systematic study of *Oncomelania hupensis chiui* (Gastropoda: Hydrobiidae). Malacologia. 7: 17-70. 1968.
3) Davis, G. M.: Snail hosts of Asian *Schistosoma* infecting man: evolution and coevolution. In the Mekong *Schistosome*. Malacological Review suppl., 2: 195-238. 1980.
4) Burch, J. B.: Chromosomes of *Pomatiopsis* and *Oncomelania*. Amer. Malacol. Union. Ann. Reps., 26: 15-16. 1960.

5) Burch, J. B.: Cytotaxonomy of the genus *Oncomelania*, intermediate hosts of *Schistosoma japonicum*. Amer. Malacol. Union. Ann. Reps., 31: 28–29. 1964.
6) Wagner, E. D. and Chi, L. W.: Species crossing in *Oncomelania*. Amer. J. Trop. Med. Hyg., 8: 195–198. 1959.
7) Chi, L. W., Wagner, E. D. and Wold, N.: Susceptibility of *Oncomelania* hybrid snails to various geographic strains of *Schistosoma japonicum*. Amer. J. Trop. Med. Hyg., 20: 89–94. 1971.
8) 塘普：ジストマとの戦い：生まれ変る筑後川（朝日新聞4月13日報）．水資源開発公団．1988.
9) Kojima, S., Niimura, M., Kobayashi, M., Hata, H., Kanazawa, T., Orido, Y. and Tokita, K. A newly discovered habitat of *Oncomelania* snails in the Obitsu river basin of the central Boso peninsula, Japan. Jpn. J. Parasitol., 34: 419–421. 1985.
10) 菊地滋：山梨県の宮入貝について．第20回日本寄生虫学会記事．21: 76–77. 1951.
11) Itagaki, H.: Anatomy of *Oncomelania nosophora* (Robson) (Gastropoda). Jpn. J. Malacology. 18: 161–168. 1955.
12) Davis, G. M. and Carney, W. P.: Description of *Oncomelania hupensis lindoensis*, first intermediate host of *Schistosoma japonicum* in Sulawesi (Celebes). Academy of Natural Scie., Philadelphia. 125: 1–34. 1973.
13) 福田真杉：日本産カタヤマ貝の分類．日本貝類学誌．8: 147–153. 1938.
14) 橋本魁：ミヤイリガイ *Oncomelania* の雌雄鑑別法とその自然界における性比について．寄生虫誌．8: 76–80. 1959.
15) 中本百助：日本住血吸虫中間宿主ミヤイリガヒノ解剖．京都医学会誌．20: 89–96. 1923.
16) 王倍信，笵学理，刘世炘：釘螺生殖与發育的研究．中華医学誌．5: 426–440. 1956.
17) Sugiura, S.: Studies on biology of *Oncomelania nosophora* (Robson), an intermediate host of *Schistosoma japonicum*. Mit. Path. Inst. Med. Fukul. Niigata. Jap., 31: 1–18. 1933.
18) Chi, L. W. and Wagner, E. D.: Studies on reproduction and growth of *Oncomelania quadrasi*, *O. nosophora* and *O. formosana*, snail hosts of *Schistosoma japonicum*. Amer. J. Trop. Med. Hyg., 6: 949–959. 1957.
19) 飯島利彦：ミヤイリガイ．山梨県寄生虫予防会．1965. 32–35.
20) 岩永襄：宮入貝の室内飼育に於ける基礎的研究（3）各種飼育環境による稚貝生産について．広島大学医学誌．23: 41–47. 1975.
21) Iwanaga, Y. and Tsuji, M.: Laboratory breeding of *Oncomelania nosophora* in Japan. Southeast Asian J. Trop. Med. Pub. Hlth., 7: 223–226. 1976.
22) 飯島利彦：日本住血吸虫中間宿主ミヤイリガイ個体群の自然棲息地における消長に関する生態学的研究．第28回日本寄生虫学会記事．8: 375. 1959.
23) 橋本魁：ミヤイリガイの生殖細胞の発育状況とその殻長との関係について．寄生虫誌．8: 951–957. 1959.
24) 川本脩二：宮入貝（日本住血吸虫中間宿主）の生物学的研究．第2編．宮入貝の生態．京都府立医科大学誌．55: 873–890. 1954.
25) McMullen, D. B. and Komiyama, S. and Endo-Itabashi, T.: Observations on the habits, ecology and life cycle of *Oncomelania nosophora*, the molluscan intermediate host of *Schistosoma japonicum* in Japan. Amer. J. Hyg., 54: 402–415. 1951.
26) 斎藤宰，安部信一：宮入貝の生態に関する現地視察．久留米医学誌．14: 549–555. 1951.
27) 飯島利彦，杉浦三郎：ミヤイリガイの温度に対する抵抗性について．寄生虫誌．10: 582–586. 1961.
28) 岩永襄，辻守康：宮入貝の室内飼育の於ける基礎的研究（1）硅藻類餌料による飼育について．広島大学医学誌．20: 1–12. 1972.
29) 中山舜一：宮入貝と水との関係についての実験．日本生態学誌．9: 27–32. 1959.
30) 小宮義孝，小島邦子：各種人工餌料投与時における *Oncomelania* の摂食活動．日本生態学誌．9: 58–62. 1959.
31) 小宮義孝，橋本魁：ミヤイリガイの乾燥に対する抵抗性．寄生虫誌．7: 683–688. 1958.
32) 二瓶直子，浅海重夫：日本住血吸虫症の医学地理学的研究——ミヤイリガイの分布を規定する地形・土壌要因について（1）．地理学評論．45: 391–410. 1972.
33) van der Schalie, H. and Davis, G. M.: Growth and stunting in *Oncomelania* (Gastropoda: Hydrobiidae). Malacologia. 3: 81–102. 1965.

34) Davis, G. M. and Iwamoto, Y.: Factors influencing productivity of cultures of *Oncomelania hupensis nosophora* (Prosobranchia: Hydrobiidae). Amer. J. Trop. Med. Hyg., 18: 629–637. 1969.

35) 二瓶直子：ミヤイリガイの繁殖条件に関する研究 1. 産卵に及ぼす土壌型，土壌母材，腐植含量の影響．寄生虫誌．27: 345–355. 1978a.

36) 二瓶直子：ミヤイリガイの繁殖条件に関する研究 2. 産卵に及ぼす土壌の粒径，土性の影響．寄生虫誌．27: 463–472. 1978b.

37) Ishii, N. and Tsuda, E.: Possibility on the spreading of *Oncomelania nosophora*, the intermediate snail host of *Schistosoma japonicum*, in other areas besides its own habitats. Yokohama Med. Bull., 2: 366–375. 1951.

38) 小宮義孝，小島邦子，小山力：ペトリシャーレによる *Oncomelania* のかんたんな飼育法．寄生虫誌．8: 721–724. 1959.

39) 保坂幸男，飯島利彦，佐々木孝，橋本魁，鶴田丞次：野外棲息地におけるミヤイリガイの発育状況について．寄生虫誌．8: 745–748. 1959.

40) 岩永襄：宮入貝の室内飼育に於ける基礎的研究（2） 各種植物プランクトンによる飼育について．広島大学医学誌．21: 249–254. 1973.

41) 津田栄造：宮入貝の光と熱に対する趨向性について．第20回日本寄生虫学会記事．20: 33–34. 1951.

42) 中尾舜一，田中隆文：宮入貝 *Oncomelania nosophora* (Robson) の日週期活動．日本生態学会誌．8: 101–106. 1958.

43) 太田秀浄，佐藤重房：日本住血吸虫中間宿主（宮入貝）の習性に関する研究——流水中における移動について．山梨県立医学研究所報．2: 54–57. 1959.

44) 飯島利彦，中川洋子：宮入貝の運動に関する研究．山梨県立医学研究所報．2: 52–53. 1959.

45) 安羅岡一男：ミヤイリガイの走地性の量的研究．寄生虫誌．3: 46. 1954.

46) 杉原健，明石務，横井信：片山病発生地域の地表水の化学的研究（2）．岡山大学温泉研究所報．9: 43–48. 1953.

47) 武藤昌知，宇佐美鍵一：静岡縣富士郡内ニ於ケル日本住血蟲病ノ豫防ニ關スル卑見．東京医事新誌．1937: 13–16. 1915.

48) 安羅岡一男：ミヤイリガイに対する制限環境要因としての pH．寄生虫誌．8: 389–390. 1959.

49) 杉浦三郎，森和雄，岡本謙一，加藤陸奥雄，中村和夫：ミヤイリガイの生息場所の生態条件．第30回日本寄生虫学会記事．10: 476. 1961.

50) 宮島幹之助，奥田多忠，高本省三：螢の幼蟲は日本住血吸蟲中間宿主の最有力なる害敵なり．医海時報．1197: 1010–1011. 1917.

51) 結城玄通：片山病源中間宿主ト鯉．京都医学会誌．16: 16–17. 1919.

52) 太田秀浄：日本住血吸虫病の予防に関する研究．公衆衛生．17: 54–58. 1959.

53) 飯島利彦，伊藤洋一，山下尚，杉浦三郎：ミヤイリガイの天敵としての鳥類の研究．（1）各種鳥類のミヤイリガイの捕食状況について．寄生虫誌．12: 250–252. 1963.

54) Davis, G. M. and Werner, J. K.: The effect of diet on the fecundity of *Oncomelania hupensis nosophora*. Jpn. J. Parasitol., 19: 35–53. 1970.

55) 尾崎弘行：宮入貝に寄生する繊毛虫 *Conchophthirus katayamae* OZAKI の研究．寄生虫誌．9: 314–321. 1960.

56) Ito, J.: Studies on Cercariae in Japan. 三創．1980. 316.

57) 岩永襄：*Oncomelania* 属に対する日本住血吸虫の感染性 1. 山梨産日本住血吸虫ミラシジウムの累代飼育 *Oncomelania hupensis nosophora* に対する感染性．寄生虫誌．25: 59–68. 1976a.

58) 岩永襄：*Oncomelania* 属に対する日本住血吸虫の感染性 2. 山梨産日本住血吸虫ミラシジウムの他産地 *Oncomelania* 属に対する感染性．寄生虫誌．25: 69–79. 1976b.

59) Iwanaga, Y., Santos, M. J. and Blas, B. L.: Studies on the laboratory breeding and Infectivity of *Oncomelania hupensis quadrasi*. Hiroshima. J. Med. Scie., 26: 29–34. 1977.

60) 岩永襄，灰塚隆敏，木村公彦，辻守康：*Oncomelania* 属に対する日本住血吸虫の感染性 3. レイテ産日本吸虫ミラシジウムの累代飼育 *Oncomelania hupensis quadrasi* に対する感染性．広島大学医学誌．27: 387–390. 1979a.

61) 岩永襄，灰塚隆敏，木村公彦，辻守康：*Oncomelania* 属に対する日本住血吸虫の感染性 4. レイテ産日

本住血吸虫ミラシジウムの他産地 Oncomelania 属累代飼育貝に対する感染性. 広島大学医学誌. 27: 391–396. 1979b.

62) 岩永襄, 辻守康: Oncomelania 属に対する日本住血吸虫の感染性 5. 中国産日本住血吸虫ミラシジウムの累代飼育 Oncomelania hupensis hupensis に対する感染性. 広島大学医学誌. 30: 787–790. 1982a.

63) 岩永襄, 辻守康: Oncomelania 属に対する日本住血吸虫の感染性 6. 中国産日本住血吸虫ミラシジウムの他産地 Oncomelania 属累代飼育貝に対する感染性. 広島大学医学誌. 30: 791–796. 1982b.

64) 岩永襄, 下村浩, 片山精壯, 辻守康: Oncomelania 属に対する日本住血吸虫の感染性 7. 累代飼育 Oncomelania hupensis hupensis に対する山梨産及びレイテ産日本住血吸虫の感染性. 寄生虫誌. 33: 23–27. 1984.

65) Iwanaga, Y., Fan, P. C., Tsuji, M. and Yamashita, U.: The infectivity of laboratory colonies of *Oncomelania* snails to Changhua strain, Taiwan of *Schistosoma Japonicum*. Jpn. J. Parasitol., 44: 328–330. 1995.

66) 岩永襄, P. C. Fan, 辻守康, 山下優毅: 台湾(彰化)産日本住血吸虫の *Oncomelania* 属貝体内での発育と感染性. 寄生虫誌. 43 (増): 75. 1994.

67) 岩永襄, P. C. Fan, 辻守康, 山下優毅: 各産地日本住血吸虫ミラシジウムの *Oncomelania* 貝体内に於ける発育状況の比較. 寄生虫誌. 45 (増): 96. 1996.

68) Iwanaga, Y., Tsuji, M. and Kanno, M.: Development of the Japanese strain of *Schistosoma japonicum* sporocyst in *Oncomelania hupensis nosophora* and *O. h. chiui*. Jpn. J. Trop. Med. Hyg., 28: 387–389. 2000.

69) Jourdane, J. and Xia, M.: The primary sporocyst stage in the life cycle of *Schistosoma japonicum* (Trematoda: Digenea). Trans. Am. Microsc. Soc., 106: 364–372. 1987.

70) Chiu, J. K.: Susceptibility of *Oncomelania hupensis chiui* to infection with *Schistosoma japonicum*. Malacologia. 6: 145–153. 1967.

71) 太田秀浄: 日本住血吸虫の中間宿主 (*Oncomelania nosophora*) 体内に於ける発育に関する研究. 北関東医学誌. 7: 129–148. 1957.

72) Okamoto, K.: Study on *Oncomelania nosophora* infected with *Schistosoma japonicum*. Jpn. J. Parasitol., 12: 235–242. 1963.

73) Iwanaga, Y., Lee, K. M., Fan, P. C. and Tsuji, M.: Comparative studies for development of three different geographic strains of *Schistosoma japonicum* cercariae in five subspecies of *Oncomelania hupensis*. Jpn. J. Trop. Med. Hyg., 26: 167–171. 1998.

74) Tsukamoto, M., Nakajima, Y. and Chuang, C. K.: Zymogram comparison in three taxa of *Oncomelania*, vector snails of schistosomiasis. J. Univ. Occupat. Environ. Hlth., 10: 381–390. 1988.

75) Iwanaga, Y.: Comparative studies on the antigenic structures of five subspecies of *Oncomelania* snails by immunoelectrophoresis. Southeast Asian J. Trop. Med. Pub. Hlth., 28: 223–229. 1997.

76) Woodruff, D. S., Staub, K. C., Upatham, E. S., Viyanant, V. and Yuan, H. C.: Genetic variation in *Oncomelania hupensis*: *Schistsoma japonicum* transmitting snails in China and the Philippines are distrinct species. Malacologia. 29: 347–361. 1988.

中間宿主ミヤイリガイの殺貝による日本住血吸虫症の制圧

梶 原 德 昭
保 阪 幸 男

はじめに

　日本住血吸虫症は，わが国では江戸時代あるいはそれ以前から，既にその存在が知られていた。山梨県では明治1884(明治17)年頃から組織的調査が始められているが，広く本格的な本症研究の開始は明治20年代に入ってからである。
　1904(明治37)年(桂田)[1]，病原体である日本住血吸虫が発見され，1909(明治42)年(藤浪ら)[2]，に感染経路の解明がなされたことにより，さらに盛んになった。
　初期の制圧対策は，糞便処理法と感染防御法の検討が主であったが，いずれも有効な対策とは成りえなかった。ところが，1913(大正2)年に宮入・鈴木により(宮入ら)[3]，中間宿主ミヤイリガイが発見されたことにより，本症の実質的な制圧対策が開始されることとなった。
　それを省みると，中間宿主ミヤイリガイの発見は，本症制圧にいかに重要であったかを再認識することができる。
　中間宿主ミヤイリガイが発見されるや，本症の制圧対策は，やや極端にすぎる程度にまで，本貝の撲滅に総力が注がれてきた。それは，中間宿主の対策が最も確実で，行政的に組織的に実行し得るという理由もあったが，感染予防を徹底的に行うことは困難であり，さらに副作用の少ない効果の高い治療薬がない当時は，最善の方法と考えられたからでもある。
　現在のわが国における本症は，最も広く厳しい流行地であり，最後まで残った山梨県の甲府盆地で，1996(平成8)年(山梨県)[4]に流行終息宣言を出すに至り，世界で初めて，国単位で完全制圧されたことになった。
　ここでは，わが国(山梨県を主に)で，本症制圧対策のために実施してきたミヤイリガイの撲滅方法について紹介し，その事業に関わった者として反省も含めて評価をしてみたい。また，未だに本症の激しい流行に悩まされている地域において，その対策に役立つことを願い，今後のあり方についても考えてみたい。

1. 中間宿主ミヤイリガイの撲滅対策

1) ミヤイリガイ対策の歴史的流れの概要

　歴史的に見ると初期は貝を火力あるいは温熱の利用により殺すことが考えられ，貝の生息しているところに藁や雑草などを敷きそれを焼いて殺すこと(土屋(1916)[5]，長尾ら(1917)[6])，熱湯をかけて殺すことなども試みられた(藤浪ら(1919)[7])。また，貝を土に埋没させる土埋法が提唱されたが(高木(1915)[8])(藤浪ら(1925)[9])，いずれも労力がかかるが効果は上がらなかったとされている。それに次

表1 日本住血吸虫症に関連する年表(虫の発見から終戦まで)

西暦　年号	事　柄
1904(明治37)年	桂田富士郎氏は，三神医師の好意により，飼育している猫を解剖し，新寄生虫体を見出して，これを新種の寄生虫であるとして，日本住血吸虫 (*Schistosoma japonicum*) と命名した
1909(明治42)年	感染経路の実験により，経皮感染が確定的となる
1913(大正 2)年	宮入慶之助・鈴木稔氏により中間宿主の貝が佐賀県において発見された 新種の貝として，片山貝 (*Katayama nosophora*) とされたが，後に *Oncomelania nosophora* とされた 現在は *O. hupensis nosophora* とされている 一般的にはミヤイリガイと呼ばれている 生石灰，石灰窒素などの殺貝効果が検討され，一部では実用化の試験が開始された
1914(大正 3)年	中間宿主貝の発見により，予防制圧の方法は貝を殺すことが主となり，各種薬剤の効果試験が開始された
1915(大正 4)年	殺貝への火力使用の有効性が報告された
1917(大正 6)年	殺貝を土に埋没させる，土埋法が提唱された ホタル幼虫のミヤイリガイ捕食が確認された
1918(大正 7)年	山梨県では，貝買い上げ法を適用し，1合に50銭を給し，さらに1合増すごとに10銭の奨励金を出した
1925(大正14)年	生石灰による殺貝事業を開始した(山梨県)
1931(昭和 6)年	アセチレンバーナーによる殺貝試験を実施(山梨県)
1933(昭和 8)年	貝の天敵としてアヒルの飼育を奨励した
1937(昭和12)年	貝生息水路のコンクリート化が提唱された
1938(昭和13)年	殺貝に石灰窒素の実用化試験を実施(山梨県)
1941(昭和16)年	石灰窒素による殺貝事業を開始(山梨県)
1944(昭和19)年	アセチレンバーナーによる殺貝を事業化(山梨県)

表2 日本住血吸虫症に関連する年表(戦後から終息まで)

西暦　年号	事　柄
1947(昭和22)年	アメリカ占領軍による同症の特別研究計画が始められる
1953(昭和28)年	殺貝薬剤としてNa-PCP(ナトリウム-ペンタクロロフェノール)が使用されるようになった
1954(昭和29)年	水路のコンクリート化が本格的に始められた
1958(昭和33)年	火焔焼土機による殺貝が始められる
1968(昭和43)年	殺貝薬剤としてユリミンが使用されるようになった
1975(昭和50)年	殺貝薬剤としてB-2が使用されるようになった
1978(昭和53)年	糞便検査により流行地住民から同虫卵が発見されないことが確認された
1985(昭和60)年	日本における同症の全国調査がなされ，終息のための条件・方法なども論議された
1996(平成 8)年	日本における最大・最後の流行地の甲府盆地で，流行終息宣言を出した(平成8年2月，山梨県知事) 地方病撲滅対策促進委員会が地方病監視対策促進委員会に改名された(山梨県)
2001(平成13)年	地方病監視対策促進委員会を解散(山梨県，平成13年3月)

いで貝を住民に採取させ，それを買い上げることが適用され，貝1合に50銭を給し，さらに1合増すごとに10銭の奨励金を出したこともあった。

これに前後して，薬剤(殺貝剤)を使用する撲滅法が始められた。山梨県では1925(大正14)年から広島県に倣って生石灰による殺貝を開始し，これについで石灰窒素，Na-PCP，ユリミン，B-2と順次使用されたが，B-2の使用は本症終息まで続けられた。

また，貝の天敵を利用することが提唱され，環境改変による貝の撲滅法として，貝生息水路のコンクリート化と農業構造改良的方法が奨められた。このうち本格的に適用されたのは水路のコンクリート化(1954(昭和29)年より)と農業構造改良的方法であり，相当に広範囲の貝生息地において実施された(年代的流れは表1および表2参照)。

2. 方法別にみたミヤイリガイの撲滅対策の紹介と評価

各種にわたる方法が提唱され，実施されてきたが，これを大きく分けると，三種に分類することが出来る。A. 化学的または物理的方法，B. 環境改変による方法および，C. 生物学的方法である。以下それぞれの方法について紹介する。

A. 化学的または物理的方法
(1) 化学的方法としての貝を殺す薬剤(殺貝剤)の使用

殺貝剤の使用は，長期にわたり組織的にも行政的にも最も広い地域に，実施された方法である。実際に広く使用された薬剤を年代別に紹介し，評価してみる。

① 石灰：藤浪ら(1913)[10]は，石灰混入方法の実際を検討し，水田に直接混入するより上流から水に入れ，水田を管理するのがよいであろうとしている。また宮川(1913)[11]は，生石灰，石灰窒素，過燐酸石灰を感染防止に使用することを試み，同時にミヤイリガイ殺貝効果も検討し，石灰窒素の効果が優れていると報告している(表3参照)。

生石灰の殺貝効果について，楢林(1915)[12]は，1%(百倍希釈)24時で90%以上の殺貝効果を示すとしている。同氏が片山地方で実施した野外試験でも，1%石灰水は85%の殺貝効果をみとめ，この濃度を経済的使用量であろうとしている。

その後比較的広く使用され，広島県においてはその有効性が実証された。

しかし山梨県では，その広大な貝の生息面積と多様な地形，繰り返し実施することが困難であったことなどにより，効果の点では必ずしも満足できるものではなかった。その後戦時下のため石灰が高騰したこともあり，石灰窒素の使用が考えられるようになった。

② 石灰窒素：すでに宮川(前述)により効果は報告されていたが，これが山梨県で，実際に広く殺貝に使用されるようになったのは1941(昭和16)年からである。

この薬剤は，化学肥料として使用されるもので，農業との接点においても野外の応用に適したものであったために，戦後の混乱期には殺貝目的以外に流用されたこともあった。行政的に広く使用されるようになり，戦争などの社会的条件により入手困難な時代もあったが，一般的には流行地の県が斡旋し，市町村が管理分配して住民が殺貝を実施する方式がとられていた。

効果については，室内試験の結果は5,000倍で24時間作用させると100%殺貝しうるとの報告(藤浪ら(1919))[7]がある。野外の実験では，貝生息地においてNa-PCPなどとの比較対照薬に使われ，45 g/m^{2}散布すれば，殺滅させ得るとの報告がある(保阪ら(1957)[13])。

表3 各種殺貝剤の室内および野外における効果

殺貝剤名		室内試験 殺貝率(%)・LC50(ppm)	野外試験 剤型・含有量	散布量	判定期間・殺貝率(%)
生石灰	Quick lime	500倍・3日後 100%	1% 石灰水		2日後 67〜85%
石灰窒素	Calcium cyanamide	1%・30 hr 100% 5000倍・24hr 100%		45 g/m^2	12日後 100%
Na-PCP	Sodium pentachloro phenate	0.20〜0.36 ppm	90% 水溶剤	0.5 g/f^2	30日後 95.8%
ユリミン	Yurimin	4.8 ppm	5% 粉剤	5 g/m^2 10 g/m^2	80.0% 100%
B-2	Phebrol	0.38〜0.54 ppm	25% 液剤 10% 粒剤	10 g/m^2 25 g/m^2	28日後 98.2% 28日後 84.6%
カルタップ	Cartap	0.31〜0.43 ppm	50% 水溶剤	10 g/m^2	35日後 95.6%

③ Na-PCP (Sodium pentachlorophenate): 1947 (昭和22)年頃より，アメリカの進駐軍による特別研究計画が始められ，何百種類かの薬剤の殺貝効果がスクリーニングテストされ，その成果として開発された薬剤である (McMullen, D. B., ら (1948)[14], Hunter, E. W. III., ら (1952)[15])。1953 (昭和28)年より実用化され，高い殺貝効果については多くの報告がある(保阪ら (1957)[13], 飯島ら (1958)[16])。野外における効果は，使用した地域の土質等には関係なく非常に高く，昭和40年代まで広く使用された(表3参照)。

しかし，本剤の使用時に魚など水棲動物に毒性があり，稲など植物にも薬害がおよぶ場合もあり，さらに水溶性剤に触れた人の皮膚に障害が起こる例もあった。その後本剤は，土壌汚染物質あるいは水質汚染物質に指定されたため，使用を中止することになり，わが国ではこれに代わる薬剤の開発を迫られることになった。

④ ユリミン (P-99, Yurimin) (3, 5-dibromo-4'-nitroazobenzene): 1968 (昭和43)年に至り，ユリミミズの防除に使用されていた本剤の殺貝効果が認められ，以後，Na-PCPにかわり本剤が殺貝に使用されることになった(飯島ら (1964a)[17]，飯島ら (1964b)[18])。

本剤はNa-PCPと比較するとやや効果は低いが(表3参照)，実用的には充分効果を上げ得るとされ，その後の行政的事業に広く応用された。

しかし，本剤は遺伝子変異原性物質であるとされ，使用を中止するとともに製造も中止された。

⑤ B-2 (Phebrol, Sodium 2, 5 dichloro-4-bromophenol): ユリミンに代わる薬剤として，筆者らは昭和40年代の後半に防黴剤として開発された本剤を，殺貝に使用することを試み，室内および野外における効果試験により比較的高い殺貝効果を確認した(表3参照)。その目的に応用するに当っては各種安全性試験を実施し，山梨県では1976 (昭和51)年より実際に使用している (Kajihara, N. ら (1979a)[19], Kajihara, N. ら (1979b)[20])。

この薬剤は，殺貝効果が不十分ではないかという住民からの批判もあり，当初の粒剤から液剤に

剤型を変えている。しかし，人などに対する毒性が低く，野外における使用中に魚毒被害も報告された例がなく，比較的安全に使用できるものである。山梨県では本症の流行終息により，殺貝剤の使用を終了するまで，本剤が用いられた。

ところが現在は，日本においては他に特別の用途もなく，製法がやや複雑であることから，製造は中止された。

⑥　カルタップ（CARTAP; S, S'-[2-(dimethylamino)-trimethylene]）

B-2以外の薬剤で，更に安全な *Oncomelania* 属の殺貝剤として使用可能なものを開発する試みとして，筆者らは既に使用されている数種の農薬につき効果を試験した（梶原ら（1986）[21]，Quanbin, X. ら（1992）[22]）。その中で，日本のミヤイリガイおよび中国の *Oncomelania hupensis* にも殺貝効果が高く，実際に使用することを推奨しうる薬剤である。

この薬剤は，農薬として登録されているもので安全性などが明らかであり，今後の国際協力の場などで，殺貝剤としても応用することを推奨できる。

(2)　物理的方法としての温熱の利用

古くは火力あるいは熱湯の使用（1916（大正5）年）も考えられたが，労力がかかるが効果はそれほど上がらなかったとされている。

山梨県では，アセチレンバーナーによる火力殺貝試験を1931（昭和6）年に行い，翌年から小規模ながら実用化している。殺貝剤散布を補完する目的で本格的利用が開始されたのは1944（昭和19）年からであり，1955（昭和30）年頃まで使用されたが，その効果は明らかではない。

アセチレンバーナーに代わって1958（昭和33）年頃より火焔焼土機が使用されるようになり，薬剤のとどかない石垣の間などの殺貝に使用された。さらに1974（昭和49）年からは石油バーナーを改良して作業の効率化が図られたが，これもまた，燃料に使用する石油が比較的高額であり，しかも労力もかかるため，殺貝剤の使用のように広く応用した例はなく，特殊な地形などにおける一部の使用にとどまっている。

特殊な例として，富士川河口付近の小規模な貝生息地で，自衛隊の隊員により火炎放射機を用いて焼却し，ミヤイリガイの生息を完全に消滅させ得た事実があり，これが高く評価され，その後利根川河川敷においても同様な殺貝が実施されている。一部ではそれ以後の殺貝に，この方式を導入することに期待が大きかったとされた。しかし地域および地形により，この方式を導入することが困難であるだけでなく，この方法は政治的経済的に多くの問題を内包していると考えられる。

B.　環境改変による方法

(1)　水路のコンクリート化

貝生息水路の環境改変により，貝が生息出来ないようにする方法として，水路をコンクリート化することについては，すでに1937（昭和12）年頃に提唱されていたが，山梨県では1950（昭和25）年試験用コンクリート水路を設け，その有効性を確認している。これが行政的な国庫補助事業として本格的に始められたのは，寄生虫予防法（1931）が改正された1957（昭和32）年からである。

この事業は，中間宿主貝の撲滅事業の中でも最も高額の費用を注入し，広い地域に実施したものであった。山梨県の流行地の場合などは，1950（昭和25）年から1985（昭和60）年までに，貝生息が確認された地域はもとより，その付近の水路の95％以上にわたり，完全にコンクリート化が実現されている。

その効果については，判定するための資料が少ないため，人により評価が異なるところがある。と

くに山梨県の場合には，流行終息宣言時においても盆地の西部の広い地域に，ミヤイリガイが生息しているにもかかわらず，その十数年以前から本症の流行が認められていないという事実もある。

また，この水路のコンクリート化については，農業水利などの面からの評価もされているが，今日的感覚で見ると，100億（山梨県で1950（昭和25）年より1985（昭和60）年））を超える莫大な費用を注ぎ込んだこの事業は，環境を破壊したことにはならないかと，反省を促す意見もある（山梨地方病撲滅協力会（2003）[23]）。

(2) 農業構造改良（土地利用の改変）的方法

① 水田の畑作（果樹園）などへの転換

日本の場合，本症に感染する場として最も重要なのは，水田での作業であった。生活環境での感染もあったが，多くの感染者は農業に従事する人々であり，中でも水田で働くことによる感染が最も多かった。そこで水田依存の農業を変え，桑畑あるいは蔬菜作りとし，さらに果樹園に変換することが本症制圧対策として推奨された。しかし，現実には農民の稲作への執着は強く，わが国全体の社会経済事情の好転なくしては，作付け転換への同意は得られなかったと考えられる。

この農業構造改良的方法の推進により，山梨県の例では，盆地周辺部の広い地域で果樹園芸が盛んになり，農業経営が変わり，本症の流行は急激に低下して，しかも収入が相当に高くなったといわれている。

このような事業は，後述の③とともに農業構造改善事業あるいは河川改修事業として，本症制圧とは別に大正期から実施されているが，戦後急速に進捗したものである（山梨県（1972）[24]）。山梨県は農業経営と本症対策を，同一事業として推進した（山梨地方病撲滅協力会（1977）[25]）。このことは，これまで実施されてきた住血吸虫症対策の中では，最も高い評価を与えてもよいと思われる。

② 貝生息地の用地転用（宅地化など）

農業政策の改変により，水田での米作りを減らす制度（いわゆる減反政策）が施行される時代に入ると，必然的に土地の転用が考えられ，市街地に近い水田などは宅地化され，所により相当に広い耕地を埋め立て，工場などを誘致する構想なども現れた。

このような計画は社会経済状態の変遷の現れでもあるが，本症の制圧対策として，とくにそれが推奨された地域もある。

これをこのまま評価すると，農民の職業病としての本症の制圧対策としては，職業の変換（工場などへの雇用の機会など）も同時にありうると考え，二重の高い効果とされるであろう。

③ 貝生息地の湿地および荒地の干拓と農業用地などへの転換

自然に放置された湿地などは，ミヤイリガイの濃厚生息地であることが多く，これを埋め立てて農業用地にすること，広い河川敷などの場合には，その地を運動場（野球・テニスまたはゴルフ場など）にすることも積極的に行われた。

これもまた，相当な設備投資的費用も必要ではあったが，社会経済の変遷の中で，本症対策とともに他の目的に使用され，二重の高い成果をあげえた例であるといえる。

C. 生物学的方法（天敵的動物の利用）

天敵的動物を利用して貝を捕食させ，貝を根絶させようとする方法は，或る面では理想的な方法といえる。この目的で試用検討された天敵的動物としては，ヘイケホタル，ゲンジホタル，コイ，アヒル，アメリカザリガニ，クロベンケイガニ，ツグミ，タシギおよびセスジジビルなどがある。

山梨県において実用化が検討されたのは，アヒルを水田あるいはミヤイリガイの生息水路に放ち，

貝を捕食させようとし，ある一時はこれを奨励した。また，ホタルの幼虫がミヤイリガイを捕食することを観察し，ホタルを増殖させ天敵的に貝を根絶させようとした例もある。

しかし，いずれも期待したような成果はえられず，一部の地域で試みられたのみに終わっている。

3. 貝撲滅対策の日本住血吸虫症制圧における総合的評価と今後のあり方を考える

日本における日本住血吸虫症を流行終息(制圧達成)に導いた因子を，大別してみると，1) 本症の本来の撲滅対策，2) 社会経済状態の発展，3) 科学の進歩および 4) その他(人文科学的文化の向上など)の 4 項目に分けることが出来る。これらの項目がどのように関連し，本症制圧にどのように影響して効果を発揮したかについての分析は，そのための資料が整っていないために，非常に困難である。

ここでは筆者ら本症制圧に関わった者の，最近約 50 年間(終息までの約 50 年の間)における経験をもとに，大胆に個人的な感想と考えにより，その事業の反省も込めて各因子の評価を試みたものを記述する。

1) 本症の本来の撲滅対策について

いうまでもなく，これが流行終息を達成するに至らせた効果因子であると，高く評価することが出来る。

とくにミヤイリガイの殺貝については，山梨県の例では，流行地の市町村長で構成された地方病撲滅協力会(1950 (昭和 25)年)，および医師会役員，県議会議員などと専門家有識者で構成され，本症制圧の基本計画を策定した地方病撲滅対策促進委員会(1953 (昭和 28)年)の役割が大きい。これらを上部機関とし，県，市町村，流行地住民が一体となってその事業を実施した(梶原徳昭 (2003)[23])。殺貝前の貝生息調査および殺貝実施時には，各自の耕地を，またその周辺は地域住民の協力により，その事業が進められるような体制が確立されており，流行終息にいたるまでそれが維持されてきた。

この住民参加は，病気に対する知識の啓発とともに，対策に対する理解と協力に効果があり，高く評価されるところである。

しかし，前述のように制圧対策が，あまりにも中間宿主貝の撲滅に重点がおかれたことは，反省の余地があると思われる。また，コンクリート化が地域の環境を破壊したとの意見とともに，最近では流行終息を迎えたことから，土の水路への再転換を望む声も聞かれるのが現状である。

その過程の中には，色々と反省を要する点もあり，特効薬的治療薬のない当時のことで，止むを得ないと考えなければならない事情もある。

2) 社会経済状態の発展(向上)について

社会経済状態の発展は，感染症の発生および流行と深い関係をもち，制圧対策の実現の可能性と成果にも大きな影響を与えることは，よく知られているところである。

本症の発生状況と流行の推移を歴史的に見ると，社会経済状態の悪い時代には明らかに流行が激しく，それが良い方向に傾いた時代に入ると激減の兆しを見せている。

日本における本症の制圧対策が本格的に始められたのは，昭和 20 年代前半からであり，その時代はいうまでもなく社会経済状態は最悪で，本症は戦中の激しい流行に引き続き，更に激しさを増すであろうと思われる時代であった。この時代に本症の制圧対策を，本格的に実施することになった

のは，アメリカ進駐軍の強い示唆に因るところが大きく，自国軍兵士の健康維持から進駐国住民の健康推進に転換された占領方針が，結果的には日本における本症の流行終息を早めたといえる。

このように経済と関係なく，その時の社会情勢が，本症の制圧に大きな影響を与える因子になり得る場合がある。これに経済状態の発展・向上が加わった場合，更に大きな影響力をもつであろう。

社会経済状態の発展がなければ，前述の水路のコンクリート化は出来なかったであろうし，農業構造改革も各農家の農作業の変化もその発展の現れである。例えば，屎尿の使用から化学肥料に変わり，感染源を著しく減少させることができ，水田における手仕事が機械化され，耕運機および田植機の導入により，農民の感染が著しく減少したことなどは，社会経済状態の発展により実現されたことである。

さらに，本症の生活の場での感染例が少なかったことは，流行地では井戸または上水道の使用を推奨され，それが比較的早い時期から普及していたことによると考えられる。これもまた，社会経済状態に関係した現象といえる。

3) 科学の進歩について

いうまでもなく，科学の発達は病気の予防・治療に直接的な影響を与えるが，1955（昭和30）年頃よりの本症の制圧対策は，すでに科学的に確立された知識により，それを実行するか否かによるとされるような状態にあった。そのような状態での制圧対策の実施は，社会的な条件（政治・行政など）とそれに伴う予算（経済状態）に左右されるといえる。

この時代に，特効薬的な治療薬でもあれば，やや違った制圧の方法があったであろうと考えられる。しかし，戦後の科学技術の著しい進歩は，人工肥料，農薬および農業機械の開発などをもたらし，農業構造の変化や社会経済の発展を支えており，本症の制圧にも影響を及ぼしたことは見逃せない。

4) その他（人文科学的文化の向上など）について

この項目に属するものの評価は非常に難しいが，山梨県での制圧対策の実施に当って，その初期から戦中・戦後においても，住民の本症およびその事業への理解不足が問題とされた（梶原徳昭（2003）[23]）。初期においては啓発事業に重点がおかれ，講演会の開催および学校の授業のための副読本の編纂などもあり，衛生教育が盛んに実施されたが，直接的効果としては現れていないようである。

風俗・習慣的なことを考えるとき，屎尿を使用する習慣があげられるが，化学肥料の普及により，ほとんど屎尿は使用されなくなった。それは農民が社会経済に関係し，便利さを選択したものであり，衛生教育の影響であるとは言いがたい。しかし，時代を問わず意識転換の基礎となる教育による啓発は，風俗・習慣を扱う人文科学の専門家と学際的協力により，実施することが望まれる。

5) 今後の本症制圧のあり方とくに中間宿主の撲滅について

これまでわが国で実施してきた制圧対策の紹介と評価を試みてきたが，多くの反省事項もあった。そこでその反省事項を単に反省に終わらせることなく，未だに本症の流行に悩まされている地域の対策のために，幾分でも役立つことになればと，今後のあり方についてここで考えてみたい。

まず当然のことながら，中間宿主を撲滅することは，本症の対策の目的ではなく，手段であると

考える。

そこで各種の手段があるが，地域により異なるとしても，優れた治療薬プラジクワンテル(praziquantel)が存在する現在は，病人をまず治療して感染源を少なくすることを第一に考え，集団検査・集団治療を重視することが推奨されると思われる。

感染源をなくすためには，保虫宿主対策も考え，治療可能な家畜なども治療し，流行地の野生動物の捕獲なども実施することも推奨される。

中間宿主対策はどうするか：(1) 土地利用の改革(農業構造改良的方法)として，畑作化はもちろん，荒地および湿地の耕地化，水量の多い沼などは，水陸両棲の貝の生態を考えると，管理を完全に行えば養魚場とすることも可能であろう。これは経済基盤の向上にもなり得ることであり，とくに推奨されると思われる。(2) 殺貝剤の使用は，調査を徹底して感染の場を限定し，特殊濃厚流行地に重点的使用にとどめる必要がある。

おわりに

わが国の日本住血吸虫症との闘いの歴史は，一世紀以上にわたる長い期間で，その間には，太平洋戦争による劇的な社会変化もあった。その戦争中あるいは直後の時代には，全く考えられなかった本症の制圧に成功し，流行終息宣言をだすに至ったことは，ほんとうに驚くべきことである。

振り返ってみると，その事業に関係した筆者には，反省も数々残るところでもある。その反省をそれだけに止めてはならないと，責任感のようなものにも襲われる。それは，世界に目を向けると，いまだに地球的規模での人住血吸虫症(日本・マンソン・ビルハルツ住血吸虫症など)の激しい流行があり，その病に苦しんでいる沢山の人々がいるからである。

住血吸虫症の猛威に曝され苦しんでいる国は，ほとんどが開発途上国であり，制圧運動は盛んに展開されてはいても，いまなお終息に向かう兆しはないところが多い。それをわが国の国際協力事業が支援し，相当高額の財政上の協力とともに，多数の各種人材を派遣している。

国際協力の場で本症の制圧事業を進めるとき，わが国での本症の制圧の理念および実施した方法は，参考になるであろう。しかし，それが何時でも何処でも応用できると考えるのは早計であろう。例えば，媒介貝の生息をなくそうとする水路のコンクリート化などは，前にも述べたように，酷い自然破壊をすることになり，厳に慎むべきことと思われる。

これからの住血吸虫症の制圧事業は，これまで以上に難しい問題を抱えていると思わねばならない。開発途上国でそれが進められるとき，この病気の制圧には水が厳しく管理されねばならないが，地域開発には水の導入が必要であり，地域の環境保全にもそれが深く関わってくる。

また，開発途上国で事業を進める場合，ある時は，その地域の社会経済状態を根本的に変える程の，莫大な資金が投入されることが有り得る。そんなとき，そこに人がいて，そこで人々が織り成す社会の裏には，利権が絡む醜い出来事を誘う恐れもあろう。

そのようなところで，その事業などに携わる者は，そんな浮世の性(さが)にまでも心して，それに対処できる社会的・人間的対応性を求められる時代かもしれない。とりわけ，新しい発想による技術的および社会的戦略をもつことが要求され，さらに，その戦略に溺れることのない，貧しく弱い者に配慮を忘れない人道的な人間性が要求されるであろう。

参 考 文 献

1) 桂田富士郎：山梨県の地方病に就いて　岡山医学会雑誌 173, 1–44.（1904）
2) 藤浪鑑, 中村八太郎：広島県「片山病」（日本住血吸虫病）の感染経路, 病原虫の発育並に其罹病動物　京都医学会雑誌, 6（2）30–58.（1909）
3) 宮入慶之助, 鈴木稔：日本住血吸虫の発育に関する追加　東京医事新誌, 1836, 1–5.（1913）
4) 山梨県：今後の地方病対策について　平成 8 年 4 月（1996）
5) 土屋岩保：日本住血吸虫病論・日本住血吸虫病の臨床的方面　日新医学, 6（1）, 183–254.（1916）
6) 長尾美知, 加藤専一：日本住血吸虫中間宿主（宮入貝）の撲滅法　実験医報 4, 598–604.（1917）
7) 藤浪鑑, 末安吉雄：日本住血吸虫病予防法（下）　日新医学 9（4）, 433–482.（1919）
8) 高木乙熊：利根川沿岸における日本住血吸虫病の調査　細菌学雑誌, 240, 35–46.（1915）
9) 藤浪鑑, 福谷温：日本住血吸虫中間宿主殺滅を目的とする土中埋没法　日本病理学会誌, 15, 574–580.（1925）
10) 藤浪鑑, 楢林兵三郎：日本住血吸虫病の予防殊に石灰混入法に就て　中外医事新報, 796, 649–657（1913）
11) 宮川米次：日本住血吸虫の「セルカリア」と宿主体内に於ける感染当時の幼若虫とに就て　附該病予防法に関する知見の補遺（承前）　医事新聞, 891, 1597–1608.（1913）
12) 楢林兵三郎：日本住血吸虫病の予防（往年報告の続き）殊に中間宿主の撲滅と石灰混入法　中外医事新報, 855, 1381–1416.（1915）
13) 保阪幸男, 飯島利彦, 佐々木孝：Santobrite（Sodium pentachlorophenate）および DN-1（Dinitro-o-cyclohexylphenol）の宮入貝殺貝効果の検討　医学と生物学, 44（4）, 134–141.（1957）
14) McMullen, D. B., Ishii, N. and Mitoma, Y.: Results of screening tests on chemicals as molluscicides. J. of Parasit., 34 (suppl.), 33. (1948)
15) Hunter, E. W. III., Freytag, R. E., Ritchi, L. S., Pan, C., Yokogawa, M., and Potts, D. E.,: Studies on Schistosomiasis. VI. Control of the snail host of schistosomiasis in Japan with sodium pentachlorophenate (Santobrite). Amer. J. of Trop. Med. and Hygi., 1, 831–8. (1952)
16) 飯島利彦, 保阪幸男, 佐々木孝, 秋山澄雄：P.C.P-Na の宮入貝殺貝効果試験　寄生虫学雑誌, 7（4）, 350–353.（1958）
17) 飯島利彦, 伊藤洋一, 笹本馨：ミヤイリガイの殺貝に関する研究（9）　新殺貝剤 P-10 および P-99（Yurimin）の殺貝効果について　寄生虫学雑誌, 13（1）, 70–75.（1964a）
18) 飯島利彦, 伊藤洋一, 笹本馨：ミヤイリガイの殺貝に関する研究（10）　新殺貝剤 P-10 および P-99（Yurimin）の殺貝効果について（補遺）　山梨衛研報, 8, 38–43.（1964b）
19) Kajihara, N., Horimi, T., Minai, M. and Hosaka, Y.: Laboratory assessment of the molluscicidal activity of B-2, a new chemical against *Oncomelania nosophora*. Jap. J. M. Sc. & Biol., 32, 185–188. (1979a)
20) Kajihara, N., Horimi, T., Minai, M. and Hosaka, Y.: Field assessment of B-2, as a new molluscicide for the control of *Oncomelania nosophora*. Jap. J. M. Sc. & Biol., 32, 225–228 (1979b)
21) 梶原徳昭, 薬袋勝, 佐藤譲：ミヤイリガイに対する数種薬剤の殺貝効果について（7）　殺虫剤 Cartap の殺貝効果　山梨衛公研年報, 30, 35–38.（1986）
22) XIA, Q., TAN, P., FENG, X., CHEN, M., Kajihara, N., Minai, M., and Hosaka, Y.,: Assessment of the molluscicidal activities of TRIBROMO-SALAN, CARTAP and CHLOROTHALONIL against *Oncomelania hupensis*. Jap. J. M. Sc. & Biol., 45, 75–80.（1992）
23) 梶原徳昭：地方病とのたたかい――地方病流行終息へのあゆみ――　山梨地方病撲滅協力会編（2003）
24) 山梨県：山梨県土地改良史　山梨県農務部耕地課（1972）
25) 山梨地方病撲滅協力会編：地方病とのたたかい（1977）

GPSで住血吸虫症流行を追う

二 瓶 直 子

1. 多様な GPS（全地球測位システム）

　GPS はいまやそれが Global positioning system の略語であることを説明することもなく，GPS 携帯，カーナビなどでごく一般的に使用されている言葉である．我々が，フィリピン・ボホール島における日本住血吸虫症の中間宿主貝 Oncomelania quadrasi の生息地（コロニー）の位置を確定するために，初めて船舶が利用している GPS 機器と，簡易測量に供するブラントンコンパスを携帯して野外調査を実施してから十数年が経過した．当時は貝のコロニーの経緯度を測って手作業で 1：25,000 の地形図上に図化した（Yasuraoka et al., 1996; Nihei et al., 1998）．その後ミンドロ島において GPS で経緯度を測位し，フランスの SPOT 衛星の画像と，地形図，地形区分図などと重ね合わせて貝コロニーの位置と環境の特徴を検証した（二瓶，2000; 二瓶・小林，2000）．また中国湖南省や江西省の有病地を GPS や，SPOT 衛星，アメリカの LANDSAT 衛星の画像を利用したリモートセンシングで，湖沼・河川の高水位期と低水位期の変化を追いながら感染の状況を可視化し，現場に頻繁に行かずとも有病地を推測する手法を開発した．現在ではさらに，GPS と衛星画像や空中写真によるリモートセンシング，これらを GIS で統合してメコン住血吸虫症の消長を追跡している．また GPS 搭載カメラについても，フィルムに経緯度や方位を書き込めるランドマスター（コニカ），デジタルカメラと GPS 機器を連動させたカメラ（カシオ），GPS カードを挿入したデジタルカメラ（リコー）などを検討し，現場の状況を表現する手段を検討している．

　ここではミヤイリガイの生息状況を GPS で測位しながらモニタリングしている山梨県甲府盆地の事例について紹介することとする．

2. 甲府盆地における日本住血吸虫症モニタリングへの GPS / GIS の導入

1）背景と目的

　日本における最大の日本住血吸虫症の有病地であった山梨県甲府盆地では，中間宿主のミヤイリガイ Oncomelania nosophora 生息地面積が戦前戦後を通じて最大を示したのは戦後の動乱期で，1955 年の記録では 196 km^2 に達している．現在はその 10 分の 1 以下の面積に縮小したが，未だに盆地西部に残存している．しかし患者は 1977 年を最後に，感染野ネズミは 1976 年を最後に発見されていない．日本住血吸虫が検出されず感染の機会がなくなったことから安全宣言が出され，また 1999 年の感染症新法の施行以来国家政策としての日本住血吸虫症対策は中止された（Tanaka & Tsuji, 1997; 梶原，2003）．そのためミヤイリガイ撲滅対策も終了し，現在ではミヤイリガイの生息密度の上昇地域も観察されている．

日本以外で中間宿主貝の生息が確認されている地域では，日本住血吸虫症の患者や感染哺乳類がいる。甲府盆地でも病気の惨状を知る住民や医療従事者の中には同疾患の再流行，再感染への不安が根強く残っている。また戦前戦後を通じて住民の協力によって実施されていたミヤイリガイの調査は，地域による流行状況や住民の意識の変化，農業従事者の高齢化など様々な要因でその精度にばらつきが生じてきていることから，これらを補完するために，県政あるいは県衛生公害研究所予算で定点調査を実施し，貝の生息状況や感染状況の把握を実施している。これらの定点は地籍図の1筆単位で，土地利用は主として水田や休耕田であるため，位置を特定することは容易ではない。しかし一度経緯度を測定して地球上の位置情報を集めて正確な地図を作成しておけば，定点近くに行ってその輪郭を確認することで，安価で入手容易な簡便な民生品のGPS機器でも，定点を確定できる。そこで今回はまずGPS測量で正確な定点の経緯度を測定し，地理情報システムGISでデジタルマップ上に図化した。この図をもとに，ミヤイリガイの生息調査の結果を図化して地域的差異を解析した。そして空中写真，夏期や冬期の衛星画像などを用いて，ミヤイリガイの生息可能な地域を推定しリスクマップを作成し，監視すべき地域を規定した。そしてモバイルGISを用いた定点観察を実施して，簡便かつ正確な日本住血吸虫症再興に対する監視体制を整備している。このようにミヤイリガイの生息状況の変化をパソコン上で視覚化して，貴重なミヤイリガイの生息調査結果を次の世代に継承できるように，そして何らかの契機で再興した緊急時に対応できるように備えている（Nihei et al., 2003; 二瓶，2004）。この生息調査の結果は山梨県衛生公害研究所から毎年報告されていることから，本報ではGPSによる地図の作成過程，測量結果から読み取れる定点の面積や水口の数などその属性の特徴を中心に記述することとする。

2）方法

i）ミヤイリガイ生息調査

山梨県衛生公害研究所梶原徳昭氏が中心に実施しているミヤイリガイの調査の概況は以下のとおりである（梶原，2003）。調査地域はミヤイリガイの残存地域および過去の生息地域である韮崎市，大草町，白根町，若草町，八田村，双葉町，竜王町，敷島町その他計11市町村49大字を対象とした。国土地理院発行の1：25,000地形図上で，この範囲に1キロメッシュをかけた。そして，1メッシュ当たり2–3筆の水田を定点として選定するために，あらかじめ指定した小字内に耕地を持つ住民との協議を経て，耕地立ち入りによる調査の了解を得て，120カ所の定点を設け，1定点について水口の流入口と出水口を各1点ずつ選定した。その水口で25×25 cm^{2}の木枠を置き，木枠内のすべての貝を採取する方法で，毎年10–11月に調査を実施した。2001–2003年には，財源の問題から各メッシュあたり1–2点の定点に減らし，最終的に60定点とした。いずれの結果もメッシュ番号，定点番号，市町村名，町字名，番地，採集されたミヤイリガイの生貝数，死貝数を記し，生貝については，大きさ（殻長）を3段階に分けて貝の数を集計し，感染の有無を調べてきた。

ii）GPSの導入による定点の図化とGISによる結果の表示

縮尺1：2,000から1：3,000の航空住宅地図（ACT住宅設計，甲府市）では一軒ずつ家屋などの建造物が確認でき，耕地1筆も番地で示すことができる。山梨県衛生公害研究所ではこれらの地図で決定した定点の位置を1：25,000地形図（国土地理院）に写して表現した（梶原，2003）。しかし経緯度や詳細な方位の記されていないこの住宅地図を，小縮尺の地形図に移すには限界がある。一方広い水田や休耕田地域の野外調査で，1筆の耕地の位置を特定することは困難である。ミヤイリガイの生息

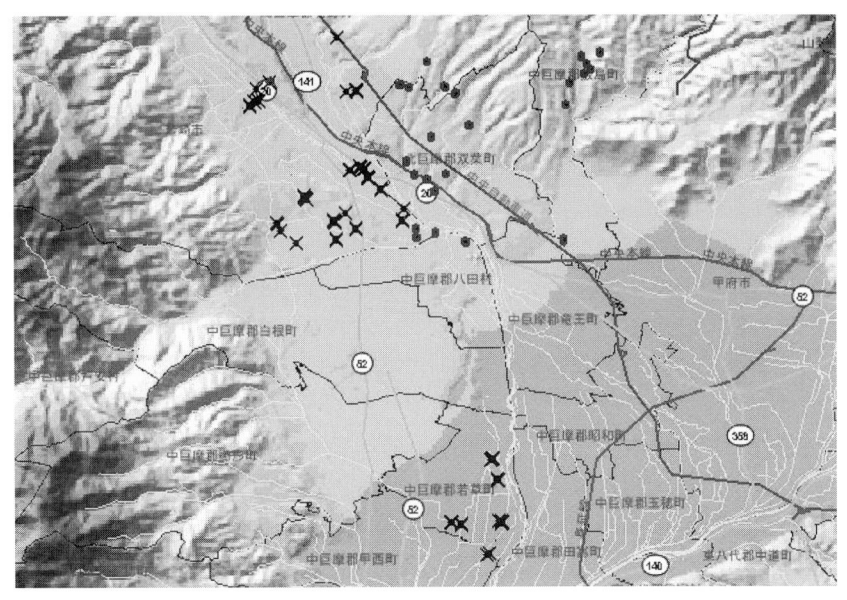

図1 ミヤイリガイ生息調査域と，2000年9月と12月の調査地点

場所は水田や湿地帯，丘陵地内の谷床低地などで，地図上などで識別できる目標物はなく，位置を確認しにくい場合が多い。そこでGPSの精密測量機器Pathfinder Pro XR（トリンブル社，米国カリフォルニア州サニーヴェール（Trimble Ltd, Sunnyvale, CA, USA））を用いて定点となった水田の輪郭と水口（流入・流出口）を測量し，GISデータ処理ソフトウェアGPS Pathfinder Office（トリンブル社）でパソコンにデータを入力した。GPSのデータを解析しこの結果を各種GISソフトウェアで展開できるファイル形式，たとえばshape fileなどで出力して図化した。調査地域には山地のない平坦な土地で遮蔽物が少ないためGPSを導入しても制約はない。GISのソフトウェアであるArcGIS（ESRI社，米国カリフォルニア州レッドランド（ESRI, Redland, CA, USA））上で動作するデジタルマップとしてパスコフレッシュマップPFM（パスコ社，東京）を利用して定点の分布図を作成した。一方この図をハンディータイプのGPS GeoXM機器にArcPad（ESRI）をインストールして画面の背景として定点分布図を用い，調査時にGPSで経緯度を測定しながら，定点の水田を確認して貝採集数や土地利用，水，地形などの環境を記入した。この図は定点の水田と水口を読み取れるような縮尺（最小でおおよそ約1：20,000）で図化するとA3サイズの紙でも7枚以上になってしまう。そこでこの図をA4またはA3サイズに縮小し，定点の位置を点で示して，その点上にミヤイリガイの生息調査結果を図化することとした。

iii）日本住血吸虫症のリスクマップの作成

1970年代から30年以上にわたる室内実験や現地調査から得られた至適条件の解析の結果を踏まえて，空中写真や，地図，スポット衛星画像を資料に，水田・休耕田などの農業あるいは宅地・工業地などの土地利用条件，土壌型・土性や腐植含量などの土壌条件，水質条件，地形条件から考えて，現在のミヤイリガイの生息適地，言い換えれば，日本住血吸虫症の危険地域を示すリスクマップを作成した（Nihei, 1978a, b, c; Nihei *et al.*, 1996a, b; Nihei *et al.*, 1981）。

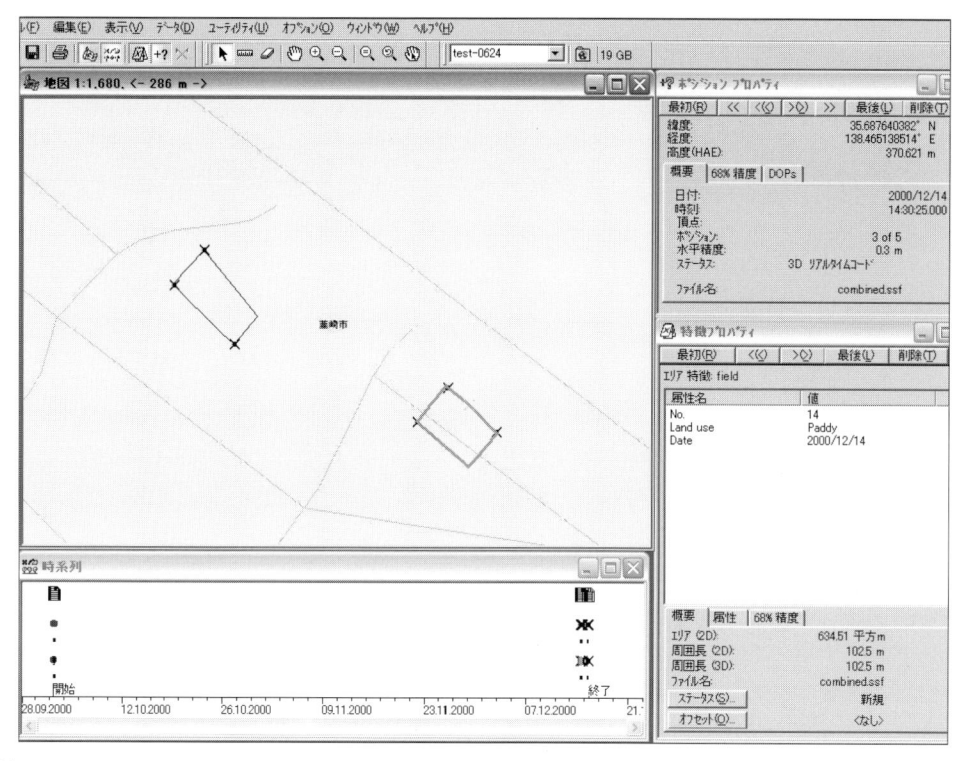

図2 GPSソフト Pathfinder Office によるミヤイリガイ生息調査定点番号14の水田の輪郭と水口の位置

3）結果と考察

i）ミヤイリガイの生息調査

1996–2000年における120定点の生息定点数，生息率（生息定点の全定点に対する割合），年次別採集貝数，生息密度（生息定点あたりの平均採集貝数）の一覧表は紙面の都合上省略したが（Nihei et al., 2005投稿中），生息率は1996–2000年は31.7–51.7%で，次第に増加傾向にあり，特に2000年には半数以上の定点で発見されている。採集総数は年次別に，1,009，705，906，914，2,542貝で，生息密度も，1996年13個で，その後，8，9，10個と一時減少したが，2000年には増加傾向にある。

2001年以降調査されている定点について1996–2003年の生息状況を見ると，生息定点数は平均31.3点で，1996年の生息率は低く36.7%であったが，その後は増加し2000年には68.3%でピークとなり2001年は56.7%で高い。2002年は46.7%と低下し，終息の方向に向かっているかと考えられた。しかし2003年は再び58.3%に上昇し，生息密度も2000年以降高く2001年では57個となっている。2002年42個と高いが2003年は27個と近年では低いが，1997–2000年に比べて明らかに高い。

なお感染貝の調査は実施されているがまったく発見されていない。

ii）定点の測量と図化

ミヤイリガイ生息定点調査，GPSによる定点の測位，室内実験や野外調査結果から得られたミヤイリガイの生息に至適な地理情報をArcGIS上で統合して図化した。

GPS測量は稲刈り終了後の9月から翌年の田植えのはじまる6月まで，数回に分けて実施された。図1から図3は，GPSによる測位結果をパソコンに取り込み解析するソフトウェアPathfinder

図3 GPSマッピングによるミヤイリガイ生息定点14の位置

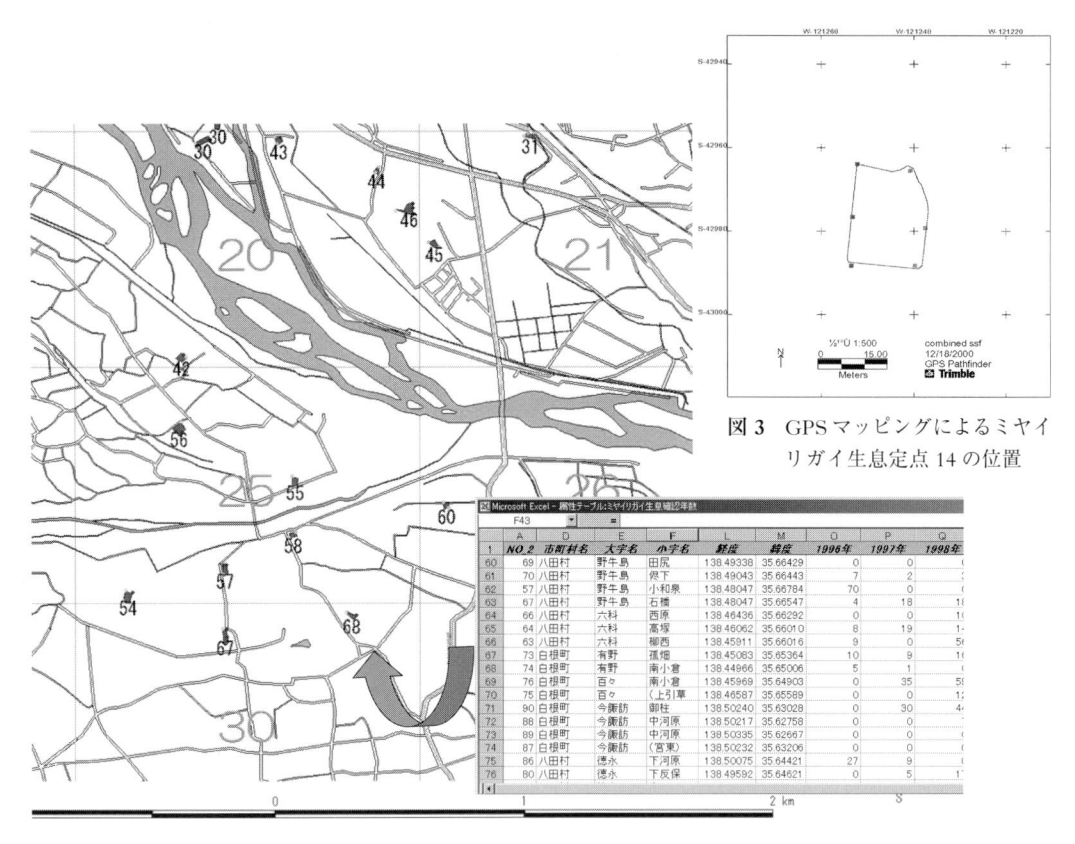

図4 GPS / GIS によるミヤイリガイ生息調査定点の分布図とデータ（釜無川・御勅使川合流点付近）

Office 上で作成した．図1は小縮尺で調査地域全範囲を地図上に示し，2000年9月（●）の甲府市の北から韮崎市に至る調査定点と，2000年12月（×）の韮崎市と南部の八田村・白根町での定点を示している．これをパソコン上で拡大していくと図2のような定点の水田の輪郭や，水口の位置が測定されていることが分かる．図面の右側にGPSによる測位の日時（2000/12/14），経緯度，定点番号（この場合はNo. 14）や土地利用（水田）のほか，定点の周囲長（102.5 m）・面積（634.51 m^2）などが示されている．さらにこれらの定点の輪郭や水口などの測位結果を経緯度，縮尺つきで示したものが図3である．

　GPS 測位の結果得られた経緯度情報や調査結果は shape file という形式で ArcGIS 上に展開すると，自動的にデジタルマップ上に，定点の位置を示すことができる．その元の表の一部と作成された定点の分布図の一部を図4に示した．この表には定点の通し番号，元の1キロメッシュ番号，市町村名，大字・小字名，番地，経緯度，定点の田の面積，水口の数，1996–2003年の毎年のミヤイリガイ採集数などのデータのほか，これらのデータの集計や解析の結果も示されている．定点の平均面積は 644.3048 m^2 で，最小値 36.9140 m^2，最大値 2,699.992 m^2 であった．一定点あたりの水口の数は平均2.4個で最小値2，最大値6である．地形・地下水位など水環境の差異により，流入口と排水口が1つずつの標準的なものから，扇状地扇端の湧泉帯に見られるように流入口3，流出口3のように多い定点があることが明らかとなった．ここでは水口が6個の定点の例を示した．なお水口

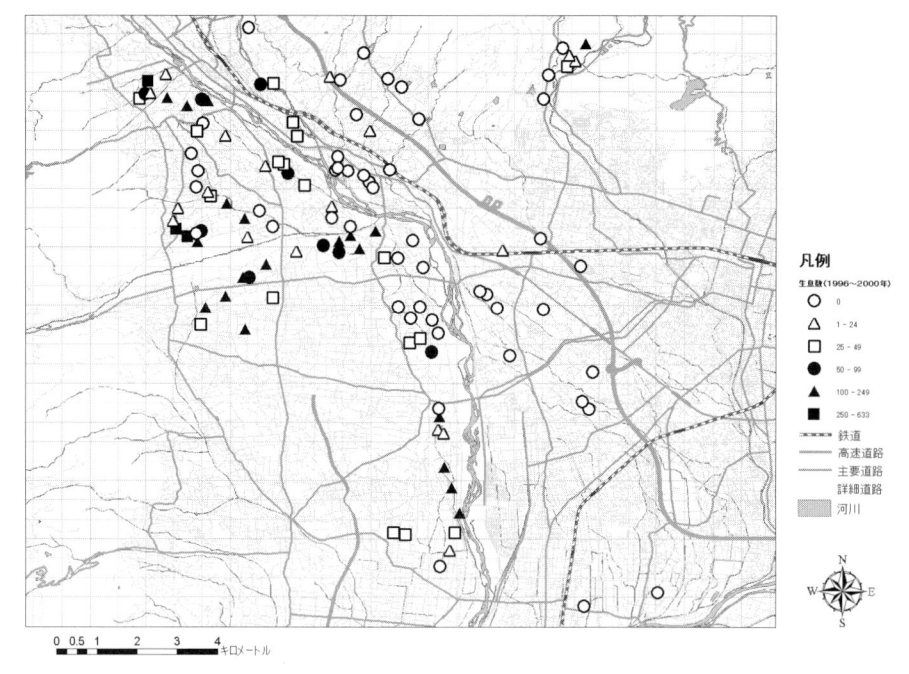

図 5　定点別にみたミヤイリガイ生息密度の分布（1996–2000 年）

数が 3 個以上ある定点では，主要な流入口，流出口を各 1 点ずつ選んで，生息調査を実施した。

　ここでは定点分布図のうち，紙面の都合から，現在生息数が多く監視の必要な部分を示した。定点は広い水田地帯の中，狭い農道沿い，川の支流や用水路の脇にあることも多く，車で調査するには駐車場の位置を含めて効率よい巡回調査法を検討する必要がある。そこでこの図に調査順序や目標物を記入して，ミヤイリガイ生息調査のルートマップ作成を検討している。

iii）ミヤイリガイ分布の地域差

　ミヤイリガイ生息調査結果から分布の特徴を明らかにするため，1996–2000 年の 120 定点における採集数の合計および 2001–2003 年の 60 定点における採集数の合計を夫々地図上の定点の位置に示した採集数分布，1996–2003 年にかけての調査が行われた定点における年次別採集貝数の変化，住血吸虫症のリスク地域の分布等の各種分布図を作図した。

　1996–2000 年における貝の採集総数を定点別に 5 段階に分けて示した（図 5）。貝を採集できなかった定点は，河川の氾濫原低地や都市化された甲府盆地中央部の平坦な水田地帯であった。一方高密度に貝が生息している定点は調査地域西部の御勅使川扇状地の扇頂や扇央の河川沿いや扇端地域，御勅使川以北の小さな合流扇状地上にある。これらの地域は，地表水が豊富な上に，シルト層などの細粒から中粒の土壌からなり保水性があり，また地下水の湧出する地域では定点あたりの水口の数が多く 6 個も水口を有する水田はこの地域にある。またこれらの地域は南アルプスの前山の山麓にあり，全体の斜面の方向は東向きであるが，地形が複雑なため北向き斜面，南向き斜面もあり，貝が生息しやすい常時湿潤状況が維持されている場所も多い。この 1996–2000 年の期間は御勅使川以北の部分に高密度地域がある（Nihei et al., 1981）。

　2001–2002 年の 60 点の分布図を見ると（図 6），定点数を半分に減少させたことは，監視体制とし

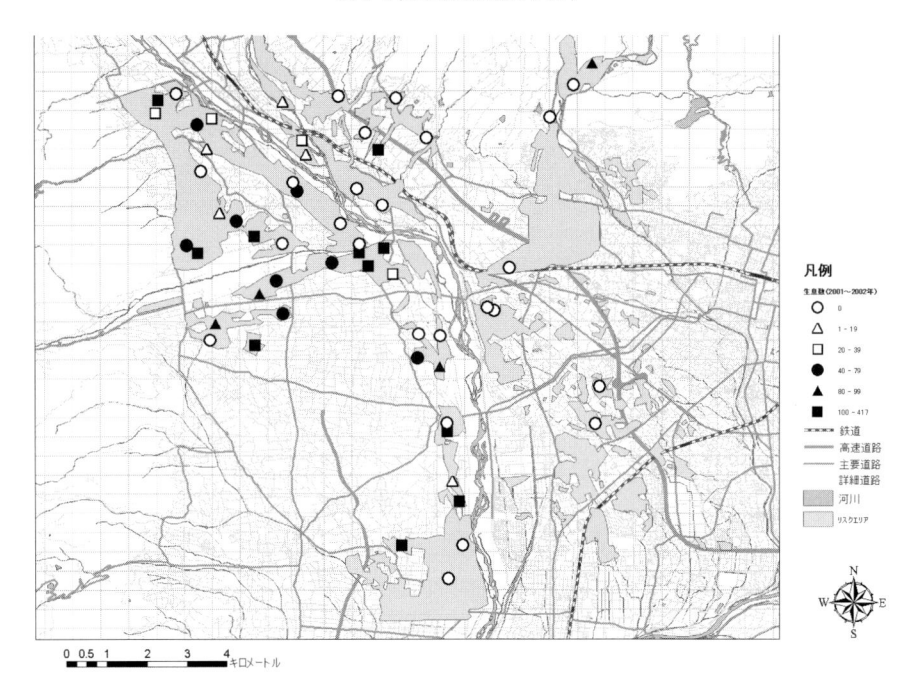

図6 定点別にみたミヤイリガイ生息密度の分布（2001–2002年）

ては特に非生息定点の把握を困難にさせたことがわかる。一方高密度地域が御勅使川以南で確認されるようになり，高密度定点の移動が確認されている。

なお定点とした水田が，宅地化などの人工改変，灌漑用溝渠の移設などの影響で明らかに生息不可能になり，隣接の水田に移動させた例もある。

iv）定点別採集数の年次別変化

1996–2003年の8年間調査されている60定点の位置に夫々の定点における採集貝数の年次別変化を棒グラフで示した（図7はそのうち1996–2001年の結果を示している）。調査地域の北西部では1996年当時多数生息し，その後一時減少したが，いまだに生息し続けている地点が多い。この図は生息数の各定点の変化を示すとともに，その変化の地域的特徴を如実に表わしている。特に2001–2002年の増加傾向は御勅使川以南や盆地の中央部をほぼ南北に流れる釜無川との合流点地域に見られる。

v）リスク地域の作図と今後の監視体制

ミヤイリガイ生息可能地域を図化し，図6の60定点のデジタルマップの1レイヤに追加した。生息定点はいずれもこの範囲内にあるが，盆地中央部には生息可能地域が未だに広がっており，これらの地域については，さらに監視を続けていく必要がある。

さらに現在では，これら定点の過去のデータをモバイルGISのソフトウェアArcPad（ESRI）で動作させたPDA，あるいはGPSデータをそのまま図化できるハンディータイプのGPS機器（Geoexplore XM，トリンブル社）を携行して，解析の迅速化を図っている。図8はポケットパソコンのPDA（Genio e，東芝）に定点分布図を入力したもので，GPSや既往の地図で調査地点に立ち，生息貝数，土地利用，水位等，記入すべき項目をすべて忘れることなく記録できるように調整したものである。

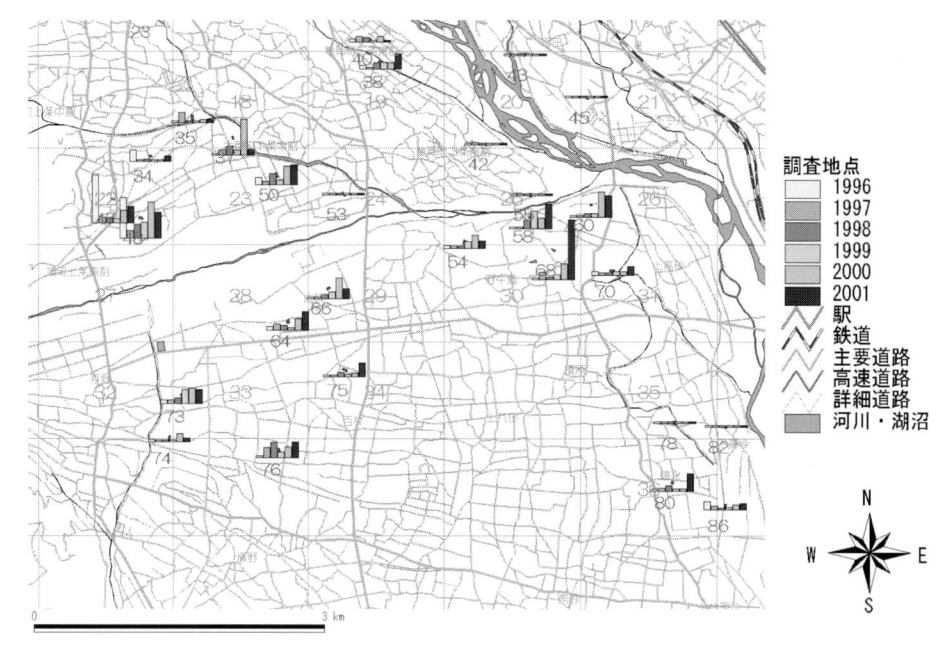

図7 定点別にみたミヤイリガイ生息数の年次別変化（1996-2001 年）

現在ではこの生息調査を継続するとともに，任意の生息地の生息調査データも加えて定点基準の妥当性も検討しながらさらに高度の GIS 解析をして精度をあげていく方法を開発している．

3. 甲府盆地以外のミヤイリガイ生息地の監視体制

現在日本で確認されている他のミヤイリガイ生息地は千葉県木更津市近くの小櫃川流域で，甲府盆地と同様 GPS 測位を行い分布を明らかにしている．この地域では今までに日本住血吸虫症の中間宿主が生息することすら公開されていないことから，研究者の立場から監視を強化・継続する必要がある．

利根川流域の浸淫地については，主に大正年間から戦前にかけて患者の発生やミヤイリガイの生息の記録がある(二瓶ら，1990)．感染した牛が発見されたのは，戦後乳牛が河川敷で飼育されるようになった 1970 年代以降であった．当時火炎放射器で草地が焼かれ，現在では全く発見されていない．かつての浸淫地は利根川流域で全長 120 km 以上の範囲に点在することから，全域の現地調査は困難である．そこで最後に発見された地点周辺に，独立行政法人国立環境研究所から配布されていた土地利用情報システム LUIS (氷見山，1996) や，LANDSAT 衛星画像から作成された土地利用図，最新の空中写真などを利用して，現地調査を貝の生息が可能と判断された地域に絞っている．この利根川の河川敷は目標物が少なく位置の確定が困難なため，GPS Pathfinder Pro XR を用いた．また GPS にデジタルカメラを連動させて，現場写真による調査地点の可視化を試みた．撲滅対策は特段なされていないが，現状ではミヤイリガイの生息状況を監視する必要はないと考えられる．

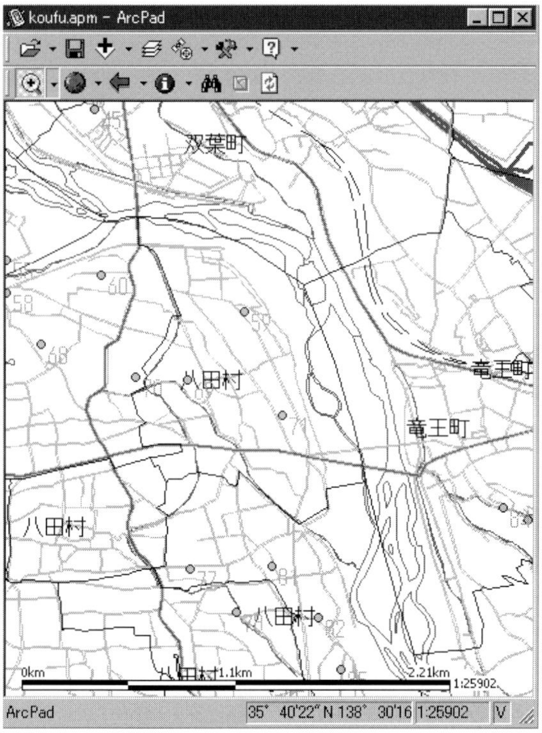

図8 GPS / GIS 用に整備された PDA のミヤイリガイ定点分布図の画面

4. 今後の調査体制

　詳細な地図と分析結果の図が作成された現在では，今後の GIS データ収集の方法を，調査者の土地勘の有無，GIS / GPS / RS のソフトウェアを含めた解析能力，関連機器の有無，費用の違いによって決定して開発すべきである。我々は今年度以降の定点データの追加と，生息定点の位置の妥当性，リスク範囲の検討を行う方法として，GPS を搭載した ArcPad (ESRI) や TerraSync (トリンブル社)など，GIS データの収集・更新システムを利用した Windows CE 対応の PDA によるモバイル GIS を用いた定点観察を実施して，簡便かつ正確な日本住血吸虫症再興に対する監視体制を整備している。さらに必要に応じて住民や研究者らの新しい生息情報を適宜追加できるようなシステムを準備している。
　海外では中間宿主貝が存在しながら住血吸虫症が撲滅された地域は希有であり，今回の日本における住血吸虫症の監視方法は世界に先駆けるものであり，WHO の Health Mapper にも応用できると考えられる。
　ここでは，発見から 100 年を迎えた日本住血吸虫症の甲府盆地における GIS によるモニタリングシステムを紹介し，この方法のフィリピン・中国などの日本住血吸虫症，ラオス・カンボジア・タイなどのメコン住血吸虫症，その他の寄生虫疾患への利用・応用出来る方法を検討している(二瓶，2003, 2004; Ohmae et al., 2004; Attwood et al., 2004)。

参 考 文 献

Attwood, S. W., Campbell, L., Upatham, E. S. & Rollinson, D. (2004): Schistosomes in the Xe, Kong river of Cambodia: the detection of *Schistosoma mekongi* in a natural population of snails and observations on the intermediate host's distribution. Annals of Tropical Medicine & Parasitology, 98, 221–230.

氷見山幸男 (1996): LUIS (CD-ROM), 国立環境研究所, GRID, つくば.

梶原徳昭 (2003): 地方病とのたたかい. 山梨地方病対策協議会, 甲府市.

二瓶直子 (2000): 中国の寄生虫症——見た夢見たい夢. 日中医学, 14, 12–13.

二瓶直子 (2004): 宇宙から住血吸虫症をみつめて. 医学のあゆみ, 208, 91–94.

Nihei, N. (1978a): Studies on the breeding conditions of *Oncomelania nosophora*. 1. Effects of soil type, soil parent material and humus content on the oviposition. Japanese Journal of Parasitology, 27, 345–355.

Nihei, N. (1978b): Studies on the breeding conditions of *Oncomelania nosophora*. 2. Effects of particle size and texture of soil on oviposition. Japanese Journal of Parasitology, 27, 463–472.

Nihei, N. (1978c): Studies on the breeding conditions of *Oncomelania nosophora*. 3. Effects of soil and salinity in water on the survival and growth of the young snails. Japanese Journal of Parasitology, 27, 515–526.

Nihei, N., Asami, S. & Tanaka, H. (1981): Geographical factors influencing the population numbers and distribution of *Oncomelania nosophora* and the subsequent effect on the control of schistosomiasis japonica in Japan. Social Science and Medicine, 15D: 149–159.

Nihei, N., Itagaki, H., Saitoh, Y., Kaneko, T., Harada, M. & Suguri, S. (1996a): Experimental mass breeding of *Oncomelania quadrasi*, the vector snail of schistosomiasis in the Philippines. Japanese Journal of Parasitology, 45, 384–390.

Nihei, N., Kajihara, N., Kirinoki, M., Chigusa, Y., Saitoh, Y., Shimamura, R., Kaneta, H. & Matsuda, H. (2003): Fixed-point observation of *Oncomelania nosophora* in Kofu Basin — establishment of monitoring system of schistosomiasis japonica in Japan. Palasitology International, 52, 395–401.

Nihei, N., Kajihara, N., Kirinoki, M., Chigusa, Y., Matsuda, M., Saitoh, Y., Shimamura, R., Kaneta, H. & Nakamura, S. (2005): Establishment of GIS monitoring system of *schistosomiasis japonica*, in JAPAN. (投稿中 Annals of Tropical Medicine & Parasitology)

Nihei, N., Kanazawa, T., Blas, B. L., Saitoh, Y., Itagaki, H., Pangilinan, R., Matsuda, H. & Yasuraoka, K. (1998): Soil factors influencing the distribution of *Oncomelania quadrasi*, the intermediate host of *schistosoma japonicum*, on Bohol Island, Philippines. Annals of Tropical Medicine & Parasitology, 12, 669–710.

二瓶直子・小林睦生 (2000): 地理情報システムを利用した感染症分布の解析. 感染症, 30, 129–140.

二瓶直子・松田肇・浅海重夫 (1990): 関東地方の日本住血吸虫症状の分布とその制限要因に関する研究, 第1報, 浸淫地分布とその特徴. 寄生虫学雑誌, 39, 585–602.

Nihei, N., Saitoh, Y., Itagaki, H., Kanazawa, T., Harada, M. & Suguri, S. (1996b): Influence of culture bed substratum on reproduction of *Oncomelania quadrasi*, the snail host of schistosomiasis in the Philippines. Japanese Journal of Parasitology, 45, 481–490.

Ohmae, H., Sinuon, M., Kirinoki, M., Matsumoto, J., Chigusa, Y., Socheat, D. & Matsuda, H. (2004): Schistosomiasis mekongi: from discovery to control. Parasitology International, 53, 135–142.

Tanaka, H. & Tsuji, M. (1997): From discovery to eradication of schistosomiasis in Japan: 1847–1996. International Journal of Parasitology, 27, 1465–1480.

Yasuraoka, K., Blas, B. L., Tanaka, H., Matsuda, H., Irie, Y., Shimomura, H., Nihei, N., Ohmae, H., Yokoi, H., Hambre, R., Pangilinan, R. & Autentico, C. (1996): Approaches to the elimination of schistosomiasis on Bohol Island, Philippines. Japanese Journal of Parasitology, 45, 391–399.

第二部

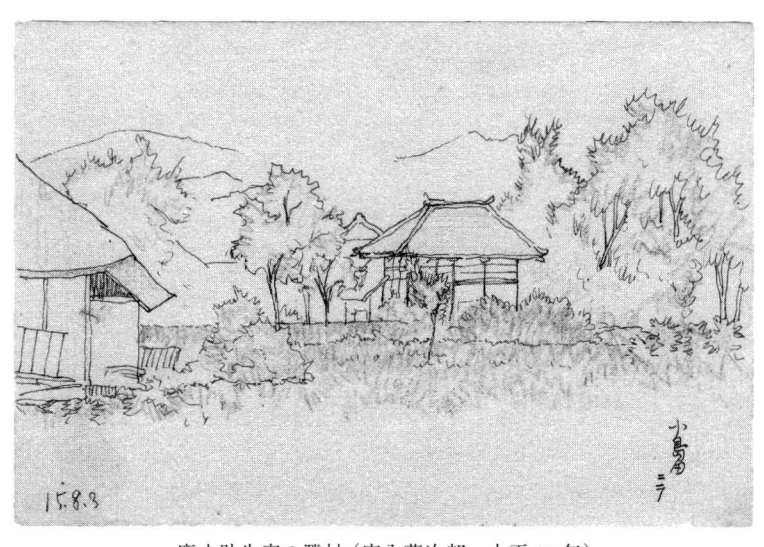

慶之助生家の隣村（宮入菊次郎，大正 15 年）

九州大学における宮入慶之助

多 田　功

　九州大学における宮入慶之助を追跡するために「九州帝国大学沿革資料」[1]に拠ってまず九州帝国大学の歴史を追いつつ，史料中に見られる宮入の足跡を拾ってみたい（以下敬称略）。

1. 宮入慶之助の足跡

1) 九州帝国大学の設立構想

　政府は明治34年の帝国議会において九州に帝国大学を設置するためにまず医科大学創立費5ヵ年継続事業として130余万円の予算を提出し議決を得た。これは東京，京都の既設帝大のほかに九州，東北，北海道に帝大をという世論を背景としていた。一方福岡県は福岡県立病院の建物と敷地を提供して，明治36年に京都帝国大学の一分科としての福岡医科大学が設立された。この措置は当時単科大学設立が認められなかったためである。当時は日露戦争のために国費は極めて乏しかったが，古河鉱業の古河虎之助社長が160万円余を寄付したことが大きな刺激になっている。まず医科大学を作りこれを整備しつつ工科大学を建設した時点で，初めて九州帝国大学となったのが明治43年12月の勅令である。地元の福岡県は医科大学，工科大学に対し相当な予算と土地を提供している。その後大正11年には農科大学，同14年に法文学部が設立された。

2) 京都帝国大学福岡医科大学の時代

　明治36年3月の勅令で医科大学に設置されたのは解剖学，内科学，外科学，眼科学の4講座であった。教授として内科学に熊谷玄旦，外科学に大森治豊，薬局長として酒井甲太郎が任命された。解剖学には柘植宗一を組織学の講師として任命し，京都帝大教授の大沢岳太郎を嘱託としている。9月には生理学，医化学講座が設置され，14日には第1回学生65名の入学宣誓式が行われた。明治39年の授業料は月額3円50銭である。10月に後藤元之助が医化学教授に任命され，この月に第1回の教授会が開催されている。12月には9名の助教授（すべて東京帝大の助教授・助手）が任命されたが，注目すべきことはこの9名のすべてがドイツ留学中であることだ。日本は自前で若者たちを欧州先進国に留学させている。彼らは帰国後それぞれの専門分野の教授，助教授となり活躍した。

　明治37年には解剖学と外科学がそれぞれ2講座となり，病理学，小児科学，衛生学が新設された。病理学講師として田中祐吉が，小児科学教授に伊藤祐彦，解剖学教授に小山龍徳，婦人科学産科学教授に高山尚平が任命されている。そして9月15日付けで宮入慶之助が衛生学教授として任命された。高等官四等である。宮入は明治35年4月11日，文部省命令でドイツへ留学を命ぜられ，主として細菌学者レフラーの元に滞在し37年8月21日に帰朝したばかりであった。9月19日付けで三宅速が外科学第2講座教授に任命された。

　明治38年には眼科学教授として大西克知，病理学講師に千田義雄，同嘱託として桂田富士郎が任

命された。建学1–2年の間はこのように人事が活発に行われた。しかし満州では依然ロシア陸軍に対する戦争が継続しており，3月15日には奉天占領祝賀会が東公園で職員学生により行われた。3月には薬物学講座新設(林春雄教授)，内科学は2講座になり，婦人科学産科学が新設された。5月に衛生学の助教授として任命された小川政修は宮入教授の下にあったが，後に細菌学が分離し教授となる。この年の10月，後に宮入の後継者となる大平得三が第一高等学校を卒業して第2回生として入学している。12月に宮入は医学博士の学位を授けられている。病理学講師として嘱託されていた桂田富士郎は明治39年8月に九大を去った。しかし桂田が日本住血吸虫を発見したのは1904年(明治37年)で，その後流行地で動物実験を繰り返していた。従ってこの期間，当然宮入と何らかの接触があったことは推定される。宮入は医科大学長病気中に明治39年6月から12月まで事務代理を務めている。12月には病理学助教授(明治41年には第二講座教授)として田原淳が任じられている。アショッフ教授の研究室に留学した後，心臓刺激伝達系を発見し医学史に光芒を残した人物である。

明治40年12月12日に第1回卒業証書授与式が行われた。卒業生58名のうち後藤七郎，藤沢幹二に優等生として恩賜の賞品が授与された。式の後に運動場で6個の大鍋を置き，薩摩汁が供された。これが「学士鍋」の最初であり伝統的に九州大学医学部卒業式に現在まで引き継がれている。

明治41年12月の第2回卒業式で，京都帝大菊池総長が挨拶の中で次のように述べている。「方今学術の進歩とともに学者は各自小区域を限り力をこれに専らにするの己を得ざるに至れりといえども，これがために大体を省みざるの傾向あるに至りては学者の大反省せざるべからざる所なり」。耳に痛い言葉である。この時期，多くの教官がドイツに派遣され，あるいはドイツから帰国しポストについている。他方，ある期間勤めて東京帝大に教授として移動するものも目立った。京都帝大と名を冠しているが，学則などをこれに準じているものの人の交流は無い。この年の衛生学講座の職員は宮入教授のほか，助教授(小川)1名，助手2名の合計4名であった。

明治42年には整形外科学講座ができ，外科学の三宅，中山が分担した。

明治43年1月14日。衛生学教室において福岡県主催の伝染病予防方法講習会の講習を受けた56名に宮入は講習証明書を手渡している。既に前年10月から助教授の小川は黴菌学研究の目的で3年間ドイツとフランスに派遣されており，宮入が主体になって講習を行ったものである。4月には九州沖縄八県医学会が図書館において開催されている。9月には第8回入学宣誓式があり，86人が入学したがその中で九大としては最初の外国人学生となった朝鮮人金台鎮が含まれていた。金は大正4年に熊谷奨学賞品を受領し卒業した。12月に第4回卒業式が執り行われた。12月26日付けで宮入は賞勲局から勲四等瑞宝章に叙せられた。

明治44年2月1日付けで宮入は学術上取調べのため岡山市へ出張を命ぜられている。9月には後に象皮病のフィラリア起源説をもって京都帝大の松下教授らと論争をした望月代次が内科学助教授に任命されている。

3) 九州帝国大学医科大学の時代

明治44年3月30日付けの勅令第45号附則により京都帝国大学福岡医科大学は4月1日から九州帝国大学医科大学となった。菊池京都帝大総長から祝電が送られ，後藤医科大学長からは謝電が返された。4月，初代の総長として山川健次郎(理博)が勅任された。事務局長に相当すると思われる事務官には「九州帝国大学沿革資料」を書いた坂根友敬が任じられた。山川総長の学生一同に対する初の訓示は興味深い。帝国大学の学生総数は4帝大で併せて5千人ぐらいであろう。人口5千万人

とすれば国民1万人に一人の選ばれた学生としての誇りを持ってもらいたいと述べた後，次のように言っている。「現時青年学生の通弊の一つは試験学問をすることである学問のために学問をせんで，試験に通過するために学問をする。どんな大切なことでも試験に関係がないと少しも顧みない此弊風は凡ての階級の学生間に存在するかと思われるが，此れは前述べた研究学問の正反対である。斯かる有様になったのは単に学生の罪でなく制度もまたその責の一斑を負はんければならんのである」。今も通ずる警告である。他方，医科大学の学生達が学友会雑誌の中に新しい研究を続々発表していることを山川は誉めてもいる。学生たちの研究というのはドイツ帰りの若い研究者達に触発されてのことであろうか。4月1日付けで勅令第43号に依り宮入は九州帝国大学医科大学教授に任ぜられ，12月12日付けで大学院学生勝野克己の指導を命ぜられた。

明治45年6月8日付けで宮入は学術上取調べのため群馬県へ出張を命ぜられている。

大正元（1912）**年**8月29日　宮入は衛生学第一講座担任を命ぜられた（衛生学が2講座となったため）。

大正2年4月9日付けで宮入は狂犬病研究室監督を嘱託されている。この年，宮入は日本住血吸虫症流行地で小巻貝を発見しこれが中間宿主であることを実験で確かめ東京医事新誌（1836, 1839）に報告した。この研究は世界的な業績であり，後に英国のブラックロック博士が1927年ノーベル委員会にノーベル賞候補として推薦書を書いている。7月には耳鼻咽喉科学の久保猪之吉教授が欧州での学会に出席した。これについて総長宛の手紙で英国エドワード7世侍医ゼモン博士が久保の喉頭直達鏡に関する優れた研究，技術，人柄を高く評価している。8月に大平得三が衛生学助手から助教授に昇任した。大平は翌年3月に1年半の予定で米国ロックフェラー研究所へ留学のため出発している。ここで当時同研究所にいた野口英世との接点が出来ている。6月18日付けで宮入は学術研究のため久留米市及びその付近地方随時出張を命ぜられた。9月23日には学術上取調べのため山梨，岡山，廣島3県下へ出張を命ぜられている。10月8日付けで宮入の本俸は三級俸となった。

大正3年2月16日より医科大学第2回の講演会が開会され「結核」について宮入ほか10人の教授の講演が行われた。なお第1回は前年8月に榊保三郎教授単独による「教育病理学」「精神分析学並児童及青年性情学大意」が行われている。今回は講習会ともいい，医師を対象に全学の教授が担当して10–14日程度の研修を行い聴講料は5円であった。最も多いのは耳鼻科の久保教授の29時間で，宮入教授の場合11時間と記録されている。稲田龍吉，宮入，田原といった世界的な業績を上げた学者の話に大きな魅力があったことは間違いない。テーマとして大正4年には「梅毒」が選ばれ，このほか「消化器病」「呼吸器病」「神経系統」「血液及び循環器疾患」などについて実施されている。9月に医科大学紀要（欧文）第1巻が発刊され，宮入は「日本住血吸虫の中間宿主」を記載している。

大正4年7月の卒業式で眞野総長の告示の中には科学戦の様相から既に第2次世界大戦を予想し，発明・研究・生産に努めるべきことを述べている。まだ欧州では第1次世界大戦が続いており，工学者らしい優れた見解である。付言すれば，眞野は大正9年の新入生への告示の中で欧州大戦を顧み，戦争が従来の平面戦争から立体へと発展していることを指摘した。後年，石原莞爾が唱えた戦争進化論と同趣旨である点が興味深い。8月8日付けで宮入は学術上取調べのため朝鮮へ出張を命ぜられた。12月22日には九州帝国大学工科大学黴菌学の講義を嘱託されている。同年末の12月23日には勲三等瑞宝章に叙されている。この年3月11日付けで宮入は学術研究のため岡山県下へ出張を命ぜられた。従四位を宮内大臣より賜った。5月21日には学術研究のため佐世保市へ，6月7日付けでは台湾へ出張を命ぜられている。7月31日には学術上取調べのため朝鮮へ出張を命ぜられた。

8月2日付け九州帝国大学命令で「除服出仕を命ず」と有るがフロックコートを着てこなくてよいという意味か。よく分からない。

大正5年4月1日付けで宮入は再度学術研究のため朝鮮へ出張を命ぜられている。この頃盛んに肺吸虫第一中間宿主貝体内での肺吸虫幼虫の発育研究を行ったためである。5月4日には学術上取調べのため上京を命ぜられた。6月12日には朝鮮総督府命令で朝鮮における衛生事務を嘱託されている。6月27日には内務省から保健衛生調査会委員を嘱託された。これにより宮入は嘱託となった西尾恒敬と共に大正5年から7年3月まで山梨の農村の衛生状態，特に住血吸虫流行の調査を行った。6月28日付けでは内閣から保健衛生調査会委員に任命された。7月4日付けで九州帝国大学医科大学衛生学教室物品監守主任並びに図書(?)保管主任を免ぜられた。8月2日付けで朝鮮へ出張を命ぜられている。9月25日衛生学第一講座担任を免じ衛生学第一講座分担を命ずとなっている。11月18日内閣は宮入を高等官一等に叙し，賞勲局から11月27日に銀杯一個を賜った。

大正6年3月には第8回講演会が衛生学教室で行われ，コレラの菌学的実習と講演が宮入ほか3名によって実施された。これは全部で5コース行われ各コースで20–30名が研修し証明書を授けられている。5月11日付けで宮入は朝鮮京城へ出張を命ぜられた。

大正7年1月，宮入は九州帝国大学工科大学黴菌学講義嘱託を解かれ，3月25日学術研究のため東京へ，5月10日には朝鮮京城へ出張を命ぜられた。この出張で宮入はチョウセンザリガニが肺吸虫の第2中間宿主になりうることを見出した。さらに7月16日付けでは学術研究のため岐阜・新潟二県下へ出張した。

4）九州帝国大学医学部の時代

大正8年4月1日をもって医科大学は医学部となった。これに伴い4月1日付けで宮入は官制改正九州帝国大学教授に任ぜられた。6月には宮入は大正8年度文部省科学研究費として「広節裂頭条虫の発育研究」に対し1千5百円を得ている。これは翌年も同じ題目で1千4百5十円の研究費が得られた。7月21日付けでは学術研究のため北海道へ出張を命ぜられた。8月2日付け文部省令で宮入は欧米各国へ出張を命ぜられ9月2日に出発した。9月23日付けでは朝鮮総督府命令があり，埃及における寄生虫病の調査を嘱託すとなっていた。

大正9年2月9日に助教授大平は紡績工場の結核問題と取り組むために免官し産業医学に従事した。代わりに助手鈴木稔が助教授に就任している。鈴木は大正10年7月から2年間の予定で英国とフランスに留学し，大正13年9月に岡山医科大学教授に任命された。3月30日に宮入は海外出張を済ませ神戸港着。即日帰学した。6月21日付けで宮内大臣は宮入を正四位に叙した。11月25日には内閣が宮入を学術研究会議会員に任命した。

大正10年6月30日の文部省の発令では宮入の本俸は二級俸である。

大正11年2月23日に宮入は勲二等瑞宝章に叙せられた。3月16日には学術研究のため京都市へ出張を命ぜられている。5月6日付けで学術研究のため鹿児島県下へ出張を命ぜられている。12月25日に伯林大学のアインシュタイン教授が来学している。医学部では図書館で黄疸出血性スピロヘータ病(稲田・井戸の発見した病原体)，胆石，宮入貝(住血吸虫の中間宿主として宮入が発見)，本邦に棲息していたサイの化石，金魚(遺伝の研究材料)が展示された。アインシュタイン博士は答辞の中で日本での学術の進歩著しいことに感動したと述べ，平和な時代の中でお互いに科学の協力研究に尽くしたいと結んだ。

大正12年1月に衛生学講座2講座のうち一つを細菌学講座と改変した。その理由は細菌学が実験病理を担い免疫学血清学を含むためで，他の帝大に倣ったものである。なお衛生学講座教授は宮入である。宮入は1月25日付けで医学教育視察のため米国出張を命ぜられている。5月3日内閣は宮入を帝国学士院規定第2条に依り勅旨をもって帝国学士院会員とした。6月1日宮入は米国から帰国した。6月に医学部の学術研究という目的で佐賀県三養基郡基山村地内秋光川流域約15町を無料で大学が借用することとなった。この場所は宮入が宮入貝を採取した地域である。宮入貝の天敵としての蛍の研究を企図したものであろうか。なお史料によるとこの契約は大正15年からは農学部に継承された。9月1日に関東大震災が発生した。医科大学からは後藤七郎教授（外科学）を班長に帝都へ救護班派遣と医薬品の寄付をしている。10月4日付けで大学は宮入に学術研究のため県下朝倉郡へ出張（8日間）を命じた。

大正13年2月22日に内閣は宮入を都市計画福岡地方委員会委員に任じている。4月30日には宮入に本俸一級俸が支給されることになった。同年7月に医学部の皮膚病学・梅毒学1講座が皮膚科学と泌尿器科学2講座に改められた。

大正14年4月6日宮入は「マラリア」予防実施視察のため沖縄県石垣村へ1ヵ月出張を命ぜられた。9月9日20時頃，衛生学教室中廊下から出火し衛生学講座を焼き法医学，細菌学の一部を焼いて22時に鎮火した。放火が原因と考えられたが原因は不明のままであった。焼失した建物は衛生学と法医学講座，動物舎775坪に及んだ。破壊した建物は細菌学教室で54坪であった。被害を受けた図書は6万8千9百7拾8円，器具2万6千6百5円，機械5万5千4百拾6円，薬品など8万8千2百8拾1円に及んだ。大きな打撃の後，9月30日付けで宮入は辞職している。これを受けて10月7日付けで大平得三が東洋紡績を辞職して衛生学講座担任を命ぜられている。依願免官した宮入に対し文部省は細菌学講座分担を命じた。なお11月9日，宮入に帝国大学令第13条により，勅旨をもって九州帝国大学名誉教授の名称が授けられ，正三位に叙せられた。思いがけない火災にあった衛生学と法医学講座の新築は翌年3月に完成している。

大正15年6月14日付けで大学は宮入に衛生学に関する調査を嘱託し，学術上取調べのため新潟市へ出張（30日間）を命じた。引き続き11月2日付けで14日間新潟市へ出張を命じた。ツツガムシ病に関する研究のためである。

昭和3年11月10日賞勲局は宮入に旭日重光章を授けた。

昭和21年4月6日。宮入慶之助死去。

2. 九州大学における宮入慶之助

1）学者，宮入慶之助

後に宮入の跡を継いで衛生学講座第2代教授となった大平得三の残した数編の文[2,3,4,5]によって，私たちは研究室にいる宮入の風貌を生き生きと知ることができる。卒業して宮入の講座に入れて頂きたいと大平は希望を述べた。すると宮入はデッキグラスを磨く手を休めずにこう言ったという。

「衛生学をやるって君，馬鹿な考えはやめたほうがいいよ。人間は君，うまい飯を食わなきゃ損だよ。うまい飯は衛生学では食われんよ。一番いいのは裏門攻撃だ。裏門というのはね，性病科や産婦人科というところだよ。今の助手の○○君は性病のほうへ，△△君は産婦人科のほうへ勧めた。君もそっちのほうがよかろう」

大平は驚いて述べた。
「先生，私はうまい飯は食われんでもいいのです。お金をもうけようとは思わないのです。只生きていければいいのです。何でも先生の弟子にして頂きたいのです」
すると宮入は
「フム…ほんとうか君。はっきりそうか君。フム…そんなら話はまた別だ。とにかく僕の部屋に来給え」
と宮入は大平を雑誌が山のように積んである2階の教授室に連れ込んで話をした。大平によれば「学問というものの高貴なるゆえんを諄々と説き聞かされた。これが宮入先生の小乗と大乗であった」と感概をこめて書いている。こうして助手になった大平が今日から出勤しましたと挨拶をすると，アアそうか，一緒に来給え，と宮入は彼を天秤室に連れ込んだ。天秤皿の片方に0.5グラムの分銅が載り，他方の皿には白い粉が少し残り，粉は机上にも線状にこぼれていた。
「どうだ大平君。君はこの有様をどう思う。この男が0.5グラムを正確に測ったような印象を受けるかどうかだ。とにかく僕はこういうことをする男を嫌いなんだ。よく覚えておいてくれたまえ」と宮入は言い，大平は「ガーンと来た」と述べている。その日の午後，再びレッスンは続けられた。厚紙を切って多数の一寸四方の小片を作り，穴を開け，紐を通させられた。
「兎に角，食塩水だろうが昇汞水だろうが，長く使うものでも，直ぐ使ってしまうものでもなんか液を作ったら，その瓶やそのコルベンにこの小札をつけ，物の名と月日と自分の名前をチャンと記すのだよ。コレは今すぐ使ってしまうのだから，いちいち札をつけないでもいいなぞというのはこの教室では禁物だぜ。その時に急に小便が出たくなって行ってきて，さて待てよ，どっちが食塩水でどっちが昇汞水だったかなと疑いだすと分からなくなることがあるものだ。無駄なようでも一寸札をつけておけば一分でも無用に疑う時間が無くなり，仕事は正確に且つ間違いがなくなる。俺は頭がいいから決してそんな間違いは無いぞとうぬぼれるやつは大べらぼうだ。少なくとも僕はそういうやつは嫌いなんだよ」
大平は「ここでまたガーンと来た」と述懐している。後年，大平がロックフェラー研究所に滞在し，野口英世の研究室などの見聞として，試験管を両手に5本ぐらいまとめて持ち，洗浄器に差し込んでブラッシングするやり方を紹介し，一事が万事で仕事が速いと述べた。すると宮入はこう言って泰然としていた。
「ああそうか。それもひとつの方法であろう。しかし私のはレフラー直伝の『エヒトドイッチュ』の行き方で，試験管なども一本ずつ自分の手で丹念に洗い，さらにアルコールやエーテルで洗って，初めて何物もくっついていない安心の下に仕事をするのだ。そのために仕事が遅くて，ひまがかかろうがどうしようが，それは只休まない根気で，埋め合わせをするだけだ」。
大平によると宮入程よく手紙を書いた人は少ないという。長いものではなく，独特な口調できわめて簡潔だという。しかも別に要点を記した控えまで取っていたというのだ。同様に宮入の机の上は雑誌の山で，それを片端から強烈な読書力で読破し，重要なものをノートしている。その書き抜きは見事で一点一画を卑しくもしない謹厳な字で写し取られていた。単に雑誌のみならず，ロイカルト，コッホ，シャウヂン，ガフキーなどの報告の書き抜きもあった。大平は宮入のいわゆるアウスツュゲなるこれ等の帳面が49冊も名誉教授室に保存してあると書いている。宮入はドイツ語に堪能で，読書や論述は勿論，学生たちにドイツ語の演劇の指導（発音から仕草まで）さえしている。だから西尾正功という人が九大医報（第1巻2号）にドイツ語のSで始まる単語の出だしの発音について

小論(発音漫言)を載せたら，第3号にドイツ語の本から取った発音についてのメモを直ぐ様載せている[6]。昭和13年に第10回日本医学会の折，欧州から帰国してきた石原教授(生理学講座)にドイツ語の本を買って後の読後感を聞かされ，宮入はそれらを懇願して借りている。4月21日に「ムッソリニイ傳」「ムスタファ・ケマル傳」「ウイルヘルム第2世傳」(いずれも可なりの大冊，とある)，5月26日に「ナポレオン傳」「ビスマルク傳」「ゲエテ傳2巻」が石原から郵送されてきた。宮入は直ちに読み始めこれらの読後感を5月5日，19日，31日，6月9日，20日，8月27日に石原に送っている[7]。それら感想文に対する石原の返事を宮入は石原の追悼文に記録した。当時の教授たちの語学力と教養に恐れ入るほか無い。

宮入の研究室はまことに正確できちんと規則正しく，凡てのものが整然としていたという。人の手を借りるのが嫌いな宮入は何から何まで自分で処理した。ドイツから送られてきた本や雑誌の包でも丁寧に糸を解いて，糸は糸，紙は紙で保存した。それを鋏でチョキンと切って紙はばらばらに破ろうものならいっぺんで宮入の信用を失ったという。

宮入は独自に組み立てた理論を基に，じっくりと研究に取り組んでいった。ドイツ語でハルトネッキヒ(粘り強く)という言葉が好きであったという。他人にもその態度を教えた。『研究者はマツタケ狩りをするな』とは宮崎一郎が大平から聞いた宮入の言葉である。誰かがマツタケを見つけたというと，皆がそれに集まり，どこか他で見つかったというと皆がどっとそれに集まる。こういうことをしてはいけないと言うのだ。現今，科学研究費を得るために注目のテーマを選び，インパクトファクター獲得に憂き身をやつさなくてはならない風潮を見たら宮入はどう批評するだろうか。

2) 教師たるもの

「九大医学部五十周年を語る」という座談会[8]の中で小野寺直助(内科学，名誉教授)が建学初期の教授の中では久保，稲田，宮入，三宅の名講義が耳に残ると述懐している。大平によれば学生は聞きほれて，筆記するのを忘れるぐらいであった。さらに宮入の講義は「書くな」というもので，講義の終わりに今の講義はまあこれだと宮入がドイツ語で5-6行黒板に書いたという。したがって講義ノート全体は3ページになる程度であったから，試験の時にはよかったと箕田貢(小児科学，名誉教授)は述べている。当時は教授と学生はずっと親しく，第2回生である大平，小野寺，田村，三木ら学生は宮入にドイツ語の演劇を習っている。先の座談会の中で第1回生の赤岩八郎(外科学，名誉教授)が当時を偲び「あの頃教授と学生間は恐ろしく親しく宮入先生あたりともよく常盤館に行き，一パイきこし召していろんな話をされたものです。旭先生(皮膚科学教授)も帽子をかぶって踊られるという有様で…」と述べている。「坂の上の雲」を目指している日本の，創設期にある大学での良き時代であったのだろう。

他方，宮入自身は「師」たる「態度」をどう思っていたのだろう。かつては助教授で後に細菌学教授となった小川政修を悼んだ文[9]の中で宮入は徹底的な寡黙の人であった小川についてこう述べている。「小川君の日本文は当時既に学内第一と私は推重しておりました。小川君ご自身が私の推重していたほどに其の文にご自信があったかどうかは，私は知りえませんでしたが，其の弁には確かにご自信が無かったことと私はきめる。然らずんばあの徹底したる沈黙に釣り合いかねる。小川君は弁を捨てて専ら文に就かれた。後年絶代の弁の雄者ヒットラアが発したところをグット前に小川君は黙って実行して居られた。クツワムシの私は今頃になりて，ヒットラアを読みてなるほどなあと感嘆して止まず」。この文(昭和10年)の背景にヒットラアを崇拝してマイン・カンプを繰り返し愛

読していた宮入の立場が窺える。同書の中でヒットラアは大衆を教化するには唯「弁」あるのみ，弁に自信が無いものは筆を友として理論を書きつけよと述べている。大衆に訴えるには優れた「弁」か優れた「文」の技術が無くてはならない。小川は寡黙ではあったが文を通しての優れた師であったことを宮入は言いたかったのであろう。

「武谷先生を偲びて」という九大医報追悼特集で「無題」なる小文[10]で宮入はこう述べている。「筆者の見た武谷教授は人の師であった。そういえばそれで筆者の言うべきことは尽きている。下手に言い足すと，あるいは言い誤る虞がある」と。武谷は血統的に飲めるたちであったが，「酒というものの良くないことを聞き，及び見て，知られては，自ら之を試むることをなさずして即断一決，之を浮世に無きもののように見なして振り向きもなさらず。其の外，およそ人の師たらんものに好ましからずと見られたるあれもこれも一切合財，酒に対すると同様の態度をもって遠かり徹された」と書く。武谷の徹底した禁欲的な精神を高く評価している。だから師足り得たというのだ。ここで宮入は己を引き合いに出して反省している。一時は親友大平君(ママ)の誠言により飲酒を止めてみたが「今はまた正直に，老来いよいよ飲みあげましてね」と白状する。さらには「いやもう恐れ入って見上げられる。ずいぶんご窮屈でしょうね」と武谷を冷やかし，駅前のビアホールでの話に続く。M印を襟につけた学生が入ってきたのを横目に見つつ，宮入はビールを飲みながら持ち歩いたファウストを読んでいるのだ。そして次のようなゲーテ評をした。「ワイマールの大人きわめて謙遜であるが，この人偉いことにおいて古今に稀であるが，瑕が無いとはいえない。大人自らこの瑕を知っているので，斯くまで差し控えて歌ふている。どのように偉くとも瑕があっては人の師たるには適しない」。そんなことを考えながら電車で帰宅した宮入は学友会からの執筆依頼書を読み，そうだこれらをそのままに書こうと決めた。「武谷教授は師たるべく努め，そしてやり徹された」でこの文を結んでいる。近頃の大学はほぼ専門性だけで教授を決めるが，師としてふさわしい属性ということは余り考えられていない。

3）宮入賞顚末

大正 14 年，退官した宮入は退職金の中から 3,500 円を九州帝国大学に寄贈し，寄生虫学の進歩発達に寄与したいと希望した。これを受けて昭和 8 年に第 5 回日本寄生虫学会大会の会長をした大平得三は学会に「宮入賞」を設けることを提案された。宮崎一郎(九州大学名誉教授，寄生虫学)によると第 1 回は石井信太郎(昭和 9 年)，第 2 回は韓京淳(昭和 10 年)，第 3 回は稗田憲太郎と孟天成(昭和 11 年)，第 4 回は氏家尚樹(昭和 12 年)，第 5 回は新見大四郎(昭和 13 年)，第 6 回は福井利人(昭和 15 年)，第 7 回は神子謙(昭和 16 年)に授与された。しかしこれで終わりになり，残金は 194 円 78 銭になったという[11]。大平，宮崎はこれを継続したいと思ったが資金を得る見通しが無くこれ以上続かなかったという。8 人の方が均等に奨励金を貰われたとすれば一人あたり 400 円ぐらいであったろうか。昭和 16 年の台湾帝大授業料が年に 20 円であったというから相当な金額といえる。

4）宮入貝発見の光と影

当時住血吸虫の感染はミステリーであって，エジプトで研究していたロスでさえミラシジウムが直接体内に入り，肝臓が中間宿主的役割を果たすのではないかと考えていた。しかし宮入は人が中間宿主と終宿主を同時に兼ねるはずが無い。ミラシジウムに胚細胞群がある以上，これが中間宿主体内でスポロゴニーを営むに違いないという信念を持っていた。明治 45 年 5 月 21 日に衛生学副手

として入局してきた鈴木稔とともに中間宿主探索を始めている。岡部浩洋が西尾恒敬の著書『近代医学の歩み』からこの発端の時を引用している[12]。

「どうだね，鈴木君」九大衛生の宮入慶之助は右隣の机に席を占める鈴木稔に呼びかけた。「この間，明石君にも言って置いたんだが，どうだろう。こいつをひとつやってみようじゃないか」「ハイ，面白いと思います」「寄生虫学を専攻しようという君には打ってつけのテーマだよ」「ハイ，みっちりやってみます」

という会話だったという。西尾は大正2年から5年にかけて九大衛生学教室の助手を務め，大正5年から7年にかけて宮入と共に山梨県の住血吸虫調査に従事している程である。したがってこの会話は信憑性が高いという。その結果偉大な貝の発見がなされた経緯については本書別章で田中寛先生が書いておられる。ところが，宮崎(1981)によるとある時，鈴木が「本当は，あれは俺が見つけたんだ」と言った。それを宮入が聞いて激怒し「鈴木を呼んでこい」と言ったという話が残っている。鈴木は後に岡山医科大学教授として転出しているが，生涯「宮入貝」とは言っていないという。鈴木没後の記念誌[13]には「貝」の写真が掲載されているが，それには次のように記されている。

Katayama nosophora カタヤマガイ。
発見当時の標本にして余の採集せしもの。
佐賀県三養基郡基里村酒井東にて。大正二年七月。鈴木　稔

ともあれ宮入・鈴木の共著で大正2年に東京医事新誌1836号に最初の和文報告が，そして翌年には独文で九州帝国大学医学部紀要第1巻にこの知見は発表された。大平が後にこれを回想して，1927年に英国の熱帯医学者であるブラックロック（リバプール大学教授）がノーベル賞推薦委員として宮入・鈴木をノーベル賞候補に推薦した手紙を紹介している。大平の和訳で紹介しておきたい。

「委員諸君。私は王立カロリンスカ学院のノーベル賞委員会に対し，教授宮入慶之助博士並びにその助手鈴木稔学士の名を考慮に入れられんことを申し出ます。申し出が斯く遅延しました理由は第一，学院より書類を受け取った後日本との連絡が必要であったこと，第二，日本からの書類が到着したときに私が地方旅行中であったためであります。私が推薦せんとするこの二人の卓越した科学者たちの原著は日本住血吸虫の生活史の解明に関するものであります。第一，彼らはこの寄生虫が人及び動物に起こすところの重篤なる疾病を研究しました。第二，彼らはこの寄生虫の宿主体外における発育を追跡し，卵からミラシヂュムが中間宿主たる章巻貝へ進入すること，その貝中に於ける驚くべき発育の過程及びついにその貝から人及び動物の欠損なき皮膚及び粘膜に侵入しうる能力を有するセルカリアの脱出することを研究しました。第三，彼らは動物の実験的感染の方法によってこの疾病が彼らの記載せる状態で自然界に行なわるるものなることを示しました。一般に生物学に対し，特に医学的寄生虫学に対するこのはなはだ顕著な貢献は褒章に値すると考えられます。日本に於ける宮入・鈴木の仕事は既に甚だ大なる結果を生じました。即ちエヂプトに於いてレーパーによってエヂプト住血吸虫及びマンソン住血吸虫の貝殻中間宿主の発見を可能ならしめました。そして順序としてアフリカの他の地方及び人および獣類に住血吸虫病の見らるる世界のあらゆる地方の研究者たちをして，その地方におけるこの疾病の感染経路の発見を可能ならしめました。寄生虫学的観念に於いて，コッホの要求が満足せらるるごとき方法で完

成させられたこの光輝ある業績は，最近20年間の寄生虫学会における卓越した発見であります。そしてそれはつとに研究そのものの優れた価値の為のみならず，また苦悩する人道の大なる部分に関する恩恵のために，ノーベル賞の授与こそ，かかる発見が値する名誉の適当な承認でありましょう。

1927年3月1日。

　　　　　　　　　　　　　　　　　　　生理学及び医学のノーベル賞委員。ビー・ブラックロック

　この文中に出てくる英国のレーパーがビルハルツ住血吸虫とマンソン住血吸虫の中間宿主貝を見出したが，彼は日本でなされた宮入・鈴木の業績には一切触れない報告書を書いた。九州帝大の内科学教授であり，黄疸出血性レプトスピラの発見者である稲田龍吉はこのことを英国で誰かにこぼしたという。さらにはレーパーと日本に同行したアトキンスの非難もあって，レーパーは学会で顰蹙を買っている。これらはこのような偉大な発見とか発明に伴う光と影であろうか。

文　献

1) 九州大学史料室（1993）：九州大学 大学史料叢書．第1輯．九州帝国大学沿革史料．
2) 大平得三（1948）：宮入先生と野口さん．東京医事新誌 3198, 38–39
3) 大平得三（1949）：わが師我が友（52）．宮入慶之助先生．日本医事新報 1295, 327–328
4) 大平得三（1956）：思い出．寄生虫学雑誌 5(2), 280–281
5) 大平得三（1961）：研究秘話．宮入貝発見の頃．九大医報 31(1), 16–17
6) 宮入慶之助（1927）：九大医報第一巻第二号西尾正功君発音漫言の後に．九大医報 1(3), 173
7) 宮入慶之助（1939）：石原君の追憶．九大医報 13(1), 9–10
8) 座談会（1953）：九大医学部五十周年を語る．九大医報 23(2), 3–14
9) 宮入慶之助（1935）：小川教授への思い出．九大医報 9(5), 396–397
10) 宮入慶之助（1935）：無題．九大医報 9(3), 246–247
11) 日本寄生虫学会（1981）：寄生虫学会50年のあゆみ（1929–1979）．日本寄生虫学会．東京
12) 岡部浩洋（1968）：宮入貝発見．九大医報 38(4), 75–77
13) 岡山大学医学部鈴木稔教授同門会及ライトオレンジクラブ（1960）：故鈴木稔教授業績目録並回顧録

住血吸虫研究史における人間ドラマ　取材雑感から

小　林　照　幸

1. 命懸けの米作り

　本書は「日本住血吸虫症について，現在の医学界で研究されている最高陣が執筆したもの」と定義づけていいだろう。

　その中において，私自身は，1998（平成10）年の7月に日本住血吸虫症の根絶史をまとめた『死の貝』（文藝春秋）を刊行させて頂いたことがあるにせよ，本書の執筆陣に加えて頂いたことは光栄ながらも，申し訳なさも抱く。

　『死の貝』の取材時には，全国各地の先生方にご教示を頂き，刊行後は宮入源太郎氏らと面識を得て，長野市松代の「宮入慶之助記念館」の開館にも立ち会わせて頂いた。

　はずかしながら，私は『死の貝』の刊行後に，宮入慶之助博士の出身地が長野市松代であることを初めて知った。

　しかも，である。私の実家から車で20分ほどの場所に，宮入博士の生地があるではないか。

　手元にあった資料をもとに福岡，佐賀で取材し，世紀の大発見をされた宮入博士に思いを馳せたりもしたのだが，全国各地を取材し，最終的にたどり着いたのが松代であったのは，不思議な御縁と言うほかはない。

　さて，宮入慶之助，藤井好直，桂田富士郎，藤浪鑑ら，日本住血吸虫症の研究史に残る人物たちを俯瞰するとき，私がまず感じることは現代に比して，情報，薬品，医療機器，交通手段などが脆弱だった時代に，よくぞあれだけの業績を成し遂げたものだ，との敬服である。

　ミヤイリガイの発見，複雑かつ摩訶不思議な感染経路などの史実は，深奥に富んでいる。業績を知れば知るほど，それが奇跡という形容を持って語るべきもの，と私は興奮も抱くのである。

　そうした先人の存在は，現代の医療関係者にとっては，ある意味では困惑材料かもしれない。パソコンもあれば，顕微鏡などの精度も，通信機器も，交通手段も格段に向上している現代において，SARSやエボラ出血熱など，多くの新興感染症の感染源が不明というのは，現代の研究者の力量が試されていることに等しい気がするのは私だけであろうか。「医療はモノではなく，人にあるということか」と生意気ながら思ってしまう。

　現代に残された資料からでも，先人たちの人柄や研究に対する姿勢は十分に窺い知れる。特に興味深いのは，岡山の桂田が山梨へ行き，京都の藤浪が広島へ，と互いに研究地をわきまえ，互いの研究現場を侵さなかったことである。

　桂田が隣県の広島に行った，という話は私が調べた範囲では，そんな事実はない。

　この当時の研究者の"仁義"を見せられる思いがする。

　結果論だが，先人がそれだけのしかるべき人物であったからこそ，世紀の大発見も成し遂げられ

たのか，と感じてもしまうのである。

　そして，「苦しんでいる人達を救いたい」という彼らの使命感は，研究や調査にも進んで協力してくれた，住民の姿から生まれたものだろう。

　長野県長野市出身の私にとって，隣県の山梨県に「水腫脹満」とよばれる，永く原因不明だった病に蝕まれた歴史があることは驚くしかなかった。

　地形的にも似ているであろうに，不思議にも長野県になかったのは，単にミヤイリガイが棲息していなかったから，と言い切るものでもないような気がする。

　豊かな温泉と果樹の恵みに溢れた日本屈指の保養地として名高い，甲府盆地。

　ブドウ，桃，スモモの生産量ではいずれも日本一である。

　だが，果樹の恵みも実は，水田を果樹園に転地することでミヤイリガイの生息を断たせることを意味し，「古来，甲府盆地を苦しめた風土病との戦いの帰結」と知れば，一つの病気を亡くすことの意義を深く考えさせられてしまう。

　長野県も果樹の栽培は盛んである。だが，その社会背景にある"出発点"はまったく異なっているわけだ。

　1996（平成8）年2月，山梨県知事が「山梨県における地方病の流行は終息した」と終息宣言を発表，日本は世界で初めて，そして，唯一，日本住血吸虫症を克服した国となった。対策に着手してから，110年目のことであった。

　病名に「日本」の名があるのは1904（明治37）年7月25日，岡山医専（現・岡山大学医学部）の桂田富士郎が中巨摩郡大鎌田村（現・甲府市大里町）の開業医・三神三朗の邸宅で「姫」という名の三神の愛猫を解剖，姫の内臓から虫体を初めて発見したことにちなんでいるのは，本書に執筆された方々ならば周知の事実であろう。

　この逸話だけでも，ドラマチックだが，地方病との闘いは現代に生きるわれわれの想像を絶しているような気がしてならない。

　SARSやエボラ出血熱が恐ろしい，と喧伝されるが，私は「命懸けの米作りを強いられた住血吸虫の方がずっと恐ろしい」と思えてならないのだ。

　人間のみならず牛や犬など家畜の血管にも住み，幼虫は緩やかな流れがある水田や河川に棲息する，米粒大の淡水産の巻貝「ミヤイリガイ」を中間宿主とする日本住血吸虫症。日本住血吸虫症の卵が河川，水田の水中や雨水で孵り，ミラシジウムとなり，中間宿主を経てセルカリアに生育する。セルカリアが含まれた水を飲むことで感染が起こる，と思われていたが，農作業や水遊びなど，水に触れたときセルカリアが突進し，皮膚を食い破って血管の中に入り込む「経皮感染」が原因であったとは……。

　「貧しい農民に多く見られることから一種の貧乏病ではないか」「集落や地区での近親結婚が原因の遺伝病だろう」の見方も明治時代にあったのは仕方なかっただろう。

　当たり前のことだが，私は次のことを強調したい。

　「甲府盆地のみならず，日本住血吸虫症の分布地の住民（農民と言い換えてもいいだろう）は"命懸け"で米作りをしてきたのだ」と。水腫は水膨れ，腹に水がたまる意から「水腫脹満」と名付けられたわけだが，太鼓腹となって全身の皮膚が黄色くなり，やせ細り，介助なしで動けなくなったら，確実に死ぬことを甲斐の人々は幼い頃から見聞きしてきた経験則が，どれだけ人々を肉体的，精神的に苦しめたか，私には想像できない。

当時，水道などない。生命の源，最古の薬といわれる「水」に原因があったとは，それだけでも脅威に満ちている。

『水腫脹満　茶碗のかけら（水腫脹満となった者は，茶碗のかけらと同じ。何の役にも立たない）』

『中の割に嫁に行くには　買ってやるぞや　経帷子に棺桶』

『竜地　団子に嫁に行くには　棺桶を背負って行け』

の口碑が，民謡や俗謡のごとく，住民の口から出てもいたとも伝わるが，これらは自らの運命を悟った人たちの魂の叫び，ともいうべき重さがある。

ミヤイリガイもセルカリアの存在も，わからなかった当時，私は住民の胸中を思うと切なくなる。根絶をなし得た今だからこそ，こう書けるだろう。

「水腫脹満」を宿命とも覚悟とも受け入れ，生活してきた彼らのいたたまれなさを私たちは，どう受け止めるべきなのだろうか。

「水が原因では？」の住民の指摘を受け，対策が緒についた明治時代中期，山梨県は「水に触れぬよう手足を保護して農作業せよ」と触れを出すも，こんなものは守られるわけがなかった。

地方病により，徴兵検査では体格不良の青年が多く，甲種合格は微々たるもの。いない地域すらあったのは，よく知られる話である。

当時の医学界では山梨の地方病の正体は何かは注目を集めていたが，病名もわからず，腹水を注射器で抜く治療法しかなく真相は闇の中だった。

そんな時代において，日本住血吸虫症史の人間ドラマとして銘記すべきと考えるのは，事態の打開を求めたのが，命懸けで米作りをしなければならなかった住民たち，そして，各地で住民と日々接していた医師たち，の史実である。

2. 『御指揮願』と窪田次郎

甲府市の中心街から東北に 10 キロほどの所にある，東山梨郡春日居村（現・東山梨郡春日居町）。大菩薩の山々が連なる風光明媚なこの農村は，山梨県の中央部，甲府盆地の東部に位置し，南東に流れる笛吹川によって潤された水田の恵みを受ける温泉郷である。

ご多聞に漏れず，ここも水腫脹満の大流行地であったが，県は何の対策も打つ様子がない。そこで 1887（明治 20）年の 8 月 27 日，春日居村の村長と同村の衛生委員の両名は，現在の県知事にあたる県令の藤村紫朗に対して『御指揮願』と題する嘆願書を提出している。

原因もわからぬため，治療は何も施せず，村民一同は悲嘆にくれている。

春日居村の半数が集中する小松集落では，ほとんどの家庭が水腫脹満を患っている。

水や土に原因があるのか，と長く考えられてきたが，医学の研究も発展しつつある今日では原因も究明できるのであろうと思い，原因を調査され，対策を講じて頂きたい，と地図も添付された内容だった。

「ああ悲しきかな。困苦見るを忍びず」

と書かれた，この陳情書には住民の悲痛な叫びが凝縮されている。

御指揮願は郡役所を経て，県に回る。そして返答が来たが，その内容に村民は落胆したという。というのも「水腫脹満とはどんな病気か。重い患者がいたら医師に診察をさせ，具体的な病状を書いて差し出せ」という村民の気持ちをはぐらかす，頼りないものだった。あたかも「水腫脹満なる病

気を初めて知った」と言いたげであった。

当時、県令は地元の公選ではなく、内閣総理大臣が出身地を問わず任命していた。

藤村は熊本藩出身で、1880（明治13）年に県令に着任している。

ブドウやモモなどの果樹栽培に着手、養蚕業を薦めるなど後の山梨県の経済基盤を築いた功績は大きく、在任中から県民の信頼も厚かった。それだけの傑物ならば、当然、水腫脹満を知っているだろう、と春日居村の者が思っていても何ら不思議ではない。

2年半後の1890（明治23）年の2月、春日居村は再度の『御指揮願』を提出した。県は3月半ばに調査員を二人、春日居村に派遣。1週間滞在し、生活環境と食物について調べたが、取り立てて他の村と変わったことはない、と判断して引き上げた。

一方、備後国から広島県となった広島では、『片山記』二編を表した藤井好直と並んで、熱心に片山病と取り組む医師が現れていることも書き留めておきたい。1835（天保6）年、神辺にほど近い安那郡粟根村（現・福山市加茂町）生まれの窪田次郎である。

彼は幼少より医師である父から「片山病を研究し原因の解明を行え。それが無理であれば、世の多くの人々にこの病の存在を知らせよ」と命じられていた、という。

漢学と医学を修め、明治の初めに父の跡を継ぎ、明治維新後、福山市より衛生業務を司る命も受け、コレラなど伝染病対策の巡回診療も精力的に行い、衛生観念を植え付ける。

窪田は優れた啓蒙思想家でもあった。「日本の小学校教育は福山より始まる」と言われているが、これは学令法が発布される2年前の1870（明治3）年に窪田が、私財を投じて男女、貧富を問わず7歳から10歳までの子供に無償で普通教育を受けさせる「啓蒙所」を設立したことが契機だった。明治政府は啓蒙所を見学し、学令法の発布を決定するが、このとき福山には83の啓蒙所があり、5,095人が学んでいた。

窪田は福山地方では「次郎先生」と福沢諭吉のごとく尊敬を集め、願う理想のほとんどを実現させたが、片山病だけは思うようにいかなかった。

父の教えの通り、多くの人々に片山病を知らせるべく、福山市や広島市の病院に腹を膨らませた患者を入院させ、多くの医師にも検討を促したが原因の特定、治療法は皆目わからない。また、山陽地方で大きな部数を誇る全国紙の報知新聞に『片山記』の内容や自分の見解を投書して、全国の医師から意見を求めた。

しかし、投書は、神辺や福山の人々、とりわけ年頃の息子、娘のいる家庭から縁談の妨げになるとの苦情と強い反発を招いた。藤井が高齢のため第一線を退きつつあった中、神辺の人々は、片山病の治療に際しては窪田の所に駆け込むが、片山病が他の地域に知られることを、この上のない恥としていたのだった。

『神辺に行くには 棺桶をかついで行け』

神辺に嫁に行くのなら片山病になるのを覚悟して行け、の口碑が福山周囲にはあった。神辺の衛生委員は、藤井の書いた『片山記』と窪田の活動に注目し、広島県に対策を陳情した。1882（明治15）年に『片山病調査委員会』を広島県は設立し、原因の究明に乗り出す。要請を受け、広島県にやって来た多くの医師が藤井や窪田を訪ねた。

『片山記』の執筆からおよそ35年。藤井は自ら案内を買って出た。腫れた腹の患者に聴診器を当てて診察する、西洋医学の観点からの初の調査だった。

3. 吉田龍蔵と三神三朗

　1897(明治30)年6月，西山梨郡清田村(現・甲府市玉諸)に住む50歳を越え，腹を大きくした「杉山なか」という一農婦の「自分が死んだら解剖して，地方病の正体を究明してほしい」と願う生前遺書「死体解剖御願」に沿い，甲府の県立病院の医師が執刀したのも，今に伝わる話である。
　山梨県初の地方病患者の解剖が行われたわけだが，「地方病の正体は？」というと，桂田の発見まで待たねばならなかった。「どうやって予防できるか？」は，宮入の発見まで待たねばならなかった。
　杉山家の菩提寺「盛岩寺」には，当時の医師会が建立した紀徳碑が残る。
　広島では，1895(明治28)年に藤井が，1902(明治35)年に窪田が死去し，その意志を継いで，片山病に地道に取り組む医師がまた現れていた。片山から1キロほど北の中津原村(現・福山市駅家町)で開業する吉田龍蔵である。
　京都府立医専(現・京都府立医科大学)を卒業後，郷里に戻った吉田は1901(明治34)年に開業した。27歳だった。帰郷後，医師の目を通じて多くの人々が片山病を患っていることに吉田は驚いたという。
　近くの尋常小学校の嘱託医も務める吉田は検便検査の結果，2割の児童が片山病を患っていることにもたまげる。
　検便検査においては教科書にない寄生虫卵の正体が片山病の正体である，と疑わず，体内に何らかの寄生虫がいるはず，と解剖の必要性を感じたのである。
　1903(明治36)年11月，吉田はついに片山病で死去した患者を解剖する機会を得る。この月だけで，片山病により死亡した者は6人。そのたびに吉田は家族の許可を取り付けて，広島市の広島病院の内科部長を招き，自宅の診療室で解剖を行った。
　肝臓や腸から糞便に見られた寄生虫卵は見つかるが，虫体は見つからない。この頃から吉田は「解剖医者」「腹切り医者」と陰口を叩かれるようになり，比例して診察に訪れる患者が減った。なかなか見つからない虫体に内科部長が提案した。
　「片山病が寄生虫病であるのは，もはや間違いないが，次回解剖をする機会があったら，わが国を代表する病理学者に執刀してもらったらどうだろうか」
　一刻も早く原因を究明したい吉田は快諾した。そこで斯界で知られる京都帝国大学の藤浪鑑を招聘するのだった。
　1904(明治37)年の4月，甲府の市街地から南におよそ4キロ，笛吹川と釜無川が接近して流れる甲府盆地のほぼ中央部，水田と桑畑が広がる中巨摩郡大鎌田村(現・甲府市大里町)の三神三朗邸で，桂田は三神の愛猫の「姫」の解剖を許され，世紀の発見をするに至った。
　三神は東京・済生学舎を卒業後，帰郷し開業した。彼は朝早くから深夜まで診療に明け暮れていた。地方病への情熱は大きく，腹水除法の手際はよく，陽が昇る前から患者が門前に並んだ。午前7時過ぎに診療を始めるが，冬場に患者を待たせるのは可哀想だ，と三神は患者が門の前に立った午前5時頃から診療を始めた。
　宴席に招かれても「このあと急患があるやもしれませんので……」と酒は絶対に受け付けず，止むなく酒席に出るおりは茶を入れた徳利を持参していった。最高の薬を患者に与え，診療費の滞納をする患者も多かったが督促は一切しない。

高齢の患者の中には家族の都合もあって，付き添いのないことも多い。三神は患者の帰りの万一を考え，車夫を雇い，患者を送らせる。三神は村人から「地方病先生」とよばれて，厚い尊敬を集めていた。この三神なくして，桂田の発見もあり得なかっただろう。
　ミヤイリガイが中間宿主であることを，宮入慶之助が佐賀で発見したのは，その後である。1913（大正2）年9月。有効な特効薬がなかった当時，この病をなくす唯一の方法はミヤイリガイをなくすこと，に研究は移るのである。
　農薬や石灰など「殺貝剤」が使用されるまで，住民は水田に出る時間を早め，茶碗と箸でミヤイリガイを拾い集めることに腐心したと伝わるが，この労力を誰も笑うことはできないはずである。児童たちも積極的に手伝ったらしい。
　無論，繁殖力が強く焼石に水の状態だったが，それしか方法の考えられない状態，それをもってしても命懸けの米作りを強いられたのを何と形容すればいいのか，私には言葉が見つからない。
　治療薬「スチブナール」も登場したが，嘔吐や悪心の副作用が強く，1ヵ月で10回近い投与を受けねばならず，住民には負担も大きかった。
　「治療よりも予防。ミヤイリガイを駆除すること」の対策が戦後から実施されるまでは，長い年月だった。殺貝剤をまいてから用水路や畦を底，左右の三面コンクリート溝渠にし，ミヤイリガイの繁殖を抑える。コンクリート溝渠にすれば急流となり草や藻は生えず，ミヤイリガイはとどまれず，産卵できない。市街地も例外ではなく，多様な幅の溝渠が造られた。下流に集まったミヤイリガイは焼却処分される。
　だが，山地の河川や水田，桑畑付近にもミヤイリガイが棲息し，上流に行けば流れは緩やかで溝渠は意味がなく，また，造りづらい。昭和30年代はじめ，一挙に解決する方法が着手された。丘陵地の稲作を果樹栽培に転換する方法である。命懸けの米作り，にようやくピリオドが打たれたわけだった。
　山梨県のコンクリート溝渠の長さは延べ1,813キロある。日本列島の半分の長さだ。佐賀県は304キロ，福岡県は420キロと桁違いなのは，ミヤイリガイの棲息範囲が広かったからである。現在は副作用のない有効な治療薬があるが，その治療薬の登場を待たずにこの病気をコントロールできたことはコンクリート溝渠の効果を裏付ける。
　地方病克服のためのポスターや啓蒙書で，現存するものは少ない。
　公で保管されているものは，地方病根絶の本部としての大役を担った，山梨県衛生公害研究所に何点かあるだけだ。
　「世界に誇るべき業績ですが，終息宣言が出るまでは"とにかく無くそう"の一心で，関連資料を残すまで関心は回らなかったんです」
　同研究所の薬袋勝氏が話してくれたのは忘れられない。
　日本において，山梨県の韮崎市の一部以外にはミヤイリガイは一匹たりとも棲息していない。山梨の終息宣言は，感染患者が10年以上出ていないことから出された。
　ミヤイリガイが残ることから終息宣言は時期尚早の見方もある。殺貝剤を撒き，コンクリート溝渠にした結果，地方病は克服したものの，春のメダカやオタマジャクシ，夏のホタルは甲府盆地では見られない。『水腫脹満　茶碗のかけら』の恐ろしさを知らぬ世代は「殺貝剤の散布は広大な自然破壊だった。ひとつの生物の種を絶やすことはあまりに人間の勝手」とまで断じる。
　万一の再流行の可能性に備え，山梨県衛生公害研究所の梶原徳昭氏は日本住血吸虫症に感染した

ミヤイリガイを飼育している。梶原氏は苦笑いして語った言葉も忘れられない。
　「将来もし，患者が出たとき，診断を判定する皮内反応や血清反応の検査剤を製造するのには感染貝が必要になるのですよ。終息宣言と矛盾している，との住民からの指摘もありますがね」
　先人への敬意なくして，地域の未来はあり得ない。
　住民たちのかつての辛苦こそが，日本住血吸虫史における最大の人間ドラマではないか，と私には思える。

慶之助とホタルと左京

清 永 孝

序

　宮入慶之助と神田左京。二人の出会いは偶然であり，別れもまたそうだった。その間，約30年間。彼らは類い稀な友情を紡ぎながら，混沌とした時代を夫々のゴールを目指し懸命に水路を切り開いていった。そんな姿を乏しい資料をまさぐりながら辿ってみたい。

1. 出　会　い

　慶之助は福岡市民から「変わり者の大先生」といったイメージで親しまれていたようだ。彼自身も大正3年，地元の女学校での講演会で次のように自己紹介をしている。

　　私はことさら御吹聴をいたすまでもなく，知られたる変った男であります。もはや十年も此の福
　　岡に居りますから，皆様の中にはあれは雨が降ると洋服に下駄をはいて歩いて居る老人だと御承
　　知の方も少くありますまい……考へて居ることも世間普通の方々とは違ふて居ります[1)]

　この頃，学者の講演と言えば難しいのが通り相場だった。専門知識を鏤めて聴衆を謹聴させる堅苦しいものが一般的だった。
　だが慶之助の場合は違っていた。
　女性の健康と躾をテーマにしたこの日の話も，彼の言葉通りに「普通の人と違う」ものだった。語り口にも内容にも，日本医学界の権威者らしさなど影を潜めていた。
　家計の遣り繰りや帯の締め方，果ては裁縫の運針や料理の火加減水加減など，日常生活に即した具体的な題材で女性たちの気持を上手に手繰り寄せ，砕けた口調で話を進めている。学者の講演というより物識り老人の放談だった。
　だがそこには「誰もが健康に暮せる，そんな世の中にしなくてはならない」という彼の熱意が篭っていた。
　その意気込みは恐らく，聴衆の一人一人に伝わったことであろう。
　当時の国民生活は常に様々な悪疫に取囲まれ，疫痢や赤痢は毎年のように世間を恐怖に陥れ，時にはコレラさえも発生していた。
　明治19年には2年連続の流行で死者は約11万人。その4年後にも全国の隅々で猛威を振るっている。
　慶之助が医学の道を選んだのも，こうした非衛生的な社会状況の改善を目指したからではなかろうか。

その彼は明治30年，臨時検疫局の事務官に任命され衛生行政の一端を担うことになる。

そして程なく，重い任務を背負った責任と誇りを胸に二階堂菊太郎(後の保則)と共に「死亡原因類別報告書」の作成に取りかかる。

それまで極めて粗雑だった衛生関係の統計を充実させ，本格的なものにするためだ。

膨大な資料を取り纏める作業は困難だった。

そんな時，何よりの励ましになったのは彼が信頼する上司，衛生局長後藤新平の次ぎの言葉だったであろう。

国家ト称スル特殊ナル社会ノ形状ハ之ヲ組織スル人民ノ爲メニ(之ヲ詳言スレバ人民ノ衛生ノ爲メニ)現存スル者ニシテ国家自体ノ爲メニ人民ヲ棲息セシムルニ非ラズ[2]

時代は富国強兵をスローガンとしていた。

先ず国家ありきの社会だった。

そんな時代にあっての「国家は人民の衛生の爲めにある」だ。

この言葉の新鮮さと迫力は彼を勇気付ける。そしてこの作業を進めるうち，次第に結核へ関心を注ぎ始める。

結核に関しては特に詳密なる統計を要すること多言を費さずして明らかなり[3]

彼の故郷長野県は近代日本を代表する製糸王国だった。

劣悪な職場環境の中で過労と粗食を強いられ，結核に怯え苦しむ女工たちの生活が絶え間なしに繰り返されていた。

慶之助はその様を目で見，耳で聞きながら多感な少年時代を過した。

その悲惨な状況を死因統計で改めて確認したのだ。

彼が製糸女工の労働環境の改善こそ「人民の衛生」の決め手と考えたのは当然であろう。

早速，女工たちの健康状況について実態調査を計画した。

ところが当局に拒まれてしまう。

もしも新平が衛生局長のままでいたのなら，状況は違っていた筈だ。

だがこの時，新平は既に民生局長として台湾に赴任していた。

結局，慶之助は断念せざるを得なかった。

その後間もなく，約5年間の役人生活を辞める。

退職理由は「疾病職に堪へず」となっている。

ところが，彼はその後1ヵ月も経たぬうち3年間のドイツ留学に出発している。

「職に堪えない疾病」とは果して何だったのだろう。

帰国後，彼は九大教授となり衛生学講座を担当する。

かつて断念させられた計画は教え子の石原修が引継ぎ，彼は己の挫折をバネに新たな目的，日本住血吸虫病の中間宿主発見への険しい道を歩み始めた。

そして数年，苦労に苦労を重ねて漸く念願を達成し日本医学の歴史に輝かしい一ページを書き加える。

その経過を述べた関係者への講演は次のように締め括られている。

この時，彼は「国家は人民の衛生のため現存する」という新平の言葉を心の中で反芻していたで

あろう。

　此の病の予防はどうしても個人の力には及びません。一村の力でも足りませぬ……郡を動かし，県を動かし，而して国を動かし，以て勤勉にして最も多く田用水や田の中に出入する不幸の人々を此の恐るべき病にかからせないやうに御尽力あらんことを希望にたえませぬ[4]

　宮入貝の名は忽ち全国に広がり，彼は医学界の第一人者となる。
　だが気難しさでも有名だった。
　研究に関しては完全主義であり，自分には勿論のこと他人にも寸分の妥協を許さなかった。
　人付き合いでもそうだった。
　自分を評して「のべつに喋りたいのだから，じっと堪へて居るにはしたたかな努力」[5]と記しているように，気心が知れた相手とは笑い声を上げながら喋っても，気持が通じぬ相手とは無愛想で無口だった。
　その厳しい雰囲気に弟子たちも気圧され，敬愛はしていても容易には近付けなかった。相手が相手だけに萎縮し，自ら進んで話し掛けることが出来なかった。
　慶之助は誰しもに仰ぎ見られるが故にまた敬遠もされる，孤高の人物だった。
　そんな彼の前に神田左京が顔を見せたのは大正5年，生理学副手として京大から赴任して程ない夏の頃と推測される。
　時に慶之助51歳，左京41歳。当時にあっては既に老齢。一般的に親友など容易には出来ない年代。しかも，著名な大学教授と全く無名の副手。
　現在よりも遥かに階級意識が強かった時代であれば，彼らの間に立ちはだかる身分の壁は大きく，普通であれば友達付き合いなど出来なくて当然だ。
　ところが何時の間にか，二人は楽しく語り合う幼馴染のような仲になっている。
　なぜ，それほど親密になったのか。
　それを説明するには出会いに至る迄の，神田の略歴を簡単に紹介しなくてはならない。

明治　7年　長崎県北松浦郡佐々村で神田米男の長男として誕生。
明治17年　母が病死。2年後に父が再婚。弟たちが生まれる。そのことから父と継母に反撥するようになる。つむじ曲がりで人嫌いの「継子根性」になったと彼は記している。
明治23年　家を出る。近郊の村を転々とし牛乳配達などの他，炭坑夫としても働く。そこは恐らく鹿町炭坑。経営者は浜野治八。彼は左京の研究生活を援助し続けた篤志家だが，その縁はこの頃に芽生えたものと考えられる。
明治37年　教会で英語を学んで上京。成城学校英語教師となる。
明治40年　機会に恵まれ渡米。クラーク大学奨学生。マスター・オブ・アーツとなる。その後，臨海実験所などで生物学や生理学を学ぶ。
大正　4年　ミネアポリス大学大学院を卒業。ドクトル・オブ・フィロソフィーの学位を得て帰国。
大正　5年　5月，京都帝国大学医科大学生理学教室副手。
　　　　　　7月，九州帝国大学医科大学生理学教室副手。

　こうした経歴の左京と慶之助は偶然に出会い，忽ち気持が通じ合う友人となったのだ。
　慶之助と同じく左京も変わり者であり，お互いの相性が良かったことは確かだ。

もともと「のべつに喋りたい」慶之助だ。時間さえあれば左京を相手に，冗談話に花を咲かせたこともあったろう。

　左京もまた慶之助には安心して心を開き，これまで胸に溜め込んできた様々な鬱憤もぶちまけたに違いない。

　例えば，留学中に博士号を取得したものの日本での大学履歴がないため，せいぜい副手としての評価しかされない悔しさを訴えたであろう。

　だが，こうしたことの外に，もっと大きな原因が推測できる。左京が継子であったことだ。

　その孤独感，父に裏切られた恨み，継母への憎しみ。それらが絡み合って他人を信じきれなくなった「継子根性」。

　そんな左京の話は慶之助の心を強烈に揺さぶった筈だ。

　慶之助も明治の末，最初の妻を亡くし再婚している。

　当時16歳だった長男を初め，6人の子の全員が継母を迎えたことになる。

　「その時，子供たちは何を感じたのか」

　このことに気付いたとき，慶之助は「継子になった彼らの気持にもっと気を使うべきだった」と思ったのではなかろうか。

　彼にとっての我が家は休息の場である以上に学問の場だった。

　我が子と戯れ合うことも，彼らの話に耳を傾け相談相手になることもなかった。

　格別の研究や実験がない限り，彼の起床は5時か5時半。就寝は11時頃。タバコは吸わず晩酌は必ずビール。

　時には1ダース以上も飲み干して「ちょっと良い気分」と妻に洩らす程度の，実に淡々とした明け暮れだった。

　　坊ちゃん嬢ちゃんから女中たちに至るまで各々必ず1室以上を専属，書斎寝台を所属せしめてあるなど如何にも自由な教授の面影を窺ふべきものがある[6]

　家庭は平穏であり，寸暇を惜しんで書斎にこもる彼に子供たちは甘え近づくことも反抗し逆らうこともなく，ひっそりと夫々の時間を過ごしていた。

　そのことを，彼はそれほど不自然とは思っていなかった。

　家庭にあっても孤高の存在だったのだ。

　だがここに来て，こうした暮しに疑念と不安が頭を擡げた。

　「父親として，これで良かったのだろうか？」

　長男を初め子供たちが結婚を待ち兼ねていたかのように，次々に家を離れていったのも，近づき難い父親に対して示した精一杯の訴えだったのかも知れない。

　「もしか，子供たちも左京と同じように悩んでいたのでは？」

　そう考えると，左京がまるで我が子の気持を代弁しているかのようにも思え，彼の話に真剣に耳を傾けたに違いない。

　左京もそんな慶之助を信頼し，心の全てを曝け出したであろう。

　孤高の慶之助と孤独の左京。夫々に表と裏とから継母の問題を共有していた。

　これらのことが年齢や地位の差を乗り越え，二人をより親密に結び付けたのではなかろうか。

　そんなある日，左京は慶之助との雑談の中で「ホタルの幼虫が宮入貝を食べる」と聞かされる。

瞬間，彼は息を呑んだ

まさしく天の啓示だった。

稲妻が突然，心に落ちたかのようだった。

帰国以来，情熱を傾ける研究テーマを見出せず悶々と副手生活を続けていた彼はその時，生涯を賭ける研究目標を見出した。

「ホタルの光は冷たい。熱もないのになぜ光るのか。何が光るのか。その正体は何なのか」

故郷にいた頃，孤独感に苛まれては近くの小川に出て，乱舞するホタルの光に頑なな気持を和ませ，時には手にとってその冷たい感触を楽しんだこともあった。

その光はこれまで，過去の懐かしい思い出だった。

だがこの時，記録によれば大正7年春，ホタルの冷たい光は彼の未来を決定付ける運命の光になった。

未だ定説がなかった「ホタルの発光現象」の究明に取り組む決心をした。

「継子根性」を引っ提げて故郷を飛び出し大阪，東京そしてアメリカへと，貧困にめげず学び続けてきた直向な情熱と，苦々しく噛み締めてきた学歴社会への反撥心が，いまここにきて漸く迸り始めた。

遂には心中に至る，ホタルとの道行きの幕が上がったのだ。

私は目下大問題を研究してゐます。動物の発光物質の研究で……三年かかるか五年かかる或は墓場までもって行かなくては分からない大問題であります……この動物の発光には全く酸素を必要としない事を発見しました……兎に角面白い問題です[7]

この便りを書いた頃，左京は2年間の生理学教室勤務を依願退職し九大臨海実験所の嘱託となっている。

教室の副手では所定の仕事に追われ思うままの研究が出来ない。

彼にとって大事なのは将来の出世や生活の安定ではない。自分の自由になる研究の時間だ。

そのため敢えて臨海実験所嘱託の道を選んだ。こんな身勝手が実現したのも慶之助の配慮なしには考えられない。

研究費は乏しく施設も貧弱だった。慶之助らの友情がそれを補ってくれた。

故郷の炭坑主浜野治八も彼の才能を惜しみ，帰国して以来の生活を支え続けてくれた。

こうした人々の好意に励まされ左京は先ず，ウミホタルを研究対象に選んだ。蛍の発光現象と比較するためだ。

ウミホタルの体長は僅か3mmほど。それを彼は次のような方法で採集している。

鮫の頭を小造りの壺に入れる。

壺には布の蓋をし，小さな穴を開けて海に一晩漬ける。

翌朝，引き揚げる。

壺には無数のウミホタルが入っている。

それを乾燥させた後，拡大鏡を使いながら一匹ずつ解剖し発光器官だけを切り取り研究材料にする。

まるで広々とした海岸から砂金の粒を拾い上げてゆくような，根気のいる緻密な仕事だ。しかも，研究の結果は予測できない。

だが左京は自らの決断を信じ，倦むことなく営々とウミホタルを集めて解剖している。

その一途な姿に，慶之助は宮入貝発見に熱中していた頃の自分を重ね合わせ胸を熱くしたであろう。

彼にも中間宿主を見付け出せるという確信はなかった。

その代わり，絶対に見付け出さねばならぬという信念と使命感とがあった。

だからこそ酷暑や酷寒にもめげず，焦りや疲労にも耐え地道な研究を続けることが出来た。

牛馬糞を拾い，悪臭漂う溝で貝や水草類を集めるなどの苦労を重ねた末に目的を達成し，かつての無念さを晴らすことも出来たのだ。

苦労が多かっただけに喜びも大きかった。

だが，左京は未だにその喜びを知らず「継子根性」を燃え立たせながら，こつこつと研究を続けている。

一日も早く，彼の苦労を実らせたい。栄光と歓喜に包まれた彼と心ゆくまま杯を交わしたい。

こうした気持ちに励まされ左京も意欲的にその経過や成果を次々と機関誌に発表している。

その論文の一つはこう結ばれている。

擱筆に臨みて筆者は宮入，高山及び桜井教授の同情に対し又，個人として著者の生活に保証を与へ，研究を奨励された浜野治八氏の厚意に対し，深謝の意を表す[8]

2. 旅 立 ち

二人が出会ってから約2年後のことだ。

ある医学情報紙にドイツ語の論文「DIE ZUKUNFT JAPANS IN WELTWETTLAUFE」が掲載されている[9]。

10項目からなる小論であり，次のようなことが書いてある。

DIE ZUKUNFT JAPANS IN WELTWETTLAUFE.

1. Der Schreiber dieser Zeilen ist ein Japanischer Mediciner, dessen schriftstellerische Fähigkeit im Deutschen so schwach ist, wie eben diese Zeilen davon zeugen und der nichtsdestoweniger so ziemlich gut das Deutschtum begriffen glaubt.

⋮

10. Wird der Tag erscheinen oder nicht erscheinen, wo Ninomiya besser verstanden wird, davon hangt ab die Zukunft Japans im Weltwettlaufe. 19./w. 1917.

どんなに厳しい環境にあろうと，独創的な発想で研究を行いそれを実現させる努力，それがドイツ学風の素晴らしさの源泉だ。

貧しさに負けずに生活向上を実現させた二宮金次郎のような「貧乏人の工夫」が大切だ。

雁が渡るように次々にドイツに留学しても，彼らの学説を真似し紹介するだけでは何の役にも立たない。

大切なのは模倣ではない。独創性だ。「貧乏人の工夫」だ。金次郎なしに，これからの世界競争には勝てない。

この匿名論文の背景には第1次世界大戦が終っても尚，我国の医学界がドイツの知識移入だけに専念していることへの苛立ちがある。

医学界には留学が困難なため「ドイツから学

者を輸入しよう」という意見さえ生まれている．
　まるで羅針盤が壊れたかのような騒ぎぶりだ．
　著者はそのことを嘆き「ドイツ医学を模倣するだけではダメだ．我国医学界は硬直して創造性がない」と批判している．
　それだけに，筆者はこの論文に何らかの反応があることを期待していた．
　我国の医学の現状を真剣に見詰め，その将来を考えれば賛成にしろ反対にしろ，はっきりとした意見が出て来る筈と思ったのだ．
　だが，その期待は全く裏切られてしまった．
　匿名の筆者，宮入慶之助は後に「必ず多くの人々の自尊心を傷つけたことと思うが何らの反響もなかった」と残念そうに記している．
　ところが大正9年10月．
　慶之助の主張を具体化するかのような論文「独逸留学難と其の善後策」が地元紙に掲載される．10)
　凡そ次の様な内容だった．
　我国の大学は欧米の学説を取り次ぐ紹介所になっている．
　知識の受け売りや真似ではなく独創的な研究が大切だ．
　そのためには学閥や学歴に捉われず，無名で有能な人材を発掘し自由に研究できる人間本位の研究所が必要だ．その資金は民間から募り，民衆の手で研究所を作りたい．
　筆者は神田左京だ．
　彼は既にアメリカ留学中，真似ることは知識の母だが表面的な真似ではダメだ．直訳的文明であってはならない．独創性が大事だと訴えている．

　意訳時代，創設時代の来らん事を切望する11)

　何れも慶之助の考えと根っ子は一つだ．
　彼は慶之助を訪ね，直ぐにも研究所を立ち上げようと弁舌を振るう．
　いきり立って今にも走り出しかねない勢いだ．
　冷静な慶之助は懸命に左京の手綱を引っ張っている．

　議論には賛同しましたが是はなかなか容易に実行しがたき企なりと思ふに於て冷淡なる傍観者の位置に居りました．然るに神田君の熱度は盛に昂じて進んで実行に入りたいから発起人になるやうと御相談がある固より不同意のあらう筈はないが……12)

　左京の計画はまさに独創的だ．
　慶之助もその趣旨に大賛成だ．
　だが，彼の意図を実行することは様々な学閥が複雑に重たく絡み合っている学界に改革のメスを入れることだ．
　簡単な問題ではない．熱意だけでなく現実的な力も必要だ．
　血気にはやる左京に不安を感じた慶之助は「自分は老人だ．怠け者で臆病だ」などとあれこれ言葉を重ねて慎重さを求めた．
　左京の思いは固い．
　他学部からも発起人として教授二名の賛同を得，資金を募る方策についても具体策を語るなど積

極的だった。

　民衆と手を繋ぎ，肩書きに捉われない人物本位の自由な研究所を作ろう。このままでは日本の学問はダメになると訴える。
　慶之助も彼の熱意に打たれ「学界に警鐘を鳴らす半鐘叩き」の役を果そうと決意する。
　やがて，名付けて「民衆立研究所」が創設され，広く世間の注目をあびた。

　宮入博士の計画に対して，満腔の賛意を表すると共に，其の事の最も必要にしてしかも甚だ困難なることを述べ，之を達成せしむるは民衆の名誉にして且つ最も道徳的なる責任なることを切言するものなり[13]

　大正10年春，民衆立研究所(民研)の第1回学術講演会が実施される。
　慶之助の開会の辞を皮切りに，左京は「海蛍の発光作用」に就て語っている。
　地元紙によると，学生を始め熱心な聴衆約400人が会場を埋め尽くし予期以上の盛況だったという。
　まずまずの様子に慶之助は胸を撫で下ろし，左京の眼差しは未来を目指して輝く。まるで青雲への階段を登り始めたような気持だったであろう。
　世間は理解してくれた。民研を温かく支持してくれている。
　そう思うと「継子根性」も次第にほぐれ，両親と姉との4人で幸せに暮していた幼年時代の，明るさ素直さ和やかさが彼の心に甦ってきた。
　この頃の左京は佐々村の浜野治八や，慶之助の弟子大平得三の家を再三訪ね，これまで表に見せなかった子供好きの人柄を挿話として残している。
　翌年春には左京と慶之助が共に講演会の演壇に上がっている。
　だが民研にはそのころから翳りが見え始めていた。
　原因は経済問題など幾つかある。
　だが，最も基本的なものは時代の壁の非情さだ。慶之助らの熱意もその壁を突き崩すことが出来なかった。

　私共は官僚及び学閥気分を極力排斥したい。
　何々博士といった肩書きは研究には何らの権威もない。
　大事なのは研究論文であり，それを生涯の記念碑とすべきだ。
　帝大の出身であっても亦，私学の出身であっても勿論平等だ。
　どこまでも民衆的でありたい。

　こうした民研創立の理念を，学閥社会に安住している権威者らが気持良く受け入れる筈はなかった。
　一般社会の精神風土もまだまだ貧しく，民研への関心も薄らいでしまった。
　僅か2年で民研の活動は終る。
　ようやく親しまれ始めていたデモクラシーも，民衆の遥か頭上を吹き過ぎて行く束の間のそよ風でしかなかったのだ。
　因みに民研が崩壊して数年後。
　人類学者鳥居龍蔵は東大理学部から排斥され助教授の職を奪われている。理由は正規の学歴がな

いことだった。

このことに就いて鳥居は次の様に述べている。

彼の慨歎は左京, 慶之助に通じるものであろう。

私は今や浪人学者であって……民衆の一人として世の中に立ちたい。これまでの学者は……民衆を眼鏡越しに見る風があるが, 今や時代がこれを否定し民衆の時代となって来た。民衆を離れて何で学者や学問であらうぞ……私は民衆諸君と共に, 専攻の学を学び, またこれを普及したい[14]

民衆立研究所の瓦解が齎した波紋は大きかった。

二人に注がれる学内の視線は冷たくなり, 彼らの生活も急速に変化する。

折角, 明るさを取り戻し始めていた左京は再び「継子根性」の殻に, 以前にも増して固く閉じこもって孤立する。

慶之助は大正12年, ロックフェラー財団に招かれ長與又郎, 三浦謹之助らと渡米, 帰国後に学士院会員に選ばれるのだが2年後, 自ら提唱した60歳定年制を率先して実行しツツガ虫病の病原菌発見を新たな目標として上京する。

左京もまた慶之助の後を追い, 夫々に新しい人生の舞台へと旅立つ。

3. 偶然のフィナーレ

上京した左京は慶之助の世話で九大出身の眼科医大島濤兎宅に下宿, 理化学研究所の無給嘱託としてウミホタルの研究を続ける。だが, 依然として研究には目途が着かない。しかも生活苦は次第に増すばかりだ。

大平得三を訪ねた際「今日はお泊りしてくれるの」と子供たちに慕われていた頃の, にこやかな表情はすっかり消え失せてしまった。

楽しそうに遊んでいる大島の子供たちを「うるさい!」と怒鳴り付け, 濤兎の妻に洗濯物の苦情を言うような狷介な男になっていった。

この頃, 彼を支えていたのは将来への希望ではなく「負け犬になって堪るか」という意地であり執念だった。

その意地と執念が無理を重ねるうち, 彼の身体は次第に病魔に蝕まれていった。

顔を合わせる機会は以前より減ったとはいえ, 彼の健康状態に慶之助が気付かなかった筈はない。

「研究より健康だ」と, 慶之助は左京を何度か説得したに違いない。

だがそれを素直に聞き入れる左京ではなかった。

生涯独身を通した彼には地位も名誉も家族もない。彼にあるものは研究への情熱, ただそれだけだ。

病を理由に研究を止めることは己に甘え, 諂い, 阿り妥協することだ。

そんなことをしてまで, 漫然と生き続けることにどれだけの意味があろう。

急げ急げと病める己を厳しく鞭打ちながら発光現象の究明に挑み続けた。

もしかしたら余命の短さを察知していたのかもしれない。

そんな左京の姿に慶之助は何を思ったであろう。

死に急いでいるかのような彼の心に, せめてもう半歩でも近寄れないものかと己の非力さを嚙み

締めたのではなかろうか。
　その思いが，次の言葉にも込められているかのようだ。

　今の医学は……病気を見て病人を忘れた傾きがある。病気といふ独立のものは無い。医師の解くべき問題は病みたる人である[15]

　昭和14年7月7日。
　藤沢辻堂の病院で左京は65年の命を終える。
　死因は慢性結核症。
　苦悩と失意に満ちた彼の人生を偲ばせる記念碑は唯一つ。現在も尚，ホタルの生態を描いた基本資料として高く評価されている500ページの大著『ホタル』（昭和10年刊・自費出版）。
　全くの不遇の中でのホタル心中だった。
　遺体は東大で病理解剖され，遺骨は慶之助が京都の寺に仮埋葬した。
　その数ヵ月後，慶之助は左京を悼み「私の眼に残る神田左京君」を書き始めている。

　神田君は珍しい人でありました。凡そ私の知るかぎりの人々の中に於て神田君ほど己の信ずる所に忠実な人はありませんでした。従て神田君には妥協といふ語も字も要らなかったと私は見ます。妥協で足らず妥結といふやうな字が現はれる世の中には，神田君は容れられなかったことと信じます[16]

　だが風雪の友，左京との溢れ出るような数々の思い出が筆を持つ手を次第に重くする。
　彼が死亡する少し前，見舞いに行った知人の話も慶之助には切な過ぎた。
　その知人が真っ赤なイチゴを置いて帰ろうとしたとき，左京は「ありがとう」と言った。左京から初めて聞いた感謝の言葉だった。
　それは既にかすれて力なく死期の近さを予感させる声だったという。
　余りにも痛切な話だった。
　慶之助には彼の「ありがとう」が，遂に研究を諦めなくてはならなくなった男の，負け犬となって死んでゆく無念さと悔しさに溢れた別れの言葉に思えてくる。
　「さぞかし辛かったであったろう」
　左京の気持を思い遣ったとき，慶之助はもう目を開けることが出来なくなり追悼の筆を止める。

　ここまで書いて，もう私は書きつづけられません。空しく涙をぬぐひます。

　それから約6年。慶之助は福岡で戦後を迎える。
　自宅を戦災で無くし，残り僅かな時間を借家で過ごすことになる。
　だが彼は「国家は人民の衛生の爲めに現存する」という新平の言葉に胸を弾ませた思い出や，宮入貝発見の感動など過去を懐かしむだけの人ではなかった。
　慶之助にはどうしても果さなくてはならぬことがあった。
　左京の死とその墓所を然るべき人に伝えることだ。
　左京は生前，家族関係については固く口を閉ざしていた。
　慶之助にも，父が明治末に亡くなったことや継母や異母兄妹を憎んだこと位しか語っていない。
　無給嘱託として所属していた理研にも「係累なし」と届けているだけだ。

それ以上の手懸りは全くない。

このままでは左京が世間に埋もれてしまう。何とかして彼の墓所を伝えたい。

それが老境を生きる慶之助の，人生最後の念願だった。

そしてある日，奇蹟のような偶然が彼の願いを叶えてくれた。

その日は晴天だった。

佐々村のバス停で一組の夫婦が博多行きのバスを待っていた。

そこへ博多からのバスが停車した。

夫婦はぼんやりと眺めていた。

と，そのバスの窓が開き，大柄でかなり年配の男が身体を乗り出し二人に声を掛けた。

「佐々村の方ですか」

彼らが頷くとホッとした様子で語り続けた。

「神田左京さんのお墓は京都の観音寺にあります。お身内の方にお伝え下さい。私は急いで佐世保へ行かねばなりません。よろしくお願いします」

突然のことに，呆気に取られた夫婦。バスはすぐさま出発し男の名前を聞く間もなかった。

だが，この男が宮入慶之助だったことに間違いはあるまい。

思わぬ偶然に恵まれ，彼は長年の願いを何とか果たすことが出来たのだ。

これまで長い間，胸につかえていた左京の面影に微笑みかけ，慶之助はしみじみと別離の言葉を呟いたであろう。

「もう大丈夫だ。左京よ，安心して眠るがいい」

彼自身も安らかな気持になって軽く目を閉じ，これまでの左京との30年を振り返りながら，田舎道を揺れるバスに身を任せたであろう。

彼が窓越しに声を掛けた佐々村の二人は神田左京の本家に当たる三柱神社の宮司夫婦で，左京をよく知る神田真束，エイだった。

この時それを知ったら，慶之助はどれほど感動し喜んだであろう。

偶然の神はなぜ，彼に伝えてはくれなかったのだろう。

その日の年月を知るのは最早不可能だ。

だが「名も知らぬ男からの伝言」は当時まだ元気だった浜野治八にも届き，それぞれの家で親から子へと現在に至るまで，美しい伝説のように言い伝えられている。

昭和21年4月6日。慶之助死亡。地方紙が小さく報じている。

2ヵ月後，帝国学士院総会で彼を偲ぶ式が開かれた。

追悼文を読んだのは大正12年2月，慶之助と共に医学教育視察のため渡米した三浦謹之助だった。

その辞は律儀な慶之助を偲ぶに相応しく何の飾りもない淡々とした，例えばほのかに香るただ一輪の白菊であった。

なお，今も残る浜野邸の庭には当時そのままに小さな用水が流れ込み，季節になるとホタルが乱れ飛んでいるという。

引用文献

1) 宮入慶之助『宮入衛生問答』南山堂書店，1922, p. 167
2) 後藤新平『国家衛生原理』1889, p. 90

3) 衛生事務誌 8 号, p. 108
4) 宮入慶之助 日本住血吸虫の中間宿主附同虫病の予防「東京医事新誌」1839 号, p. 2118
5) 「九大医報」9 巻 5 号, p. 40
6) 「福岡日日新聞」1920, 3 月 5 日
7) 手紙・神田佐一郎(東京の後援者)宛て・1919 年 1 月頃
8) 神田左京 生物発光物質の理化学的研究「動物学雑誌」375 号, p. 423
9) 「日本週刊医報」1202 号, p. 3
10) 「福岡日日新聞」1920, 10 月 1-6 日
11) 神田左京 在米一年(続)「六合雑誌」337 号, pp. 53-55
12) 「日本医事週報」1339 号, p. 10
13) 「日本之医界」11 巻 5 号, p. 119
14) 鳥居龍蔵「新小説」30 年 9 号
15) 「医業と社会」2 巻 5 号, p. 24
16) 「冷光」第 2 輯, p. 78

　この他, 宮入源太郎, 建三のお二人から数々のご教示を受けました。

人間・宮入慶之助

宮 入 源 太 郎

はじめに

　宮入慶之助が死没してから58年あまり，現在では彼を直接知る人は極めて少ない。
　血縁にあたる人達も現在では孫の世代である。筆者も5-6歳のころ祖父（慶之助の長兄欣吾）を訪ねてきた時に顔を合わしたことを覚えているにすぎない。本稿では，彼の人物像を後世に伝えるために，彼が生まれてからこの世を去るまでを，残されている資料と血縁者の方々からの聞き取りによる情報を基に，できるだけ客観的に記述することに努めた。尚，彼の九州大学在職中を中心とした現役時代については別稿に依ることとする。

1. 出　　生

　長野県は本州中部地方の内陸部，中央高地に位置している。日本の屋根などといわれ，西に飛騨，木曽，赤石など日本アルプスの山脈が走り，東には関東山地や三国山脈がそびえている。その北東部には千曲川が流れ，その支流と合流しながら，その流れはやがて新潟県に入って信濃川となり日本海に注ぐ。この千曲川に沿って開けた長野盆地は善光寺平とも川中島平とも呼ばれ，長野市がこの大半を占めている。この長野市の南端に松代がある。東，西，南，の三方を山にかこまれ，北に千曲川が流れる松代は，天然の要害であることから，戦国時代に武田信玄がここに城を築いた。そ

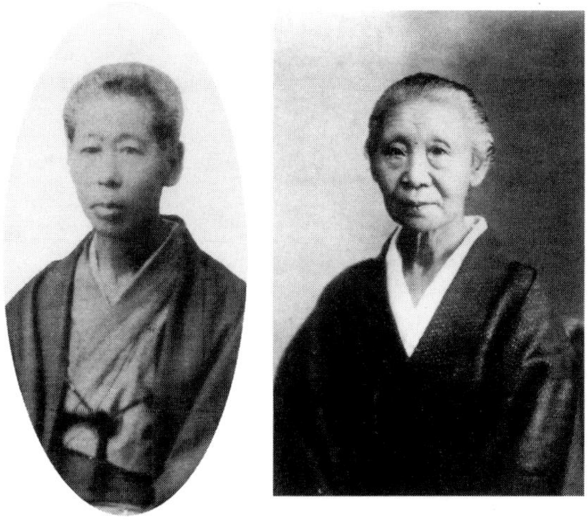

写真 1　父敬長と母リウ

して12年間にわたって上杉謙信と戦った川中島合戦の舞台になった。江戸時代には真田藩10万石の城下町として栄えたところである。

宮入慶之助は，この松代の北側に隣接する更級郡西寺尾村(現在の長野市松代町西寺尾)で1865(慶応元)年5月15日に宮入敬長とリウの三男として生まれた(写真1)。戸籍によれば父敬長は更級郡田牧村の窪田恒右衛門の次男として生まれ，幼名は清之助といったが縁あって西寺尾村の田野口芳三郎の養子として入籍し，後に名前を宮入敬長と改めて家督を相続した。田野口家の家柄については詳細不明である。敬長は松代藩士として御普請方や祐筆(書記，文書作成などの係)を務めた。また，明治維新時には官軍の進軍に対応するため，官軍の会計方を命ぜられたこともある。

明治維新当時の石高は6石4斗3升9合6勺で，その後会計方を務めたことへの賞典として3石が与えられている[1]。幕末日本開明の先覚者として知られる佐久間象山との交際もあり，学問の上で強くその影響を受けていたといわれる。慶之助が小学校に通っているころ，彼を松木という先生の寺子屋にも通わせたのは，その先生が敬長の松代藩時代の上役であるとともに佐久間象山の書の門人であったからであるといわれる[2]。

母リウは西寺尾村の北隣にある更級郡小島田村の小林大八の次女として生まれ，敬長の妻となったが，詳しい記録は残っていない。

2. 幼少年時代のエピソード[3]

慶之助には4歳年上の謨七郎と7歳年上の欣吾(筆者の祖父)がいたが，子供の頃は年の近い謨七郎と遊ぶことが多く，仲が良かったという。ある時，謨七郎と戦争ごっこで遊ぶための鉄砲を作って

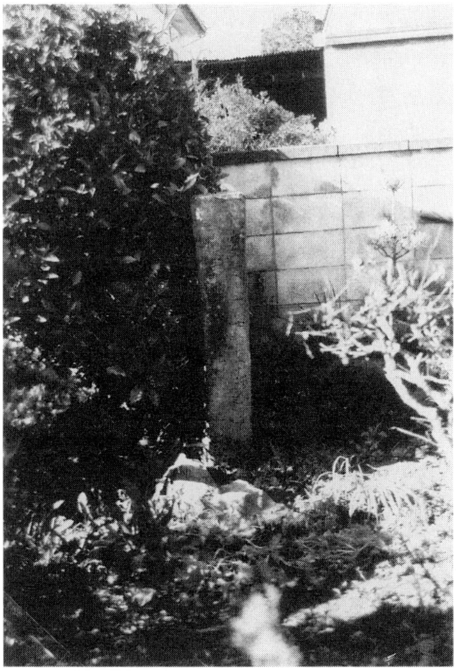

写真2 アスナロの石碑

いた時，慶之助は左手に大きなやけどをしてしまった。このやけどの痕はしばらく彼の左手に残っていた。後年，彼が東京に出た頃，アスナロの苗木を持って帰ってきた。兄との思い出として，また自分の今後のことを考え，記念にこのアスナロを生家の庭に植えたといわれる。謨七郎はこの木を大切に育て，後年その側に由来を記した石碑を建てた。この石碑は現在も生家跡に残っている（写真 2）。このやけどのことは，彼が医学の道をすすむことを志した背景のひとつであったかもしれない。

3. 学問へのあこがれ

慶之助が生まれて 3 年後の1868（明治元）年は日本の社会が大きく変わった明治維新の年であった。信濃の松代藩もいやおうなしに幕末の動乱に巻き込まれていく。慶之助一家も社会の変化の大波に洗われていくこととなった。外様とはいえ幕府の老中をつとめた者もいる松代藩であるが，この年に始まった戊辰戦争では信濃諸藩に先がけて討幕派の旗幟を鮮明にした[4]。

松代藩は官軍の命により 3 月に甲府へ，5 月には越後方面に出兵した。父敬長は官軍鎮撫府参謀より会計方を命ぜられ甲府へ出張している[5]。

1869（明治 2）年には版籍奉還，1871（明治 4）年に廃藩置県が行われ，松代藩は解体された。藩士達は，それまでの禄を失い，それぞれの新しい道を進むこととなった。敬長はそれまで得ていた農地で農業を営むとともに若いころの学問をいかして自宅で寺子屋を開いて生活の糧を得る生活を始めた。幼年時代の慶之助は父の気質を受け継ぎ勉強の好きな子供であったという。父が近所の子供達に漢文の素読を教えているのを隣の部屋で聞いているうちにそれを覚えてしまい，父をおどろかしたということである。このような環境の中から慶之助は学問への興味を増していったものと考えられる。松代小学校を卒業した後，しばらく上田で下宿をしながら勉強していたが，父に東京に行って勉強したいという希望を申し出た。明治維新による社会の大きな変化により松代藩士の子弟にも東京にでて勉強する者が増えていた。

父敬長もこの情勢を理解し，慶之助が東京に行くことを許すこととした。しかし，松代藩士としての収入がなくなり，自らの収入を得ることに苦心していた敬長にとって慶之助を東京に出すことは大きな負担であり重大な決断を迫られることであった。彼は田畑の一部を売っても慶之助に東京で学問を修めさせることを決断したといわれる。また，この後 5 歳年下の妹ハナも東京で勉強させることになった。この時代に女性を東京で勉強させることはかなりの決断であった。当時の農家は長男が家督を継ぎ家屋敷と田畑を守り，それ以外の子供達は家を出てそれぞれの道を進むというのが通例であった。家を出て行く子供達には出来るだけ教育を受けさせて彼らの将来への投資をするのが一家の長としての務めと，敬長は考えたのであろう。

4. 東　京　へ

1880（明治 13）年慶之助 15 歳の春，念願かなって東京に出た。当時はまだ鉄道は開通しておらず，父に従って家を出発，途中小諸に一泊して翌日碓氷峠を越えて松井田に到着した。自著[6]によると小諸までは人力車を使ったように推定される。また碓氷峠は駕籠で越えたと伝えられている。松井田からは夜馬車というものに乗り，翌日東京の万世橋を渡った終点で降りたと記されている。東京

では，すでに上京して医学の道を進んでいた松代藩士の子弟宮本仲の世話になった。上京と同時に，本郷の菊坂上にあった獨逸学校に入学，その秋東京大学医科予科の試験に合格した。この時期，東京には松代藩出身の東京在留者が集まり相互の交流・親睦を図る「松代青年会」があった。松代から上京する者はこの会に連絡・入会することになっていた。会員は旧藩主真田家や松代出身の成功者などから折に触れて招かれてご馳走になったり物心両面での支援を受けたりしていたようである。慶之助もこの会での交流により東京での生活を支えられていたようである。1886（明治19）年にこの会の機関誌である「松代青年会雑誌」が創刊され，1889（明治22）年にはその発行人兼印刷人を務めている。学生時代は下宿を3回かわっているが，その間は宮本仲の弟宮本叔（後に東京市立駒込病院長）と共に住み，学生時代には彼の影響を強く受けた。この生活は大学卒業の少し前に妹ハナが上京してきて両人が自炊生活を始めるまで続いた。

5. 私人宮入慶之助

慶之助は身長5尺5寸位(166 cm位)で当時としては体格が良かった[7]。生涯を通して健康には恵まれていたようだが，痔には悩まされていたといわれる。学生時代にはボートの選手であったといわれる。口ひげを生やし，蝶ネクタイが好きであった。彼の人物評については，孤高，博学，厳格，厳父，頑固，読書好きなどが言われる。何事にも厳しく粘り強く取り組むという姿勢が日本住血吸虫の研究で成功した要因のひとつと言えよう。親友宮本叔を追悼する文章の中で，慶之助は自らを次のように分析している。

「私の生来の精神上の大欠陥で，よく知った人々の中だとしゃべりすぎる，小坊主の頃からそのため，後からそっと近づいた父，自分は滅多にしゃべらない父が，コッソリと拳手を私の頭に加へる程であったが，さて知らない人の前に出ると，から意気地なく，非常に偉らい人に對ふたやうな気持になり，だまりこんで尻込みをする，眼ばかり大きくてとんと可愛気がなく，馬鹿丁寧で尻込みばかりして居るのだから始末が悪い，（中略）此の大欠陥は今日にても私の大苦痛である」
（原文のまま）

松代藩士の子息として厳しく育てられたといわれる慶之助は，自らに厳しいとともに他人にも厳しかったようである。また，人見知りが強く内弁慶であったのではなかろうか。縁者の一人の言によれば，大学卒業の頃，先輩からこれからはもっと社交的になれと言われたのに対し，そんなことなら医者にはならず研究の道を進むと答えたという。また，一時小児科医の体験をしたとき，患者を叱り付けてしまうのでこの仕事は適当ではないといわれたという話もある。これらは彼の厳格な姿勢がもたらすものと考えられるが，その分，物欲，金銭欲，名誉欲などとは無縁だったようである。だが，初対面では厳しいが，一旦打ち解けるとやさしくなったといわれている。一方，酒好きで酒豪であった。彼の飲酒は，東京今川小路で宮本叔と下宿していた時に覚えたという。最初は二人で一合の徳利を空にすることが出来なかった。そこで，ビールに換えて稽古したが，小ビンのビールがなかなか空にならなかったという。苦くてなかなか好きにならなかったビールはやがて生涯の好物となった。ビールも酒も，その後めきめきと強くなり，彼の酒は知らぬ者がいない程になり，自らも呑み助を自認していた。

郷里の長兄宅を訪れての夜食には徳利(酒が中心であったと思うがビールびんがどの程度あったかは不明)

が並び，談論風発で夜遅くまで飲んだという。長兄欣吾も酒好きで晩酌に酒を欠かさなかった。この兄を相手に世の権威とか権力に対する痛烈な批判をしたと聞いている。しかも，陪席した筆者の父耕一郎の思い出話によると，いくら飲んでも酔うことがなく正座を崩すことがなかったという。

6. 家庭生活での慶之助

　慶之助は1892(明治25)年大分県竹田藩士葛城義方の長女志ゅんと結婚した。慶之助夫妻には長女加久を頭に四男四女が生まれている(図1)。そのうち次女，長男，三男は早世して5人の子供達が生涯を共にしている。妻志ゅんは末っ子の守夫を生んだ翌年の1911(明治44)年に病没した。日本住血吸虫の中間宿主を発見した当時は大勢の子供達を抱えてのやもめ暮しであった。当時のことであるから女中(家政婦)を雇っての生活であったようであるから，家事についての苦労は左程ではなかったとは思われるが，妻を失った悲しみを越えての研究生活の中からこの発見がなされた。

　志ゅんが亡くなった5年後の1916(大正5)年に新潟県出身の宇佐美ナヲと再婚した。

　ナヲの実家は越後上杉藩の重臣の家系であったといわれる。新潟女子師範を卒業し東京で教員を務めた後，中国で8年間教職を務めて帰国したところで慶之助との縁談ができた。子供達のめんどうをみるのに馴れているであろうからと再婚相手として選ばれたといわれる。再婚した彼女は，たしかに子供達を厳しく躾け，慶之助に残された子供達を育て上げるとともに慶之助のよき伴侶として生涯を過した。金銭に無頓着であった慶之助のもとで家計のやりくりをし，とても節約家であったといわれている。

　明治・大正時代の家庭生活は江戸時代からの制度習慣が色濃く残っていたのが一般であった。家父長制であり父親は一家の主人として絶対的な存在とされていた。

　元松代藩士である父から厳しく育てられたという慶之助は，家庭生活でも厳しく行動し，子供達からは怖がられる「厳父」であったといわれる。なかなか寄り付きがたい存在であったようである。子供達の学業成績などにも関心が高かったようである。彼の甥にあてた手紙などを読むとそのことがうかがわれる。日常の出勤や帰宅の際は家中の者が玄関で見送り，また出迎えをした。食事は父慶之助だけが別室でとり，一家で食卓をかこむような食事ではなかったようである。しかし，やさ

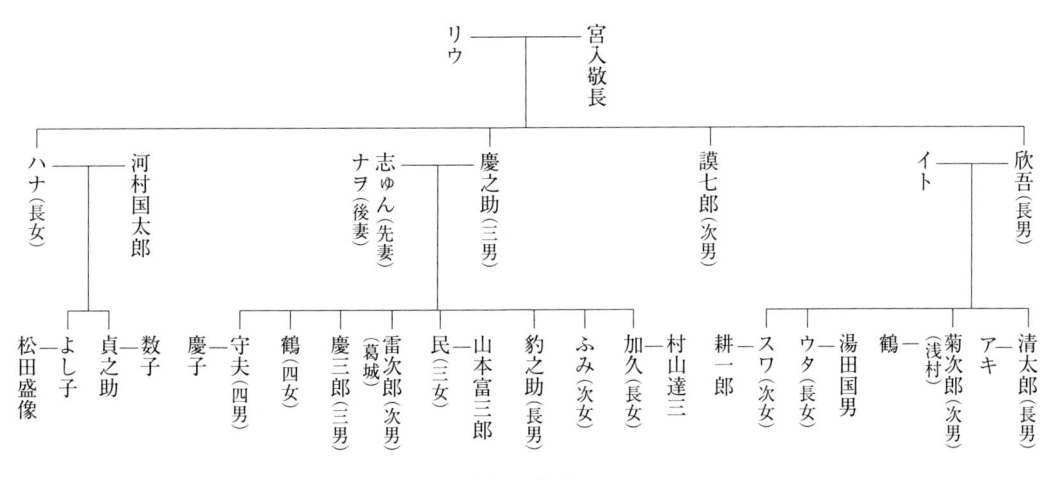

図1　家系図

しい一面もあり，実業家に嫁いで満州に移住した娘とその長男が一時帰国した時京都旅行に案内したこともあった[8]。甥や姪にも気を配ってやさしく接し何かと面倒をみた[9]。筆者も，海外出張の土産として外国製のゼンマイで動く精巧な自動車の玩具を姪である母スワを通じてもらった記憶がある。

7. 晩年の慶之助

　大正の末期ごろ九州帝国大学では定年制が問題になっていた。

　かねてから辞表を提出していた慶之助は丁度60歳になる1925(大正14)年に退官した。1904(明治37)年に京都帝国大学福岡医科大学教授に任ぜられ福岡に来てから21年目であった。地元新聞の取材に対し，「大学の講義も長いことだし頭の中のものは皆んな出し尽くしていて方々から講演など頼まれても逃げ出したくなる位でこの上はもう少し自由なからだになって書物でも読まぬことには行きづまったと考えた」と語っている[10]。退官後しばらくは衛生学教室の片隅でツツガムシ病の研究を手がけていた。福岡での退官後の研究生活は満足なものではなかったらしく，彼は1930(昭和5)年に東京に移住した。今後の研究のことなどを考えての決断と思われる。

　東京西部の遊園地豊島園の近く北豊島郡上練馬1609番地(当時)に二階建ての新居を建てての転居であった。新居は応接間もある立派なものだったらしい。家の中にはたくさんの書物があったといわれる。その後更に二階建ての研究室も建てた。研究室には蒸留水のビンや実験用のハツカネズミの飼育箱などがならび，机の上にはいくつもの顕微鏡やミクロトームなどの機械が置かれていたという[11]。

　翌年の1931(昭和6)年には東京市立の多磨霊園に墓を建てた。墓には8人の子供を生み1911(明治44)年に病没した最初の妻志ゅん，幼くして亡くなった二人の子供，そして長男として後を託しつつも27歳で亡くなった豹之助などが福岡から改葬された。このことをみても東京に転居した慶之助の並々ならぬ意気込みがうかがえる。かくして東京でのツツガムシ病の研究が始まった。流行地である新潟にも何度か足を運んだという。新潟は後妻ナヲの故郷でもあった。伝染病研究所に在籍したともいわれているが確認できていない。長女加久の夫村山達三が病院長をしていた駒込病院へも顔をだしていたという。医学関係雑誌へも現役時代と変わらぬペースで投稿するなど，執筆活動も盛んであった。また，好きだった旅行も楽しんで，富士山へも登ったという。しかし，新しい研究テーマであるツツガムシの病原体特定は遂にできなかった。

　一方，時代は急速に軍国時代に移りつつあり，1939(昭和14)年にドイツがポーランドに侵攻し第2次世界大戦がはじまり，1941(昭和16)年には太平洋戦争がはじまった。慶之助の研究生活も徐々に不自由になっていったと思われる。この間の状況については記録が少ない。

　戦争が激しくなった1942(昭和17)年2月，慶之助夫妻は東京を離れ，再び福岡市にもどり末の息子守夫宅に身を寄せることとなった。東京での生活に見切りをつけるとともに，やはり現役時代の活躍の場である福岡が忘れられなかったのであろう。履歴書に「士族」の表示をするために東京帝国大学時代に長兄欣吾から受け継いだ家督にともなう生家の家屋敷や農地などの一切をこの年に長兄に返却している。福岡を最後の地として覚悟し，同時に兄への恩義を返すつもりであったのであろう。

　しかし，戦争は福岡にも押し寄せて福岡市街も空襲を受けるようになり，1945(昭和20)年になって新潟県十日町に疎開した。だがここも安住の地にならず，間もなく生まれ故郷の長野県西寺尾村

の生家に移った。生家の土蔵を借りて，近隣には疎開してきていることがわからないほどのひっそりとした生活であったという。この頃から慶之助は身体の具合が悪くなり疎開生活が維持できなくなってきた。1946（昭和21）年2月，福岡から守夫が迎えに来た。終戦後の交通事情が厳しい時期で，守夫はすでに病臥していた父慶之助をリヤカーに乗せて信越線篠ノ井駅まで運び，福岡までの長い旅をした。福岡市古小鳥町の守夫の住まいは戦火をおそれて売却されて無く，福岡市西新町にある慶之助の知人で九州大学出身の真島直行の邸宅の離れを借りての生活であった。

1945（昭和20）年5月にドイツが無条件降伏し，同年8月には日本も敗戦を迎えたことは，彼に強い衝撃を与えた。とりわけドイツの降伏は，若き日に留学して最良の経験をし，その後もあこがれと敬慕の国であっただけに，この報を聞いた彼の落胆振りは家族の語り草となっている。

世の中の激変と老衰により体力気力はどんどん衰えていった。病床にはナヲ夫人が付き添い看病したが，床ずれがひどく，苦労したという。

満81歳の誕生日を翌月に控えた1946（昭和21）年4月6日，慶之助は帰らぬ人となった。この世界的な業績をあげた医学者の死は，福岡の地元の福岡日日新聞に簡単に報じられただけであった[12]。告別式は九州大学医学部衛生学教室の食堂でしめやかに行われた[13]。そして遺骨は，自らが建立した東京都多磨霊園にある墓地に埋葬された。

慶之助を最後まで介護し面倒を見たのは，彼が子供達の中で一番出来が悪いと評したといわれる末っ子の守夫であった。

おわりに

この稿をまとめるにあたり，多くの方々にご支援をいただいた。慶之助の孫であられる村山定男，故山本博達，宮入聰一郎の各氏には思い出話を聞かせていただき，また資料の収集に協力いただいた。また，甥の河村貞之助夫人数子氏とご一家には晩年の慶之助一家に関する逸話を聞かせていただいた。生家跡に在住の田口俊治氏，近在の田野口孝雄氏には生家のことや父敬長に関する情報を提供いただいた。清永孝氏には慶之助に関する多くの資料を提供いただいた。

これらの方々に深甚なる謝意を表したい。

参 考 文 献

1) 従前，宮入慶之助記念館所蔵文書
2) 宮入慶之助，宮本叙君の思ひ出，「日本伝染病学会雑誌」4（1）別刷 2-5, 1929
3) 松代小学校，『松代学校人物伝 下巻』松代小学校，1966, pp. 40-62
4) 長野，信濃史必携，「長野郷土史研究会機関誌」第113号，1984, p. 70
5) 宮入慶之助記念館所蔵文書
6) 宮入慶之助，『日本人の栄養のために』教学局，1939, pp. 2-3
7) 村山達三，宮入父上のこと，覚え書きメモ，1957
8) 山本博達，祖父 宮入慶之助の想い出，「宮入慶之助記念館だより」第2号，2002.9.30
9) 河村貞之助，『明窓居余滴』河村教授退官記念事業会，1969, pp. 125-142
10) 福岡日日新聞，大正14年10月1日付，1925
11) 村山定男，『天文おりおりの記』星の手帖社，1989, pp. 73-76
12) 清永孝，冷光の男たち 神田左京と宮入慶之助，「インセクタリウム」，1994.07, 16-21, 1994
13) 九州大学五十年史『学術史 上巻』九州大学創立五十周年記念会，1967, p. 124

宮入慶之助記念館の開館

宮 入 建 三

　宮入慶之助記念館の開館までのいきさつを物語風にまとめた。文中の一部は敬称を略して記述した。

1. ある出会い

　1980年代，宮入耕一郎（宮入慶之助記念館の初代館長）は，長野県篠ノ井農業協同組合の組合長として，多忙な日々を過ごしていた。篠ノ井農協は，長野県下の農協の中では，有数の大農協であり，長野県下50余農協のなかでも上位の事業規模だった。農協組合長という要職にありながらも，りんご，もも，水稲，長芋づくりなどの農業も営み，年間を通じて休む間もなく，齢70を過ぎてもまだ現役での日々を送っていた。
　耕一郎には，心に秘めた夢があった。
　耕一郎の妻スワの叔父，宮入慶之助博士についての業績を，もっと多くの人に知って欲しかった。住んでいる西寺尾地区（現長野市松代町西寺尾及び篠ノ井西寺尾）は，博士の生誕の地でありながら，活躍の場は九州や東京であった関係からか，殆んど知られていなかった。ノーベル賞に値すると推薦された程の輝かしい業績を残しながら，このまま風化していく現状を，なんとしても打開したかった。
　慶之助の父宮入敬長は，信州松代藩において祐筆（書類の整理や記録をする役）を務めた。慶之助は，宮入敬長の四人兄弟の三男として1865（慶応元）年に，千曲川のほとりの小さな村（現長野市松代町西寺尾）に生まれた。（慶之助の生誕から晩年までについては別稿にゆずる。）
　慶之助の長兄欣吾の息子二人には，子供が恵まれなかった。欣吾は，末娘であるスワに，豊野町南郷出身の農業技術員，和田耕一郎を婿養子として迎え，家を継がせた。
　耕一郎は，長野市北方，山あいの村，現豊野町南郷で篤農家として知られ，村長を務めたこともある，和田源八の次男として生まれた。
　1985年秋，耕一郎の長い間秘めていた夢に，願ってもない話が持ち上がった。慶之助生誕の地である，松代町西寺尾公民館の元区長から，例年行なわれる西寺尾公民館の文化祭に，地元西寺尾が生んだ，偉大な衛生学者，宮入慶之助についての特別企画展示をしたいという申し入れだった。このありがたく，光栄な申し入れに対して，耕一郎と妻スワは，快く協力を約束するとともに，宮入家に伝えられていた，慶之助に関する資料の整理と収集の作業を開始することとした。
　九州大学医学部寄生虫学教室，山本博達（孫，三女民の長男），宮入慶子（四男守夫の妻），宮入聰一郎（孫，四男守夫の長男），河村貞之助（妹ハナの長男），村山定男（孫，長女加久の長男）等知っている限りの縁者に連絡をとり，慶之助についてのさまざまな資料の提供を呼びかけた。慶之助は，引っ越しを数回経験し，第2次世界大戦などの混乱時代を経たためか，資料は思うようには集まらなかった。し

かし，年が明けた 1986 年 1 月末，九州大学寄生虫学教室から，慶之助の履歴，業績(42 件)に関して，詳細かつ正確にまとめられた分厚い資料が届いた。また，九州大学の 50 年史，75 年史からの抜粋コピーも同封されていた。

公民館の文化祭を目前にした 1986 年 2 月 11 日，耕一郎は，慶之助の九州帝国大学時代の諸資料を求めて，九州大学医学部寄生虫学教室を訪問した。

九州大学キャンパスの昔ながらの守衛所を通り過ぎると，様々な服装をした学生達が群がり，耕一郎を別世界にいるような気持ちにさせた。

守衛所で教えられたとおりに，大学病院を左手にして右に折れると，一直線の道路が続く。少し歩を進めると，医学部図書館隣の寄生虫学教室の建物に辿りついた。道路の標識は，「宮入通り」と表示されていた。

季節は 2 月でも防寒コートも必要ないほどの暖かさで，長野の山奥は冬本番であることを考えると，緑の色合いも木立のたたずまいも，あまりにも違い，目前のキャンパスの風情は遠隔の地に来たことをいまさらながら想起させた。

応対してくれた寄生虫学教室の宮崎一郎教授は，当時斯界のトップになっていた宮入慶之助に会えた時のことや自身の研究テーマについておずおずと相談してみた時のことを，つい最近の出来事のように語った。そして，学会のおり，慶之助に熱心に話を聞いてもらい，適切な助言までしてもらうという幸運に恵まれ感動した自分自身の経験などを，耕一郎に話した。耕一郎は温厚で誠実な宮崎教授の話に深く感動するのだった。

西寺尾公民館の文化祭当日には，慶之助の写真，学士院会員証，宮内大臣からの午餐会案内状，著書，国会図書館所蔵の論文コピー，九州大学 50 年史，75 年史の抜粋コピー，松代学校人物伝などを提供できることになった。

展示物には，「西寺尾に生まれた九州大学名誉教授宮入慶之助博士の業績について，公民館文化祭に於いて顕彰することが後進のためになるから，その資料を提供せられたいと要請がありました。戦災に遭遇したので資料が乏しいが，できる限りの努力を重ねてご希望の一助にと」との耕一郎のコメントが添えられた。

特別企画展示は，1986 年 3 月成功裏に終わった。この企画は，郷土からでた偉人を村の人たちが再認識できる良い機会となった。さらにこの文化祭は，耕一郎に，慶之助に関する資料の系統的な整理の必要性を痛感させ，今までの念願実現のための勇気をも与える契機となった。

耕一郎が，多田功氏からの書簡を受け取ったのは，1991（平成 3）年のことだった。西寺尾公民館の文化祭が終わって 4 年が経過し，耕一郎は，厳冬の雪のなか，りんごの剪定作業真っ最中という時期だった。

「恩師宮崎一郎先生の紹介で，九州帝国大学医科大学衛生学教室の創設者である，宮入慶之助博士のことを是非知りたい。ついては，慶之助博士の生地を訪問したいが……」との文面だった。

多田は，当時金沢医科大学教授を経て熊本大学の教授だった。

1955 年に九州大学医学部に入学した多田は，自分の学問への道を培った教室の初代教授である宮入慶之助という名前は，知りすぎるほど知っていた。自らの学生時代の経験でも，当時の筑後川の流域に分布していた日本住血吸虫の恐ろしさを肌に感じていた。そして，日本住血吸虫の中間宿主であるミヤイリガイという貝についても知っていた。慶之助のことをもっと知ってみたいというのは，多田の年来の夢であった。

耕一郎は，即座に応諾の手紙を送った。

多田の長野訪問は，1991年5月に実現した。

耕一郎は，自宅に多田を招じ入れ，庭先に見える自分の育てているリンゴ，桃などのことを多少の自慢を込めて嬉しそうに話し，多田も楽しく応じ，話題は様々に弾んだ。

二人とも酒を嗜み，慶之助博士の姪である耕一郎の妻スワの手による田舎料理で杯を重ねるうちに，卓上は酒瓶が林立した。

耕一郎は「長野の地からあのように立派な学者を出したことを誇りに思うと同時にこれらの功績を埋もれさせることなく，末永く伝えていかなければいけない。寄生虫の問題は人類にとっても重要な現代的課題だ。博士の功績を顕彰することは，医学の発展にとっても人類にとっても重要なことで，宮入慶之助にかかわる記念館を是非とも建設したい」と熱く語るのだった。

慶之助没後45年を経ての，多田と耕一郎の出会いは，このような経過をたどった。

多田は，程なくして(1991年11月)母校の九州大学教授に迎えられた。在職中は慶之助の写真を焼き入れた記念絵皿を書棚に飾り，励みとしていた。

1993年，地元西寺尾では，関係する有志が募って宮入慶之助博士顕彰碑建立への計画が，持ち上がった。児童公園の一角に，募金500万円で顕彰碑を建設する構想で，設立趣意書，建設設計図面，長野市長の「金銭物品等の寄付募集許可書」も得たが，関係者が高齢のため，なかなか話は具体的に進まず，その後中断のやむなきに至った。

多田が長野を訪問した3年後の1994年，清永孝(歴史研究家)から，「冷光の男たち――神田左京と宮入慶之助――」という記事を書くための取材があり，これが昆虫学雑誌インセクタリウム誌上に発表されるに及び，耕一郎の心の中での記念館建設の夢は，使命感に変わっていった。

2. 記念館開館まで

耕一郎には，4人の子供がいた。大学卒業後，長男は通信機製造会社，長女は教職，次男は土木機械製造会社，三男は化学分野の製造会社へと，それぞれの道を選んだ。

耕一郎の教育方針は，元関東軍陸軍中尉といった経歴からか，非常に厳格だった。長男の源太郎をはじめ子供達が悪戯をしたときなど，真冬の寒い雪の中，夜昼を問わず，お仕置きに戸外に長時間立たせたり，近くの社まで裸足で往復させたり，今では信じられないような苛酷な躾をしたことは，後年，家族の集まるときに，語り草とされた。学校から帰る時間なども，夜7時以降は厳禁であり，子供達が高校，大学に進学してもこの方針は貫いた。子供達はこの掟には閉口したが厳しい父には逆らえなかった。

耕一郎の教育方針は，厳格な躾とは裏腹に，親の希望や方針を無理強いしたりせず，子供達の進路は自由に選ばせた。宮入慶之助という医学者がいたこともほとんど知らせず，医学の道に進んで欲しいなどとは一言も言わなかった。

長男源太郎は，父耕一郎の心に蔵されていた念願(＝宮入慶之助博士を顕彰し，寄生虫問題を現代的に捉えなおして世に問い，明日の医療の発展に貢献したい)を知るに及び，強い共感と使命感を覚えるのだった。

源太郎は，幼少の頃慶之助が帰郷した折にしばしば耕一郎の家を訪ねてきたことや，おみやげにドイツ製の自動車のおもちゃを貰ったことなど断片的にではあるが記憶していた。

耕一郎の九州大学訪問，そして多田の耕一郎家訪問を経て，長男源太郎が現役を退く頃になって，耕一郎の念願は急速にふくらみ，現実になることになった。

　源太郎は，慶之助についての諸々の資料を収集する中で，両親・兄弟に次のような記念館の構想を提案した。

1. 名称は「宮入慶之助記念館」とする。
2. 館長は，宮入耕一郎とする。
3. 記念館は，慶之助の甥である清太郎（元海軍火薬廠主任・技師，慶之助が特に可愛がっていた）が住んでいた家を改装してこれにあてる。
4. 運営は賛同して頂ける方すべてだが，親族がまず出来る限り協力する。
5. 財政的には，自己資金の範囲とする。
6. 規模，内容等背伸びせず，身の丈にあったレベルとする。
7. 設立時期の目標は，1999年秋とする。

　そして，全員の賛同を得て，具体的な作業にはいった。

　1998年秋，源太郎と弟建三は，記念館設立のための準備作業として，九州大学と，久留米大学を訪問した。

　福岡市東区馬出の九州大学医学部構内にある寄生虫学教室は，歴史を刻んだ古い建物だが，今の世相のなかでともすれば忘れ去られようとしている寄生虫・感染症問題の大切さ・重大さを強く感じさせてくれた。多田教授，宮崎一郎名誉教授や多くの教室員が，長野から来た両名を温かく迎え，親切に応対してくれた。記念館設立の趣旨を説明し，理解と賛同を得るための時間は，それ程必要なかった。既に，耕一郎が数年前に，資料収集に来ていたこともあり，快く協力を申し出てくれた。

　歴代教授の大きな写真額が掲げられている部屋には，衛生学初代教授として慶之助の写真があった。両名にとっては嬉しい気持ちにさせられ，同時に記念館の今後をしっかりしたものにしなければいけないという気持ちで，身が引き締まる思いだった。

　宮崎名誉教授は，ご病気の後遺症で多少の不自由があるとのことだったが，そんなことは感じさせない程お元気な様子だった。自身の著書，慶之助と記念撮影した写真，などの貴重な資料をいただき，両名とも感激，恐縮の連続だった。

　衛生学教室の井上教授は，中央医学図書館の館長でもあり，ご紹介いただいて，図書館の特別展示室を見学出来ることになった。この特別展示室には，九州大学医学部の中でも特別に功績のあった人を顕彰して，関係する諸資料が展示されていた。

　慶之助の私信，講義ノート等があり，講義ノートは，非常に克明にかかれており，テーマごとに几帳面な字と図で埋められ，十数冊に分かれているものだが，殆んど書き直しなどの修正がないことに驚かされた。特別にお計らいいただき，講義ノートも少しコピーさせていただいた。別室の書架には，「宮入慶之助文庫」があった。300冊余の本は，殆んど欧米，特にドイツ語の原著で占められていた。

　さらに，博多駅から列車で，車窓からの景色をゆっくり眺めながら約1時間で久留米駅に到着した。久留米大学医学部は，久留米駅近くの，筑後川のほとりに建てられていた。新装なった新館の上階に位置する寄生虫学教室は，日本住血吸虫やミヤイリガイに関するパネルが廊下に所狭しと置かれ，大学の設置場所が，日本住血吸虫の浸淫地であり，ミヤイリガイの繁殖地であり，日本住血吸虫との戦いの重要拠点だったことを偲ばせた。

福間利英教授と，米田豊講師からは，筑後川流域における地方病の状況の説明を受け，筑後川流域の日本住血吸虫病安全宣言記念に作成されたミヤイリガイの標本を寄贈いただいた。1990（平成2）年3月30日の日付と，久留米産の，幼，成，古いミヤイリガイ，また，「筑後川流域における日本住血吸虫病撲滅史」（水資源開発公団発行）他貴重な本と資料コピーを提供していただいた。

　さらにお二人には，雨の中にもかかわらず，当時の地方病浸淫地域を実地に案内していただいた。当地の地方病防圧に大きな威力を発揮した河口堰や，長門石小学校の玄関にある，米軍406医学総合研究所寄生虫学部長陸軍大佐・ジョージ・ウイリアム・ハンター三世銅像（ハンター大佐は占領軍から派遣され，日本住血吸虫撲滅対策の研究と諸施策を精力的に進めた），鳥栖市基里中学校近くのミヤイリガイを発見した地に建立された，「宮入先生学勲碑」等にも案内していただき詳しくご説明いただいた。

3. 宮入慶之助記念館の開館

　このような経過をたどった宮入慶之助記念館は，いよいよ開館しようとしていた（写真1）。

　人口約2,000人くらいの旧西寺尾村には，慶之助博士を知っている人は，どんなに古老を訪ね歩いても，殆どいなくなってしまっていた。

　まず「宮入慶之助」という人物がここで生まれ，幼少時生活していたことを，地域の人々に知ってもらわなければならないので，近隣の地域の公民館には，報告を兼ねた挨拶状を配布することが必要だった。

　私設博物館的なものとして運営していく方向であり，個人・親族のボランティアの協力が不可欠で，資金的なこともあり"手づくり"を基本として準備作業は進められていった。

　「収集されたものは，どのように陳列したらいいだろうか？」「開館日にはどのような人々を招待したら？」など，慌ただしい毎日が続いた。

　さまざまな収集物の陳列のためには，ショーケースが必要であった。地域のミニコミ誌のリサイクル情報欄にショーケースの募集をしたところ，応答があり廉価で確保できることになった。

　廃屋の内外は，耕一郎の子供達総出の作業で，なんとか整備することができた。

　説明用のパネル十数枚も，パソコンのやりくりで当日迄に，ぎりぎり間に合わせた。

　1999年11月27, 28日の記念館開館当日には，ささやかな施設であるにもかかわらず，地元ばかりか，全国からの関係者が，寒い中わざわざ足を運んで熱い期待と激励を寄せた。

　11月27日午後は，開館記念レセプションが近くの会場で開催された。レセプションは当地で恒例の酒宴の流儀（通称北信流）に従って，謡いと杯を酌み交わす締めの行事をもって無事終了した。

　耕一郎館長は多くの知己に囲まれ，あご鬚と皺に刻まれた顔に長年の夢を実現させた喜びを浮かべていた（写真2）。

　レセプションには，第1回開高健特別賞奨励賞を最年少で受賞した，ノンフィクション作家，小林照幸氏も参列された。小林氏の作品『死の貝』（1998年刊）は，日本住血吸虫による日本各地の悲惨な過去とこれを克服してきた医学者や住民の取り組みを克明に綴った作品だった。当然中間宿主発見者である宮入慶之助についても述べられていた。しかし小林氏は，長野市出身で同市内に居住していたが，慶之助が目の前の長野市西寺尾地区に生まれたことは『死の貝』執筆中は全く知らなかった。この本の発刊後，多田教授から連絡を受け，耕一郎を訪れるといったいきさつがあった。

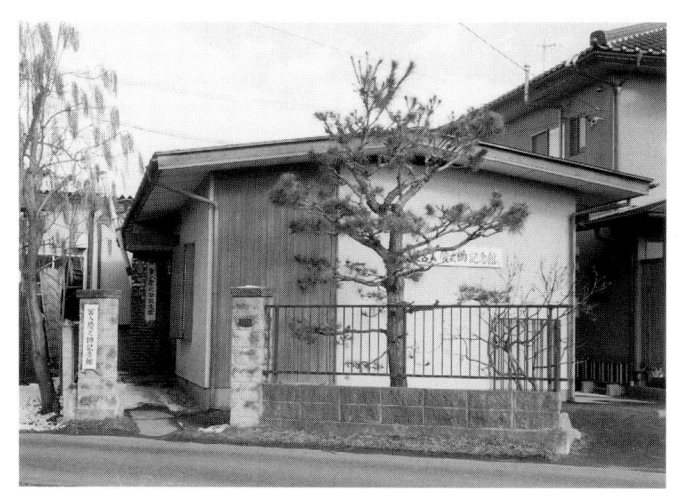

写真1　宮入慶之助記念館

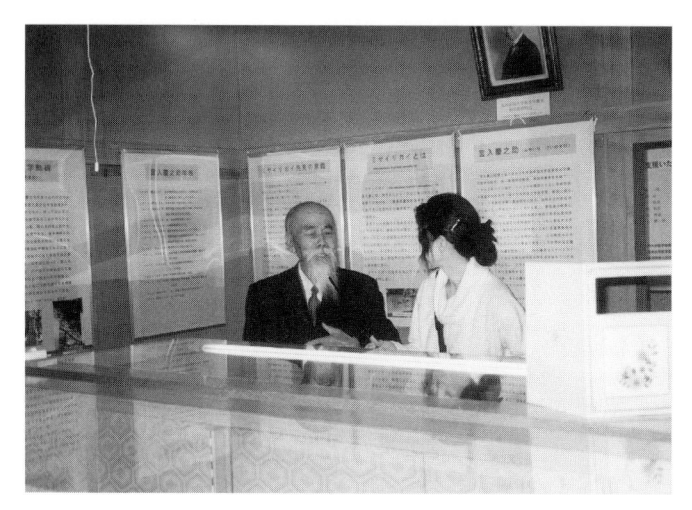

写真2　開館の日，地元紙記者の取材を受ける初代館長　宮入耕一郎

　多田教授は，慶之助の活躍した，九州帝国大学医科大学衛生学講座から戦後宮崎一郎教授により分離された寄生虫学講座の代表として駆けつけ，激励の挨拶を述べられた。
　慶之助の孫にあたる，山本博達氏(福岡教育大学名誉教授)夫妻は福岡県宗像市から，宮入聰一郎氏は，神奈川県相模原市から，それぞれ参列され祝辞をいただいた。
　前長野県議会議長柳沢勲氏など，耕一郎館長の知己も多数参列した。また，記念館には，前長野県知事吉村午郎氏の「温故知新」の揮毫も掲げられた。
　近隣の有力者や源太郎の小中学校時代の友人も参加された。
　記念館開館に関しては，朝日新聞，信濃毎日新聞，長野市民新聞，週刊長野，篠ノ井有線放送等が好意的に報道してくれた。

　発足した記念館は，次のような視点で，活動を進めていこうとしている。

科学技術の急激な進歩発展を遂げる現代においても，国内外を問わず，過去における文化を保存・継承することは，それ自体が価値のあることである。過去の物や事柄について整理・保存し必要に応じて提供できるようにしておくことが大切である。宮入慶之助記念館は，博士の業績を客観的に評価しながら，彼の発見が後世に与えた社会的影響を伝えることにより，次の世代の医学そして学問の発展に貢献していきたい。

慶之助博士についての記録・保存・展示を中心としながらも，博士の活躍した時代の交通・通信の歴史や，古い民具等についても同時に展示し，時代を立体的に表現していきたい。

長野市南部の川中島古戦場及び真田藩の松代地区に至るルートは，歴史的遺産が多く，当記念館はこの観光ルートの中に位置し，質の高い文化的情報発信のための拠点施設となっていきたい。

4. 宮入慶之助記念館の概要

記念館の収集・展示物は，設立(発足)以来多くの方々の熱い支援のもとに順調に収集が進んでいる。手狭になっていた展示スペースは，2002年7月に内部が改造され増設された(約8平方メートル)。また，防火対策の一環として電気配線のオーバーホールが行われた。

館長は，宮入耕一郎初代館長の死去(2001年7月)に伴い，2003年8月より，宮入源太郎が2代目館長に就任した。同時に多田功九州大学名誉教授が名誉館長に就任した。

研究員，賛助会員は，関係者や親族を中心に徐々に増えている。

展示物では，国内外の各地産の「ミヤイリガイ」標本があり，大きさ，色合い等それぞれ微妙な違いがみてとれる。日本住血吸虫の雌雄一対の標本もある。

著作刊行物としては，代表的著書である，『寄生原蟲研究の栞』の初版本。訳本『生理学講義』は，ドイツ語の原著そのままに各章の冒頭が，"諸君"という句で始まっていたので，この訳本のことを当時の学生の間では"諸君生理"との愛称で通用する名著だった。また，『衛生学』は，統計学に基づいた著作で，当時(1913年頃)とすれば医療分野で統計を駆使したもので珍しい内容であるといわれる。

収蔵・展示物の主なものは以下のとおりである。

1) ミヤイリガイ標本
   国内では，山梨・甲府，千葉・木更津，広島・片山，久留米産，海外産としては，中国(湖南省，湖北省)，フィリピン・レイテ島，カンボジア・クラチェ省産等がある。
2) 日本住血吸虫標本及び写真，研究用顕微鏡(LEITZ社製)ほか。
3) 宮入慶之助の著作刊行物
   『新編養生訓』，『生理学講義』，『寄生原蟲研究の栞』，『衛生学』上巻，下巻，『宮入衛生問答』，『食べ方問題』(続)，(全)，『新栄養論』，教学叢書第7号『日本人の栄養のために』，『栄養上必須の最新知識──ドイツの生活改善運動──』，他共著を含む刊行物。(コピー含む)
4) 宮入慶之助の論文(コピー)
   「日本住血吸虫の発育に関する追加」，「日本住血吸虫の中間宿主附同虫病の予防」，「日本住血吸虫のツェルカリア」，「ハアネマンと張仲景」，「栄養学と生活改善」一～三
   「Der Zwischenwirt des Schistosomum Japonicum Katurada」
   「Beiträge zur Kenntnis von der Entwickelung des Paragonimus Westermani」

「フリードリッヒ・レョフレル先生」，「医師」1–17，「私のツツガ虫病原の研究」，「ドイツ生活改善運動の原則八箇条」，「衛生学の研究方法について」，他 90 余編。
- 論文については，殆ど収集されている。

5) 宮入慶之助の私信，写真

年賀状，私信，写真など。
- 慶之助博士の素顔が偲ばれるものが多い。

6) 日本住血吸虫に関連する諸資料

日本住血吸虫，日本住血吸虫卵，幼虫(ツェルカリア)等の写真，相川正道，永倉貢一『現代の感染症』，飯島利彦『ミヤイリガイ』，片淵秀雄『佐賀県の日本住血吸虫病』，亀谷了『寄生虫館物語』，河村貞之助『明窓居余滴』，鬼頭鎮雄『九大風雪記』，清野清次『藤浪先生遺影』，小林照幸『死の貝』，佐々学『アジアの疾病』，塘普『筑後川における日本住血吸虫撲滅史』，西尾恒敬『近代医学の歩み』，林正高『寄生虫との百年戦争』，藤田紘一郎『笑うカイチュウ』，村山定男『天文おりおりの記』，森下薫『ある医学史の周辺』，山梨懸廳『山梨県における日本住血吸虫病概要』，山梨県『山梨県の地方病について』，吉川努『松代学校人物伝』，『九大二十五年史』，『九大五十年史』，『九大七十五年史』，『九大百年史』，「インセクタリウム」No. 365–367 他

7) 付属展示物

昭和 20 年代を中心とした，古い生活民具及びラジオ受信機コレクションの展示。
- 昭和 20 年代の台所用品，炊事，裁縫用具，日常衣料とその用品，はきもの，旧日本軍兵士の用品等。
- トランジスターラジオ。トランジスターラジオは，アメリカで最初に発売されたが，その後日本のメーカーが参入し，安く，性能のよい日本製トランジスターラジオが大量に海外に輸出されるようになった。創成期のアメリカのトランジスターラジオをはじめ，日本メーカー各社の約 300 台が収蔵・展示されている。

8) ホームページ(アドレス http://www5.ocn.ne.jp/~miyairi/)

2001 年 1 月から，ホームページ開設。2004 年 4 月現在 33,000 余のアクセス数。
「ホタルの幼虫を飼っているが，ミヤイリガイが混入していたとすれば不安。地方病には感染しないか？」などの問い合わせがある。

関 連 資 料

宮入慶之助の著作（刊行物）

1. 『聖書引用便覧』――附祈禱例文――　（訳）敬業社　明治22（1889）
2. 能氏『内科臨床講義』1–4（宮本叔と共訳）　半田屋医籍商店　明治27–31（1894–1898）
3. 『生理学講義』半田屋医籍商店　明治28（1895）
4. 『死亡原因類別調査報告書』二階堂菊太郎（保則）と共著　内閣統計局臨時刊行　明治36（1903）
5. 『新編養生訓』内務省衛生局　明治40（1907）
6. 『寄生原蟲研究の栞』南山堂　明治42（1909）
7. 『自然科学』第1編 / ヘルムホルツ述 / 宮入慶之助訳　医海時報社　明治45（1912）
8. 『衛生学』上巻　南山堂　大正2（1913）
9. 『衛生学』下巻　南山堂　大正5（1916）
10. 山梨県に於ける農村保健衛生調査報告（西尾恒敬共著）内務省衛生局　大正7（1918）
11. 『寄生蟲病及地方病予防』内務省衛生局　大正8（1919）
12. 『寄生蟲病に就いて』山口県庁　山口瞬報社　大正10（1921）
13. 『宮入衛生問答』南山堂　大正11（1922）
14. 『食べ方問題』南山堂　大正12（1923）
15. （続）『食べ方問題』南山堂　大正13（1924）
16. 『医学博士宮入慶之助氏講演――保健衛生の調査について』福岡県衛生課，福岡県警察部　大正13（1924）
17. 『新栄養論』福岡日日新聞　大正14（1925）
18. 『食べ方問題』（全）　南山堂　大正14（1925）
19. 『小学児童生理衛生の栞』（全）　黎明社　大正15（1926）
20. 教学叢書第7号『日本人の栄養のために』　内務省教学局　昭和14（1939）
21. 『栄養上必須の最新知識――ドイツの生活改善運動――』福岡日日新聞　昭和16（1941）
22. 『科学者ヘルマン・フォン・ヘルムホルツ評伝』（訳）　河出書房　昭和18（1943）

宮入慶之助の著作（論文等）

1. 近世医学の進歩　松代青年會雑誌　No. 18（1889）
2. 試問前の暑中休み　松代青年會雑誌　No. 23（1890）
3. 寝床は果たして諸病の巣窟なるか　松代青年會雑誌　No. 27（1891）
4. 海水浴に就て或人に答ふ　松代青年會雑誌　No. 28（1891）

5. 宮本叔君の「ペスト」取調の命を帯びて香港に航するを送る　松代青年會雑誌　No. 40 (1892)
6. 「ヂフテリー」の原因に関する新報告ども　京都醫学會雑誌　No. 63 (1893)
7. 受精問題附遺傳之説　京都醫学會雑誌　No. 74 (1894)
8. 講議「衛生学」(連載)　衛生事務誌　(1901–　)
9. 原生動物の研究につきて　東京医事新誌　No. 1409 (1905)
10. 胞子蟲発育時期に對する名稱に就て　日本医事周報　No. 616 (1907)
11. 研究室内の落穂一二　日本医事週報　No. 668 (1908)
12. 恙蟲の「デモンストラチオン」　東京医事新誌　No. 1589 (1908)
13. 家鼠の「ロエコチトツヨオン」に就て附「サフラニーン」と「リヒトグリューン」とを用てする一染色法　日本医事週報　No. 720 (1909)
14. 「ミクロスポリード」研究の追加(鰕に宿れる「ノゼマ」と「テロハニア」とに就て)　医海時報　No. 759 (1909)
15. 一，二細胞寄生蟲の「デモンストラチオン」　東京医事新誌　No. 1674 (1910)
16. 国民伝染病の社会上の意義及其撲滅　日新医学　1:(4) (1911)
17. 原虫寄生に関する思潮　第3回日本医学会誌　(1911)
18. 給水問題の現況　附田村式改良井戸　日新医学　2:(3) (1912)
19. 伝染病予防に對する私見　東京医事新誌　No. 1800 (1913)
20. 日本住血吸蟲の発育に関する追加(鈴木稔共著)　東京医事新誌　No. 1836 (1913)
21. 日本住血吸蟲の中間宿主附同蟲病の予防　東京医事新誌　No. 1839 (1913)
22. 地方病中間宿主発見顛末 (1–3)　山梨日日新聞　大正 2. 10. 10–12 (1913)
23. 日本住血吸蟲病調査報告 (1–5)　山梨日日新聞　大正 2. 12. 4, 5, 7, 8 (1913)
24. 吸蟲の研究に就て　日本医事週報　No. 979 (1914)
25. 日本住血吸蟲の「ツェルカリア」　医事新聞　No. 895 (1914)
26. 哺乳動物体外に於ける日本住血吸蟲　日新医学　3 (9) (1914)
27. K. Miyairi und M. Suzuki. Der Zwischenwirt des Schistosomum japonicum Katurada, 福岡医科大学紀要　1: (187–197) (1914)
28. 所感　福岡日日新聞　1915. 1. 1
29. 結核の予防　九州帝国大学第二回講演会講演集　(1915)
30. 條蟲に就て(講演)　台湾醫学會雑誌　No. 153 (7) (1915)
31. 内臓寄生蟲　臨床医学　3: (8) (1915)
32. 今日までに知られたる肺「ヂストマ」第二中間宿主一覧(上)(下)　実験医報　2: (21–22) 755–762, 855–861 (1916)
33. 本縣の地方病に関する研究　山梨日日新聞　大正 5. 10. 13 (1916)
34. 民族衛生の一研究方法　朝鮮医学会雑誌　No. 19 (1917)
35. 腸寄生虫の顕微鏡的診断　福岡医科大学雑誌特別号「消化器疾患」(分担執筆)　九州帝国大学医科大学雑誌部　pp. 235–252 (1916)
36. 肺「ヂストマ」の発育に関する追加　附，蛔蟲鞭蟲の幼蟲供覧　朝鮮医学会雑誌　No. 22 (1–16) (1918)
37. 肺「ヂストマ」の発育に関する知見補遺　細菌学雑誌　No. 281 (83–90) (1919)

38. 衛生学の研究方法に就いて　日新医学 10 周年記念号　(1921)
39. Keinosuke Miyairi. Beiträge zur Kenntnis von der Entwickelung des Paragonimus Westermanni. Mittelungen Med. Fak. Kaiser. Kyushu-Universtät　6 (2), 313–319 (1922) (1–3)
40. 食物中の無機塩類及びビタミン類より和漢薬を望む (1–3)　日本医事週報　No. 1480–1482 (1924)
41. 医学の考へ方 (1–9)　内科学雑誌　22–24 巻 (1924–25)
42. たべものとたべかた (1–5)　九州日報　(1925.5.3–　)
43. 哺乳動物体外に於ける日本住血吸蟲(桂田)(独文)　日独学芸　3: (6) (1925)
44. ハアネマンと張仲景　実地医家と臨床　2: (11) (1925)
45. 米国に於ける医学制度視察報告書　三浦謹之助, 藤浪鑑, 長与又郎, 秦佐八郎, 高木喜寛らと (1925)
46. 恙蟲病病原に就て(高橋操三郎共著)　医事公論　No. 750 (1926)
47. 恙蟲病原体研究の追加(高橋操三郎共著)　東京医事新誌　No. 2504 (1927)
48. 九大医報第一巻第二号西尾正功君発音漫言の後に　九大医報　1: (3), 31 (1927)
49. フーフェランド思出の記より　九大医報　2: (4) (1928)
50. 社会保険の余弊と其の改善の道 (1–22)　エルウイン・リイク述(訳)　東京医事新誌　No. 2553– (1928–　)
51. 寄生蟲の予防に就て　海軍軍医会雑誌　18: (4) (1929)
52. 宮本叔君の思ひ出で　日本伝染病学会雑誌　4 (1) (1929)
53. 健康増進叢書――生活編　戸田正三, 石原久, 横手千代之助, 桂田富士郎, 宮入慶之助　大阪毎日新聞社, 東京日日新聞社　(1929)
54. 恙蟲病原体追跡途上の落穂　東京医事新誌　No. 2689 (1930)
55. 栄養雑感　食養　3 (7), 372–393 (1931)
56. 内務省保健衛生調査に関する私の思い出　静岡県医学会報　82: (7) (1931)
57. 非医師の治療行為を妨げ得べきか　医業と社会　2: (5), 160 (1932)
58. 野鼠「ヘモグリカナ」の発育史(独文)　Proceeding of Imperial Academy　8 (1932)
59. 「はたねずみ」のヘモグレガリーネに関する知識追加　東京医事新誌　No. 2785 (1932)
60. フリードリッヒ　レョフレル先生　日本伝染病学会雑誌　8: (6–12), 9: (1–3) (1934–　)
61. はたねずみ「ヘモグレガリーネ」標本の供覧　福岡医科大学雑誌　26 (4), 166 (1932)
62. 医師 (1–17)　実地医家と臨床 (1932–　)
63. 小山君の思出　実地医家と臨床 (1933)
64. 食養漫言　公衆衛生　51: (5), 313–317 (1933)
65. 学説と実験　公衆衛生　51: (4), 227–231 (1933)
66. 小学校と弁当問題　実地医家と臨床　346 (1933)
67. ドイツにおける医育改善意見 (1–12)　医海時報　No. 2085–2098 (1933–1934)
68. パラゴニムス・ウエステルマニイの発育に関する知見追加　東京医事新誌　No. 2877, 1109–1114 (1934)
69. 對回蟲策　内外治療　9: (6) (1934)
70. ヒットラーの「マイン・カムブ」より　日本及日本人　No. 10 (1935)

71. 武谷先生を偲びて「無題」　九大医報　9:(3), 246 (1935)
72. 小川教授への思出で　九大医報　9:(5), 396 (1935)
73. 私の恙蟲病原の研究　九大医報　9:(5), 391 (1935)
74. 榮養学説の回顧　医事衛生　5:(1), 26 (1935)
75. ツツガ虫の標本(全)　福岡衛生集談会誌　第三号 (1937)
76. 温泉の医治効能はホメオパチィ療法と原則に於て相通ずる所あるか　東京医事新誌　No. 3000 (1936)
77. 恙虫のヒポフワリンクスといふもの　東京医事新誌　No. 3024 (1937)
78. 喀痰の中に現はるべき「ヘモグレガリーネ」　東京医事新誌　No. 3030 (1937)
79. 日本国民の栄養　科学評論　22:(10), 34–38 (1938)
80. 石原君の追憶　九大医報　13:(1), 9–10 (1939)
81. 結核予防の私案　結核の臨床　2:(1), 79 (1939)
82. 栄養雑言　関西医事　No. 415, 28 (1939)
83. 薬用治方の一工夫　治療学雑誌　9:(11) (1939)
84. 私の眼にのこる神田左京君　冷光　(1939)
85. 栄養学と生活改善(1–3)　実地医家と臨床　17:(7–9), (1940)
86. 玄米食　医事衛生　10:(1), 43 (1940)
87. ビルヒア・ベンナア　東京医事新誌　No. 3167 (1940)
88. ドイツ生活改善運動の原則八箇条　臨床内科　6:(4), 390 (1940)
89. 木村博士の「老の研究」に同感して　実地医家と臨床　18:(11), 72–74 (1941)
90. 内科の療法はなかなか六つかしくなった　実地医家と臨床　18:(8), 84 (1941)
91. 武谷名誉教授の思い出　実地医家と臨床　18:(8), 87 (1941)
92. 昭和15年の思い出　実地医家と臨床　18:(8), 64–65 (1941)
93. 薬草の治効研究所設立案　臨床医報　13:(20), 26 (1941)
94. 治療を思案するとき神農に復へれ，パラツェルズスに復へれ，徳本に復へれ　治療学雑誌　11:(5) (1941)
95. 貯水の森　九大医報　15:(10) 319–321 (1941)
96. 両婦人の御亭主観を聴く　実地医家と臨床　19: 806–807 (1942)
97. ヘルムホルツ傳を訳す　実地医家と臨床　19:(5) (1942)

宮入慶之助年表 （年齢はその年の誕生日以後の満年齢）

1865（慶元）年		5月15日現在の長野県長野市松代町西寺尾に生まれる。
1880（明13）年	15歳	上京，東京大学予備門に合格
1890（明23）年	25歳	東京帝国大学医学部卒業，同大学衛生学教室助手
1891（明24）年		京都府医学校教諭
1892（明25）年		志ゅんと結婚
1894（明27）年		京都府医学校教諭依願免職
1895（明28）年	30歳	第一高等学校（現千葉大医学部）教授
		高等官七等，従七位
1897（明30）年		医術関係試験主事，臨時検疫局事務官，高等官六等，正七位
		能氏『内科臨床講義』1–4（訳本，宮本叔と）刊
1898（明31）年		万国衛生衛生及びデモクラフィー会議（於スペイン，マドリッド）に政府委員として参列
		臨時検疫事務官兼内務技師，高等官六等
1899（明32）年		衛生局防疫課長，衛生局防疫課長免，警察監獄学校講師，高等官五等，従六位
1900（明33）年		日本薬局方調査会幹事，兼臨時検疫局技師，高等官五等
		第二課兼第四課勤務
		臨時検疫局廃止（9月），中央衛生会委員，衛生局防疫課長代理
1901（明34）年		衛生局防疫課長代理免
		警察監獄学校講師免，高等官四等，正六位
1902（明35）年	37歳	中央衛生会委員免，衛生学研究のためドイツへ留学（–04）
1904（明37）年	39歳	帰国（8月），京都帝国大学福岡医科大学教授（9月），衛生学講座担任
		二階堂菊太郎（保則）と共著で『死亡原因類別調査報告書』発刊
1905（明38）年	40歳	医学博士の学位を受ける。
1906（明39）年		高等官三等，従五位
1907（明40）年		『新編養生訓』刊
1908（明41）年	42歳	『生理学講義』刊
1909（明42）年	44歳	高等官二等
		『寄生原蟲研究の栞』刊
1910（明43）年	45歳	九州帝国大学医科大学教授（京都帝国大学福岡医科大学から改組変更），正五位，勲四等瑞宝章受章
1911（明44）年		妻志ゅん病没
1912（明45）年		『自然科学』第1編／ヘルムホルツ述／宮入慶之助訳刊
1912（大元）年	47歳	九州帝国大学医学部衛生学第一講座担任
1913（大2）年	48歳	日本住血吸虫の中間宿主である「ミヤイリガイ」を発見
		『衛生学』上巻刊

1914（大3）年		勲三等瑞宝章受章
1915（大4）年	50歳	従四位
1916（大5）年	51歳	朝鮮における衛生事務嘱託さる。
		保健衛生調査会委員，高等官一等
		『衛生学』下巻刊
		ナヲと再婚
1919（大8）年	54歳	官制改正，九州帝国大学教授（4月）
		欧米各国へ出張（8月）
		エジプトにおける寄生虫病の調査を嘱託さる。
		『寄生蟲病及地方病予防』刊
1920（大9）年		帰国。
		正四位，学術研究会議会員
1921（大10）年		『寄生蟲病に就いて』刊
1922（大11）年	57歳	勲二等瑞宝章受賞
		『宮入衛生問答』刊
1923（大12）年	58歳	ロックフェラーの招請によりアメリカ及びカナダの医学教育視察出張。
		帝国学士院会員に推挙される（5月）。6月帰国。
		『食べ方問題』刊
1924（大13）年	59歳	（続）『食べ方問題』刊
1925（大14）年	60歳	九州帝国大学退官。同大学名誉教授となる。
		従三位（7月），正三位（10月）
		『新栄養論』，『食べ方問題』（全）刊
1926（大15）年		衛生学に関する調査を嘱託さる。
		『小学児童生理衛生の栞』（全）刊
1928（昭3）年	63歳	勲二等旭日重光章受章
1930（昭5）年	65歳	東京へ転居。
1939（昭14）年	74歳	教学叢書第7号『日本人の栄養のために』刊
1941（昭16）年	76歳	『栄養上必須の最新知識――ドイツの生活改善運動――』刊
1942（昭17）年	77歳	福岡へもどる。
1943（昭18）年	78歳	『科学者ヘルマン・フォン・ヘルムホルツ評伝』（訳）刊
1946（昭21）年		4月6日老衰にて死去。満81歳。

宮入慶之助の書簡など

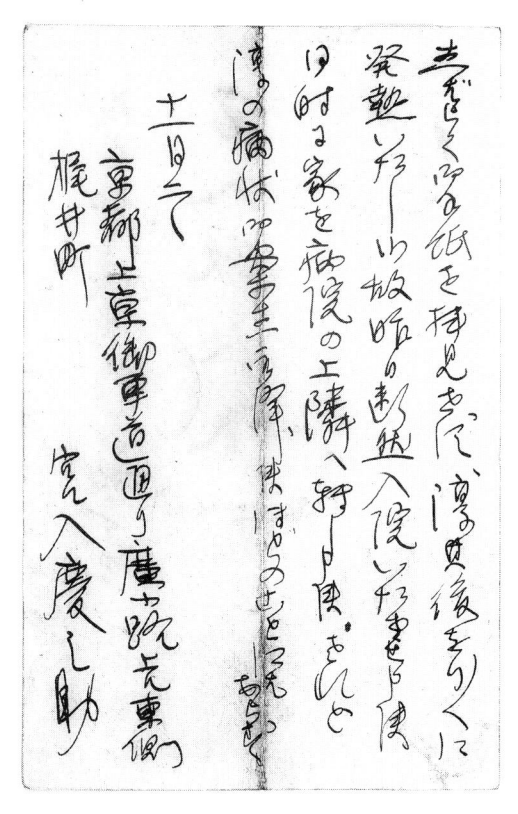

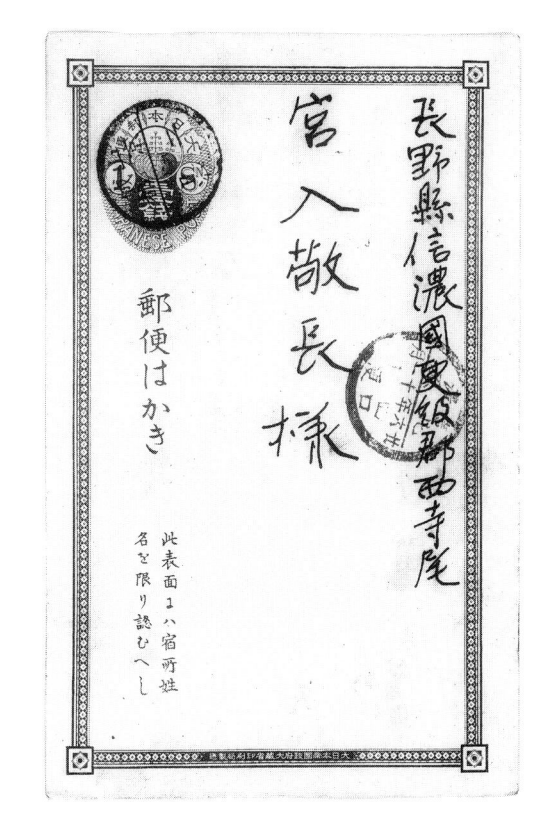

長野縣信濃國更級郡西寺尾
宮入敬長様

郵便はかき

此表面ニハ宛所姓
名ヲ限リ認ムヘシ

去る頃より御手紙を拝見致し候其後をりをり
発熱致し加減悪く断然入院する事と成
り昨日家を発して病院の上階へ移り申候
淳の病は四五日頃よりやゝよろしきとて候

十一月三日
京都上京御車道通り廣瓶先東側
宮入慶之助

梶井町
梶井敬長殿

父敬長へ宛てた手紙（1893）

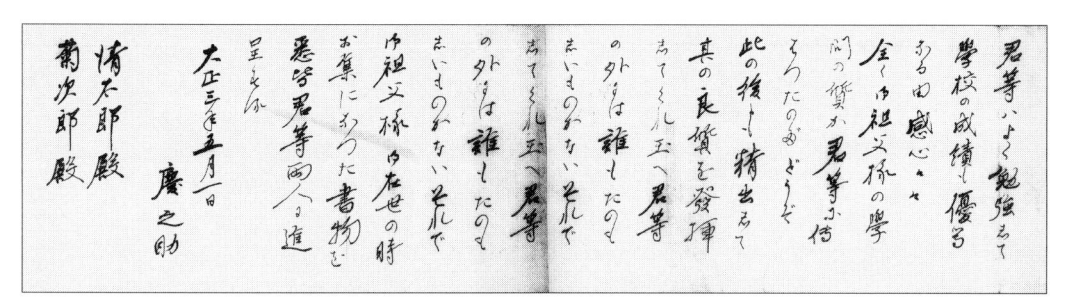

君等ハよく勉強あって
學校の成績ハ優等
あるよし感心々々
全く御祖父様の學
問の質か君等ニ伝
はったのてあらう どうそ
此の後も精出して
其の良質を發揮
あてくれよ 君等
の外ハ誰もいない それで
御祖父様 ハ在世の時
御集めになった書物を
悪等君等両人ニ進
呈するよ

大正三年五月一日
慶之助
惰太郎殿
菊次郎殿

甥に宛てた手紙

11./8.09.

Über die neuesten Ergebnisse auf dem Gebiete der Trypanosomenforschung. Prof. Dr. P. Ehrlich.
(Vortrag, gehalten am 7. April in Berlin vor der Deutschen tropenmedicinischen Gesellschaft.)

Sehr verehrte Kollegen.

Ich bin der Aufforderung, in Ihrem Kreise über Trypanosomenerkrankungen zu sprechen, mit ganz besonderer Freude nachgekommen. Handelt es doch um ein Thema, das einerseits wegen der Vielheit und der Bedeutung der hierhergehörigen Krankheitsgruppen an und für sich grösstes Interesse darbietet, und das andererseits auch von der rein wissenschaftlichen Seite hin ein eingehendes Studium verdient. Wie Ihnen bekannt, habe ich seit einer Reihe von Jahren im Verein mit ausgezeichneten Mitarbeitern, Dr. Shiga, Franke, Browning, Röhl und Fräulein Gulbransen vorwiegend das, was ich die therapeutische Biologie der Trypanosomen nenne, bearbeitet, da ich mich hier im Kreise von Specialfachcollegen befinde, darf ich wohl das meiste dessen, was von ermittelt worden ist, als bekannt voraussetzen und damit begnügen, nur einzelne Punkte hier kurz zu zieren.

Als das wertvollste Mittel, in die wirklich intim

宮入慶之助の講義ノートの一部 (1909)

宮入慶之助に関する遺構

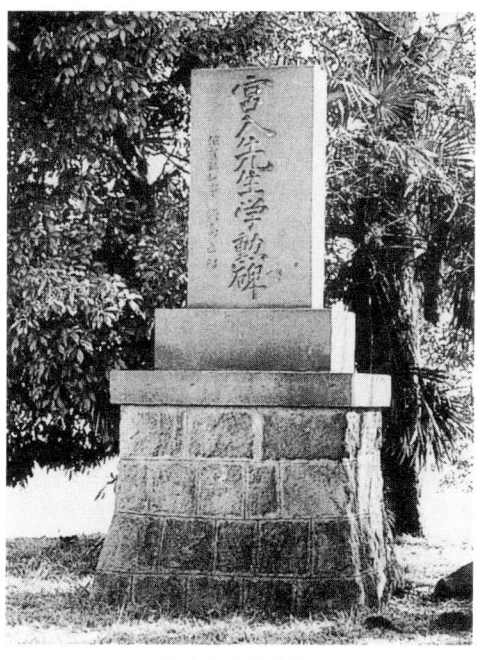

宮入先生学勲碑
（佐賀県鳥栖市基里）

宮入先生学勲碑の碑文

　大正2年9月，九州大学教授宮入慶之助先生は，此の附近の古溝に棲む一種の小巻貝，俗称「宮入貝」が日本住血吸虫の中間宿主であることを発見せられた。従って，此の貝の撲滅こそ本吸虫病予防の根本策であることが明らかとなり福岡，佐賀，広島，山梨等の流行地に於ける惨害も年々激減しつつある実情である。

　猶本病類似の疾患は中華民国，アフリカ並に南アメリカにも見られるものであるが，其の病原吸虫の中間宿主も之に倣って相次いで発見せられ，之等地方に住む幾百万の人畜も亦等しく此の発見の恩恵に浴するに至った。

　宮入先生は昭和21年4月6日，84歳の高齢を以て福岡に於て逝去せられた。今回此の地方の町村相謀り，永く先生の学勲を記念すると共に，住民の限りなき感謝の情を表する為に，茲に此碑を建設するものである。

　　昭和27年10月吉日

　　　　　　　　　　　　　　　　　　　　　　　　門弟　　大平　得三

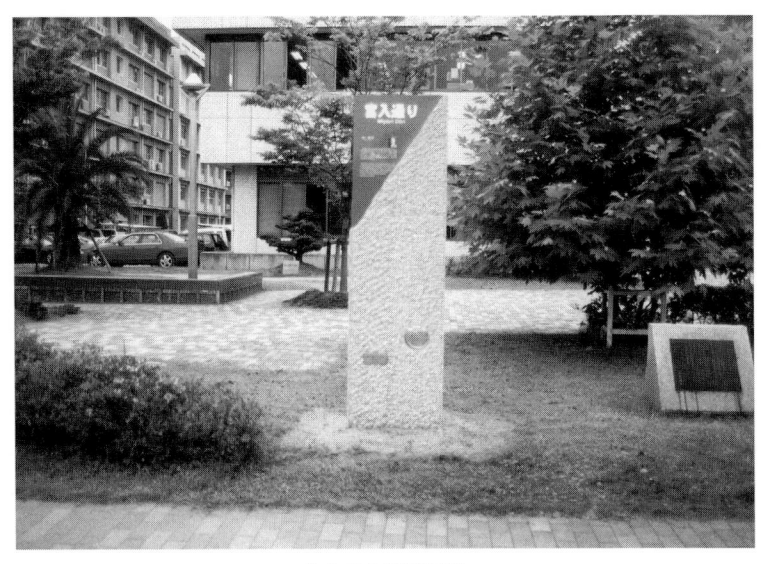

宮入慶之助顕彰碑
（福岡市東区馬出 3-1-1　九州大学構内宮入通り）

顕彰碑の碑文

　宮入慶之助先生は，日本住血吸虫の感染を媒介するものが淡水産の貝であることを，1913年に世界に先駆けて発見されました。その貝は現在，ミヤイリガイという和名で呼ばれています。この発見が端緒になり，アフリカなどに分布する住血吸虫の感染経路も解明され，防圧対策の糸口ができたのです。日本ではかつて筑後川流域や甲府盆地などにあった本病の流行は根絶されましたが，世界中には現在でもこの寄生虫に感染している人が2億人います。

　Dr. Keinosuke Miyairi discovered for the first time in 1913 the snail intermediate host fo transmission of Schistosoma japonicum infection. This snail is now called "Miyairi-gai" in Japanese. Based on this finding, the transmission of schistosomiasis in African and other endemic countries was clarified and control programs were launched. In Japan, schistosomiasis has been eradicated while there are still approximately 200 million people infected with schistosomiasis in other parts of the world.

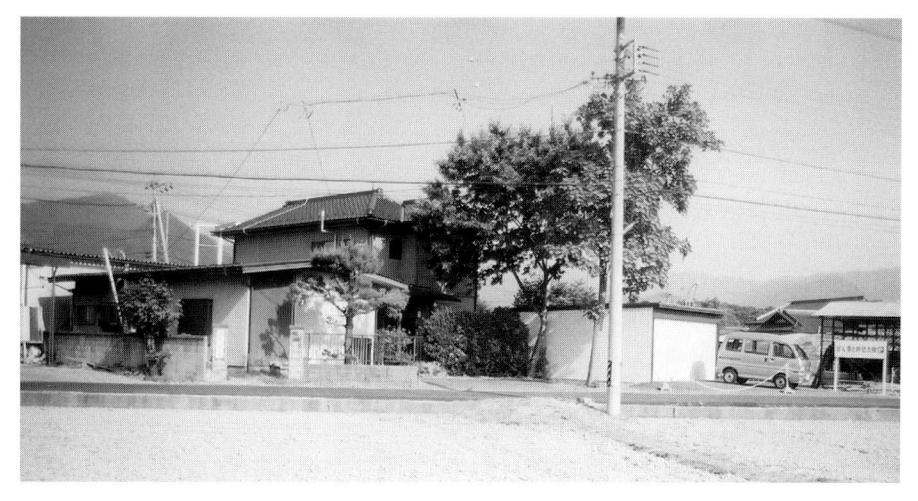

宮入慶之助記念館全景(長野市篠ノ井西寺尾 2322)

宮入慶之助記念館の設立趣意

　人体に寄生して，恐ろしい風土病に至らしめる日本住血吸虫の感染を媒介するミヤイリガイを発見した宮入慶之助博士(元九州帝国大学名誉教授)は，1865年(慶応元年)に，当地(長野県更級郡西寺尾村，現長野市松代町西寺尾)に生まれました。松代文武学校を経て上京，東京帝国大学で医学を学び，ドイツ留学の後，衛生学そして寄生虫学へと進み，ミヤイリガイを発見しました。

　この発見により日本住血吸虫症を予防することが可能になり，多くの人々の努力の結果，日本ではこの病気について安全宣言が出されるに至りました。

　寄生虫は，日本においては終息したかに考えられていますが，人畜共通寄生虫，旅行の国際化，輸入寄生虫の進出，地球の温暖化等により，日本は再び寄生虫の蔓延地帯になりかねない状況です。今でも世界中には，2億人もの住血吸虫感染者が存在しており，寄生虫に対する国際的な研究・対策が急務となっています。

　博士に関連する資料の数々は，その多くが散逸し，博士を知る人々も数少なくなってきています。このような現状の中で，博士の生い立ちや人柄，功績，ミヤイリガイ発見の意義等を系統的に展示・記録・保存して，博士の功績を末永く顕彰し，この事実をより多くの人々に知って頂き，医学，そして社会の発展に寄与できればと考え，博士の生まれたゆかりの地に記念館を設立することに致しました。

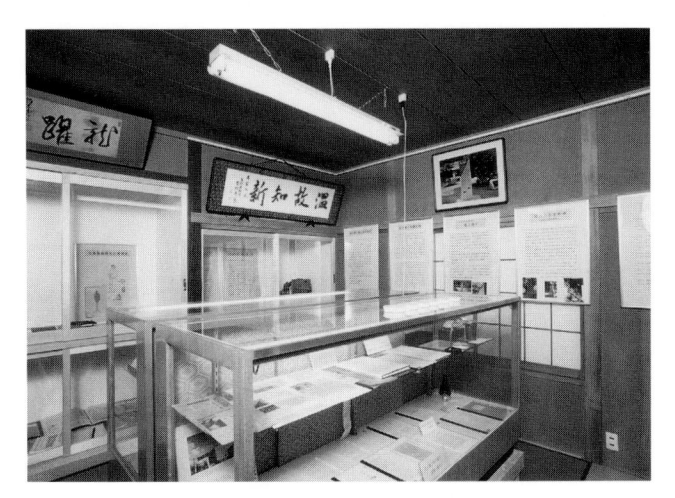

第 1 展示室

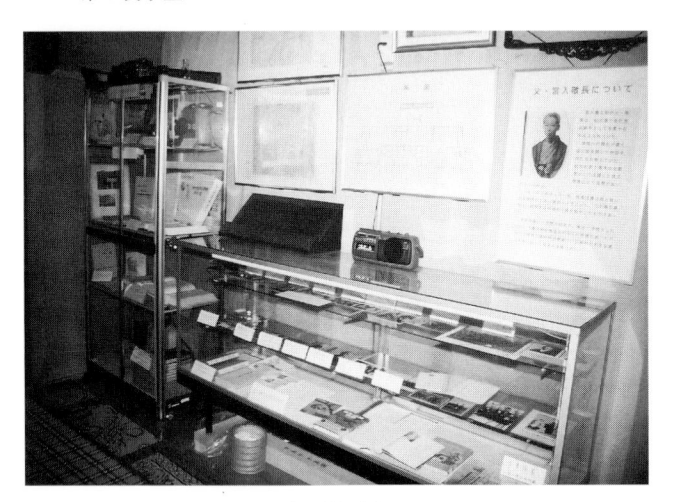

第 2 展示室

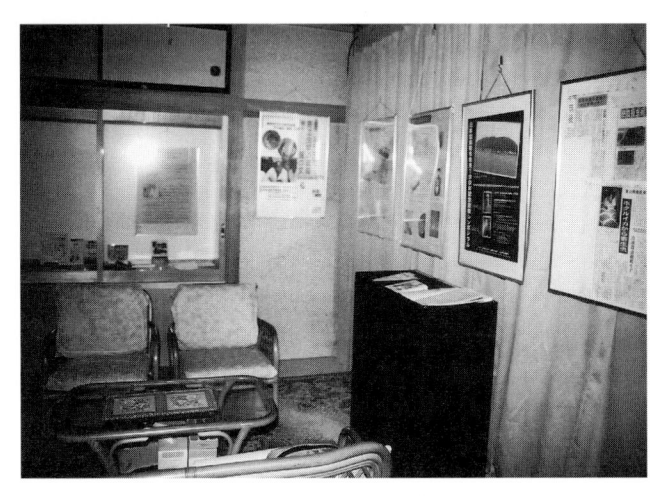

第 3 展示室（応接室）

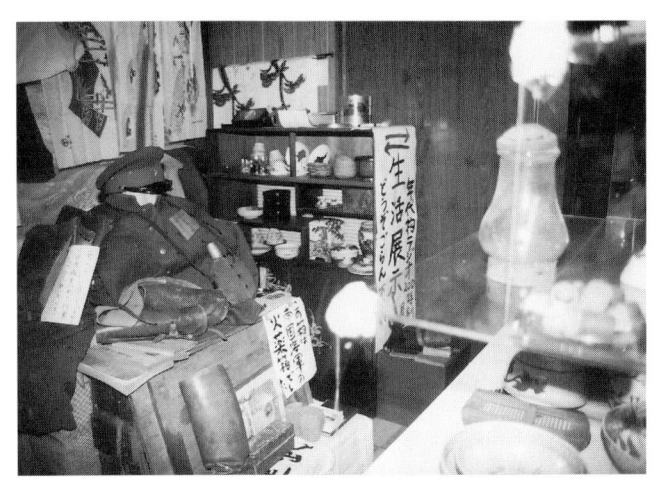

第4展示室

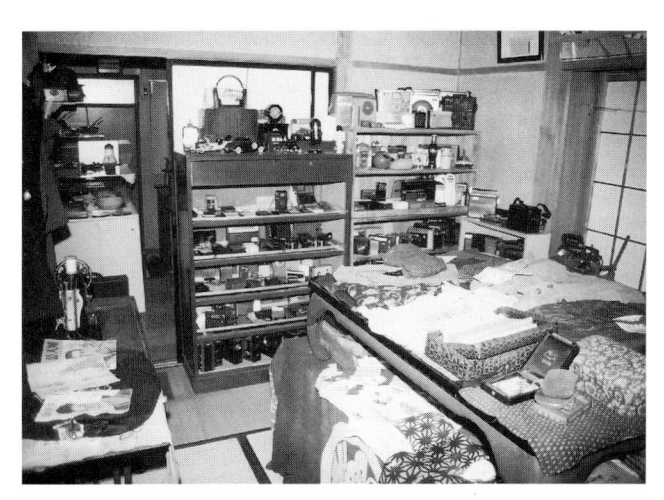

第5展示室

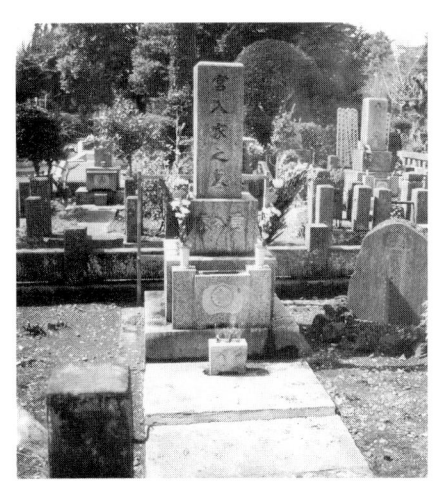

宮入慶之助の墓所
東京都多磨霊園7区2種19側
（東京都府中市多磨町4-628）

宮入慶之助のアルバム

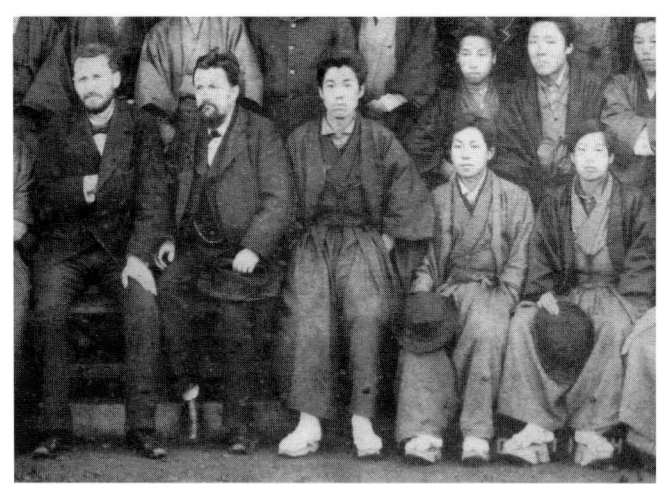

東京大学予備門第一級生徒写真(左から3人目)

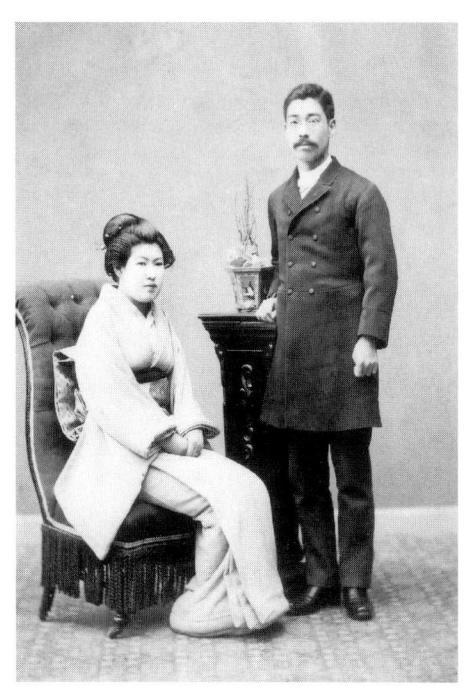

志ゅん(先妻)との記念写真

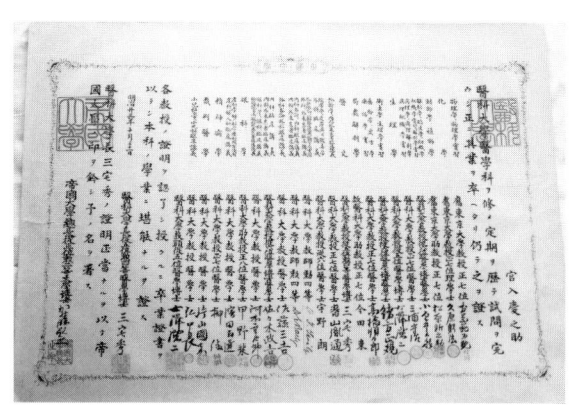

東京帝国大学医科大学卒業証書

関連資料

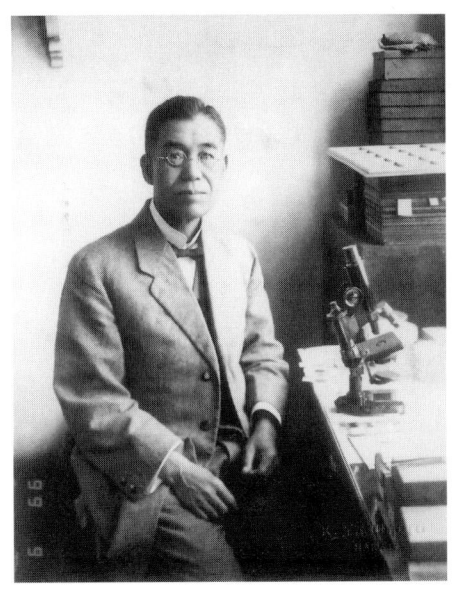

研究室で顕微鏡を前にして

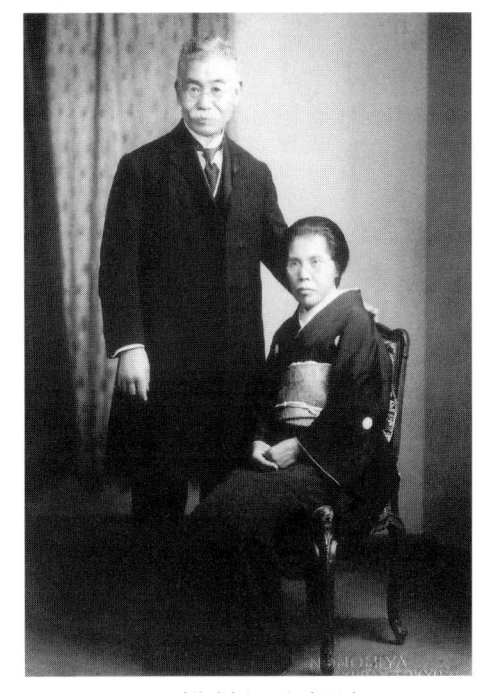

ナヲ(後妻)との記念写真

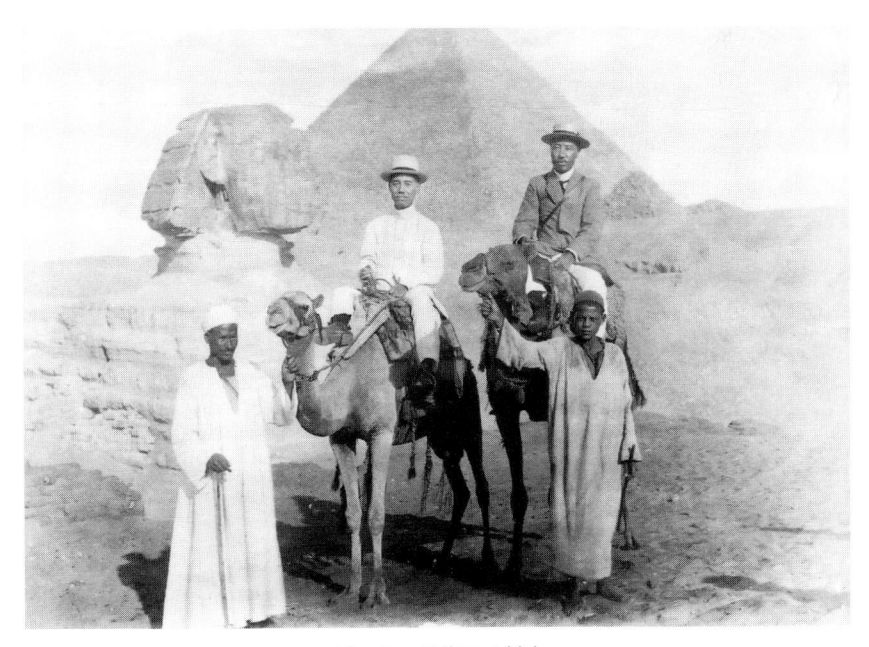

ピラミッド前にて(左)

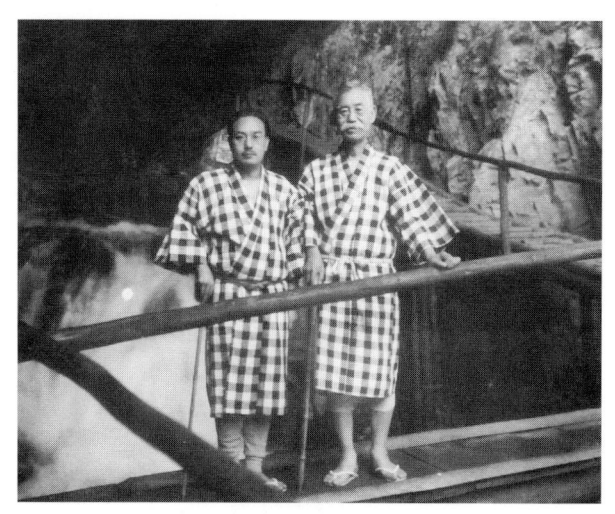

温泉でくつろぐ慶之助（右）

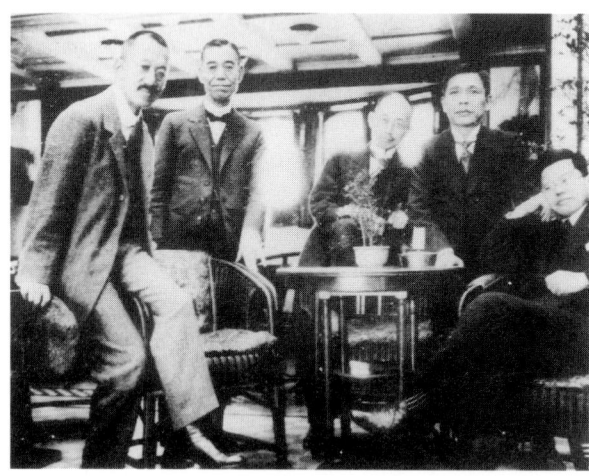

ロックフェラー財団招聘海外出張。春洋丸船上での慶之助
（左から2人目）［『藤浪先生遺影』1936（昭和11）年より］

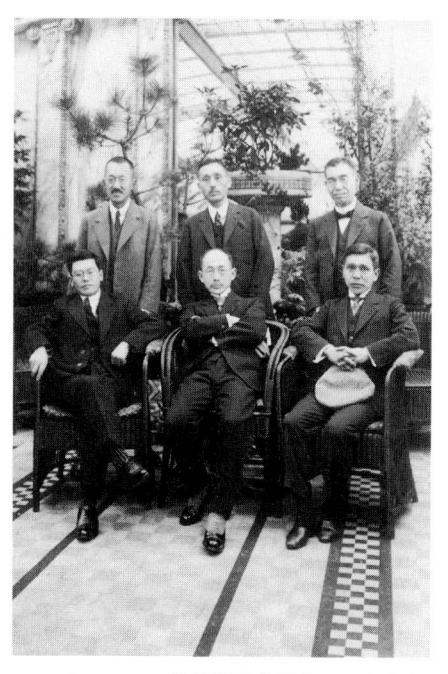

ロックフェラー財団招聘出張先での慶之助
（後列右端）

関 連 資 料

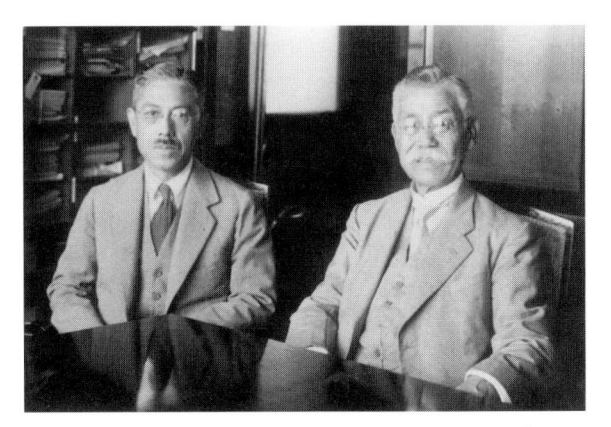

大平得三教授とともに(右側,宮崎一郎教授撮影)

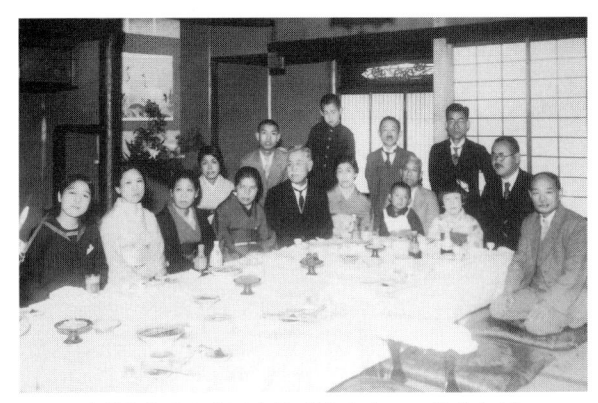

古稀祝賀会記念写真(親族とともに,前列中央)

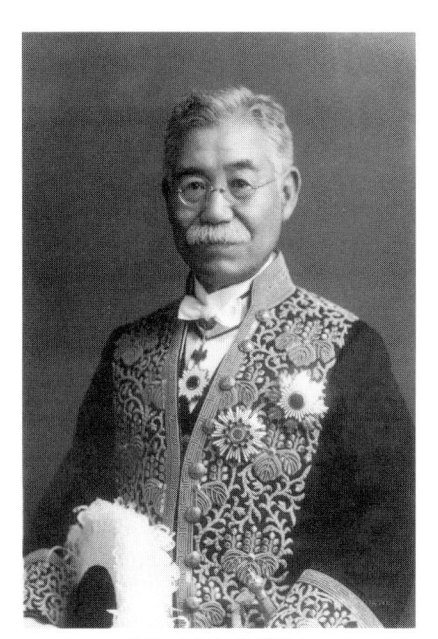

旭日重光章受章記念

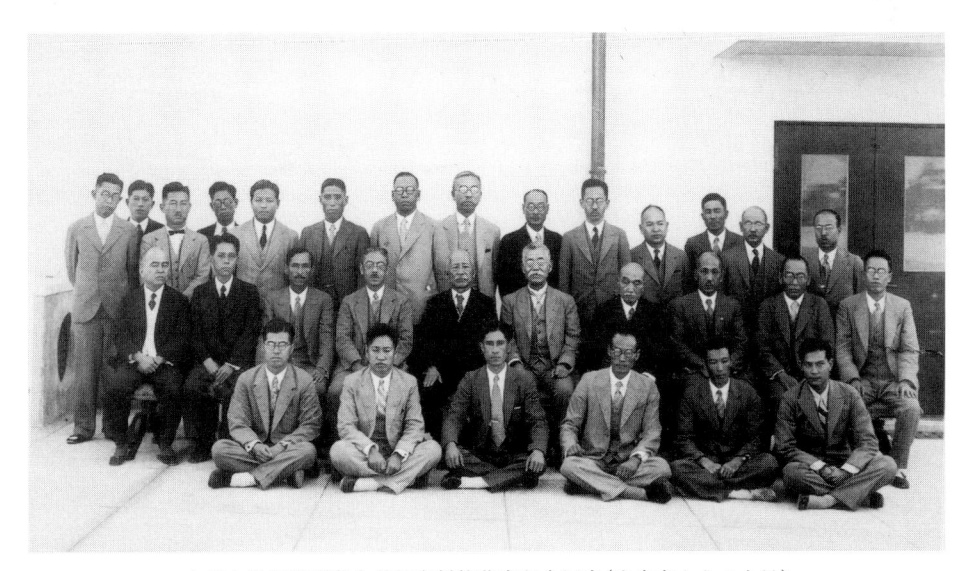

九州大学医学部衛生学教室新築落成記念写真(中央右から5人目)

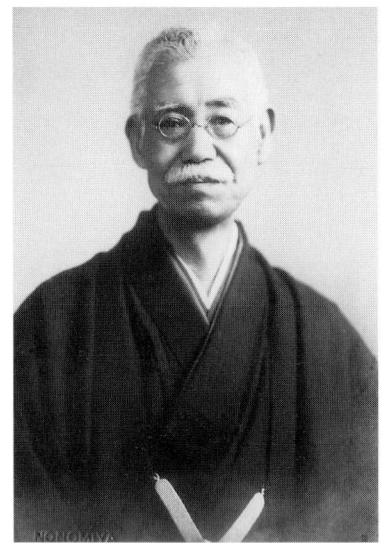

和服姿の慶之助

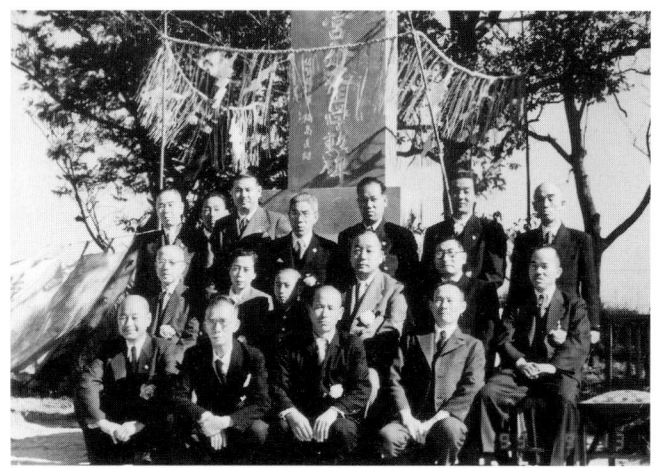

学勲碑除幕式記念写真（1952（昭和27）年）

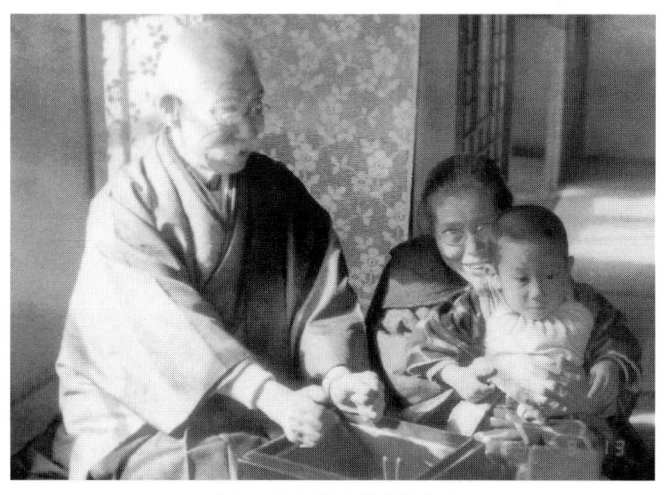

晩年，孫と過す慶之助夫妻

索　引

あ行

アレル　105
遺伝子　103
遺伝子座　103
イレウス　73
衛生　230
衛生教育　119, 196
エピトープ　93
汚染度　111

か行

カタヤマガイ，片山貝　26, 219
片山記　3, 13, 23
片山病　3
片山附記　25
桂田富士郎　6, 14, 25, 44, 211, 222
火力殺貝　193
灌漑施設　122
肝硬変　68
肝腫大　149
感染抵抗性　104
神田左京　229
肝脾腫型　163
肝脾肥大症　32
聞き取り調査　127
寄生原蟲研究の栞　255
寄生虫病予防法　46
生石灰　26, 191
九州帝国大学　211
窪田次郎　224
血尿　115
ケニア　109
検尿　113
好酸球　82
好酸球遊走因子　83
酵素抗体法　162
抗体依存性傷害作用　92
湖沼型　132
個人追跡法　123
後藤新平　230

コンクリート化　28, 34, 53, 191
コンクリート溝渠　226

さ行

殺貝剤　7, 191
山丘型　132
サントブライト　36, 53
シストソミューラ　81
疾患遺伝子　103
死の貝　221
弱毒化ワクチン　91
呪医　117
集卵法　151
樹状細胞　86
酒石酸アンチモン　48
腫瘍壊死因子　92
食道静脈瘤　76
新興・再興感染症　91
水腫脹満　31, 222
随伴免疫　81
水陸両棲貝　181
杉山なか　31
鈴木稔　6, 25, 214
スチブナール　26, 33
生息調査　204
生体防御機構　81
石灰窒素　28, 191
接触行動　111
セルカリア　17, 81
セルカリアメトリー　115
線維化　66
組織融解法　73

た行

体質　103
大腸狭窄　73
タンザニア　122
筑後川　44
地方病に挑む会　166
虫垂炎　73
虫体結節　66

虫卵結節　68, 81
虫卵結節形成　166
虫卵周囲沈降反応　8
直接観察法　127
ツツガムシ病　246
定点分布図　204
てんかん　165
天敵　181, 194
伝統的医療体系　117
土地利用情報システム　206

な行

中山・ヘプリー現象　68
肉芽腫性虫卵結節　71
西寺尾村　242
ニリダゾール　158
年次別変化　205
脳症型　157
脳波　162

は行

白血球　81
白血球遊走因子　86
ハプロタイプ　105
パラミオシン　93
脾腫　147
ビルハルツ住血吸虫　20, 109
貧血　85
フアヂン　160
腹壁静脈怒張　164
腹満　164
藤井(第二郎)好直　3, 13, 23
藤浪鑑　14, 25, 91
プラジカンテル　26, 111, 136, 158
ブラックロック　219
ホタル　232

ま行

埋没法　53
馬王堆遺跡　131
マクロファージ　84
馬屋原呂平　23
マンソン住血吸虫　20, 109
三神三朗　225
水接触行動　121
ミヤイリガイ，宮入貝　26, 44, 171, 199, 214, 221, 231
宮入敬長　242
宮入慶之助　6, 18, 25, 33, 44, 211, 221, 229, 241, 249

宮入慶之助記念館　221, 249
宮入耕一郎　249
宮入賞　218
宮入先生学勲碑　253
宮入通り　250
宮崎一郎　250
民衆立研究所　236
メコン住血吸虫　9, 143
メトリフォネート　115
門脈圧亢進症　166
門脈系　66

や・ら・わ行

ユリミン　37, 191
揚子江流域　131
吉田龍蔵　25
リスクマップ　201
リモートセンシング　199
硫酸銅　8
累代飼育　181
レフラー　216
濾過装置　115
ワクチン　91, 139

Atkinson　19
B-2　37, 191
calpain 遺伝子　97
CD8$^+$ 抑制性 T 細胞　86
DNA ワクチン　98
ECP　82
GAPDH　96
GIS　199
GPS　199
HLA 遺伝子　103
HLA-DPB1*0301　105
HLA-DRB5*0101　105
IgE 抗体　92
IL-5　82
KAP　119
Leiper　19
MAP　95
mass-chemotherapy　134
mass-screening　134
MBP　82
Na-PCP　191
Nelson　6
Neotricula aperta　144
Niclosamid　134

Niridazole 36
OEI 124
Oncomelania 171
Oncomelania hupensis 133
Oncomelania nosophora 16
PCP-Na（ナトリウム） 28, 53
portal fibrosis 166
praziquantel 8
RAP 119
REI 124

Schistosomum japonicum 6
SEA 84
shape file 203
SJ18ε.1 92
Sj23/Sm23 94
SM-1 104
Stibnal 8, 35
TPI 95
vacuolocytic granuloma 147
X 線（γ 線）照射セルカリア 91

住血吸虫症と宮入慶之助
――ミヤイリガイ発見から 90 年――

2005 年 11 月 25 日　初版発行

編　者　　宮入慶之助記念誌編纂委員会
　　　　　〒388–8018　長野市篠ノ井西寺尾 2322
　　　　　宮入慶之助記念館（館長　宮入源太郎）
　　　　　電話　026-293-3828

発行者　　谷　　隆　一　郎

発行所　　（財）九州大学出版会
　　　　　〒812–0053　福岡市東区箱崎 7-1-146
　　　　　　　　　　　九州大学構内
　　　　　電話　092-641-0515　（直通）
　　　　　振替　01710-6-3677
　　　　　印刷・製本／研究社印刷株式会社

©2005　Printed in Japan　　　　　ISBN 4-87378-887-0